中国少数民族药用植物学

崔 箭 主 编
阿里穆斯　朴香兰　副主编

中央民族大学出版社

图书在版编目（CIP）数据

中国少数民族药用植物学/崔箭主编. —北京：
中央民族大学出版社. 2008. 7
ISBN 978 - 7 - 81108 - 577 - 8

Ⅰ. 中… Ⅱ. 崔… Ⅲ. 少数民族—民族医学—药用植物学—中国 Ⅳ. R29 Q949

中国版本图书馆 CIP 数据核字（2008）第 122396 号

中国少数民族药用植物学

主　　编	崔　箭
副 主 编	阿里穆斯　朴香兰
责任编辑	戴佩丽
封面设计	布拉格工作室
出 版 者	中央民族大学出版社
	北京市海淀区中关村南大街27号　邮编：100081
	电话：68472815（发行部）　传真：68932751（发行部）
	68932218（总编室）　　　68932447（办公室）
发 行 者	全国各地新华书店
印 刷 者	北京宏伟双华印刷有限公司
开　　本	787×960（毫米）　1/16　印张：17.25
字　　数	290 千字
版　　次	2008 年 7 月第 1 版　2008 年 7 月第 1 次印刷
书　　号	ISBN 978 - 7 - 81108 - 577 - 8
定　　价	40.00 元

版权所有　翻印必究

中央民族大学
少数民族传统医学研究中心
"985 工程"学术出版物编审委员会

主 任 委 员：崔　箭
副主任委员：徐斯凡　杨若明
委　　　员：崔　勋　杨万政　金　军
　　　　　　　周春祥　黄秀兰　朱　丹

《中国少数民族药用植物学》编委会

主　　编：崔　箭
副 主 编：阿里穆斯　朴香兰
委　　员：徐斯凡　杨若明　杨万政
　　　　　　黄秀兰　刘春兰

前　言

中国是一个历史悠久、幅员辽阔、人口众多的多民族国家，共有 55 个少数民族。少数民族人口总数达到一亿，分布于全国 28 个省市自治区。同时，民族医学与中医学和民间医学共同构成中国传统医学。民族医学主要是指中国少数民族的传统医药，少数民族传统医学是指我国少数民族在历史上创造的和沿用的传统医药的总称，是各少数民族人民在漫长的历史长河中、在生产生活实践中积累的防病治病的丰富医药知识和实践经验的总结，为本民族的繁衍及发展作出了重要的贡献，并一直对中华民族的团结与进步发挥着不可忽视的推动作用。

中国少数民族药用植物学是中国传统医药学的重要组成部分，是我国传统文化的灿烂瑰宝。它是运用传统植物学的理论和方法来研究具有防治疾病和保健作用植物的一门科学，在中药和民族医药专业培养体系中起着承前启后的重要作用，与传统的《中药学》、《生药学》、《中药鉴定学》和《中药栽培学》等相关课程的关系十分密切。通过学习，使学生认识少数民族药用植物的细胞、组织、器官的形态特征，掌握营养器官和繁殖器官形态解剖的基本知识、技能和技巧，熟练地运用分类学的原则、原理，识别和鉴别药用植物；以及并要求学生初步掌握植物化学成分及其与植物亲缘关系的规律，少数民族药用植物与其特有环境的相关性，少数民族药用植物资源研究的基本理论和技能。同时，为研究少数民族药用植物资源，优化药材的品种和品质，从事天然药、民族民间药的调查、研究和进行新药的开发提供必要的基础知识和技能。

本书可供民族医学和药学专业的本科生和研究生使用。本书在编写过程中，作者参阅了大量专家学者的著作和最新成果。由于时间仓促，挂一漏万之处在所难免，恳请各位读者和专家同行批评指正。本书的编写和出版得到中央民族大学少数民族传统医学研究中心"985 工程"建设重点项目的资助。

编者
2008 年 5 月

目 录

第一章 绪论 ………………………………………………………………（1）
第一节 中国少数民族分布及少数民族传统医学的研究内容 …………（1）
　一、中国少数民族的人口与地域分布 ……………………………………（1）
　二、中国少数民族传统医学的内涵与特点 ………………………………（3）
　三、中国少数民族传统医学在继承和发扬祖国医药学中的作用 ………（7）
第二节 中国少数民族传统医学的发展和研究现状 …………………（10）
　一、民族医药调查、发掘、整理和保护工作的开展 ……………………（11）
　二、民族医药教育和医疗机构的开展 ……………………………………（12）
　三、民族医药科研事业的不断深入 ………………………………………（13）
　四、民族药物研发、生产企业的壮大 ……………………………………（13）
　五、民族医药学术交流 ……………………………………………………（15）
　六、民族医药立法工作 ……………………………………………………（15）
第三节 中国少数民族传统医学的发展前景 …………………………（17）
　一、我国民族医药的发展战略 ……………………………………………（18）
　二、目前存在的问题和应采取的措施 ……………………………………（19）
第四节 药用植物学的研究内容、任务及发展少数民族医药的社会意义 …（24）
第五节 我国药用植物学的发展 ………………………………………（27）
第六节 学习少数民族药用植物学的方法 ……………………………（31）

第二章 药用植物学基础 ………………………………………………（32）
第一节 根的形态特点和功能 …………………………………………（32）
第二节 茎的形态特点和功能 …………………………………………（34）
第三节 叶的形态特点和功能 …………………………………………（37）

1

第四节　芽的形态特点和功能 ……………………………………… (44)
　第五节　花的形态特点和功能 ……………………………………… (45)
　第六节　果实和种子的形态特点和功能 …………………………… (52)

第三章　植物分类概论 ……………………………………………… (56)
　第一节　植物分类的目的和任务 …………………………………… (56)
　第二节　植物分类的等级 …………………………………………… (57)
　第三节　植物的学名与国际命名法规 ……………………………… (59)

第四章　植物界的分门和植物分类检索表 ………………………… (65)
　第一节　植物界的分门 ……………………………………………… (65)
　第二节　植物分类检索表 …………………………………………… (66)
　第三节　植物分科检索表 …………………………………………… (69)
　　一、维管植物分门检索表 ………………………………………… (70)
　　二、蕨类植物门分科检索表 ……………………………………… (70)
　　三、裸子植物门分科检索表 ……………………………………… (72)
　　四、被子植物各大类的总检索表 ………………………………… (73)
　　五、被子植物各类的分科检索表 ………………………………… (74)

第五章　中国少数民族药用植物的分类 …………………………… (97)
　第一节　孢子植物部分 ……………………………………………… (97)
　　一、藻类植物（Algae） …………………………………………… (97)
　　二、菌类植物（Fungi） …………………………………………… (101)
　　三、地衣（Lichens） ……………………………………………… (106)
　　四、苔藓植物（Bryophyta） ……………………………………… (111)
　　五、蕨类植物（Pteridophyta） …………………………………… (114)
　第二节　种子植物部分 ……………………………………………… (125)
　　一、裸子植物门（Gymnosperms） ……………………………… (125)
　　二、被子植物门（Angiosperms） ………………………………… (148)

第六章 中国少数民族药用植物资源与保护 …………………… (202)
第一节 我国少数民族药用植物概况 …………………………… (202)
 一、中国主要地形地貌 ……………………………………… (202)
 二、植物分布规律 …………………………………………… (203)
第二节 中国少数民族药用植物资源的分布及其综合利用 …… (204)
 一、东北药用植物区 ………………………………………… (204)
 二、华北药用植物区 ………………………………………… (206)
 三、华中药用植物区 ………………………………………… (209)
 四、西南药用植物区 ………………………………………… (212)
 五、华南药用植物区 ………………………………………… (215)
 六、内蒙古药用植物区 ……………………………………… (216)
 七、西北药用植物区 ………………………………………… (217)
 八、青藏高原药用物区 ……………………………………… (219)
第三节 中国少数民族药用植物学的现状 ……………………… (220)
 一、中国少数民族药用植物资源的研究 …………………… (221)
 二、天然药物化学和药理学研究 …………………………… (222)
 三、植物医药基因工程 ……………………………………… (224)
 四、中国少数民族药用植物学研究的展望 ………………… (224)
第四节 中国少数民族地区常见药用植物种类 ………………… (226)

参考文献 ……………………………………………………………… (260)

第一章 绪论

中国是一个历史悠久、幅员辽阔、人口众多的多民族国家，全国除了汉族以外，有55个少数民族，人口约10,449,07万人（2000年普查数，下同）。在55个少数民族中，人口在100万以上的少数民族共18个，20万以上人口的少数民族有30个，使用73种语言，30个有文字的民族共有55种现行文字，其中正在使用的有26种。每个民族在历史上都有自己的医药创造和医药积累，形成了丰富多彩的民族传统医药。世界卫生组织（WHO）指出："传统医学是传统中医学、印度医学及阿拉伯医学等传统医学系统以及多种形式的民间疗法的统称。"

我国是世界上药用植物种类最多、应用历史久远的国家，药用资源种类达12807种，其中植物11146种，占总数的87%。在中国药用植物中，少数民族药资源占85%（以《本草纲目》1892种加《本草纲目拾遗》900余种及地方用药计3200种属于中药计算）。因此，重视少数民族药用植物具有重大的社会现实意义。认识少数民族药用植物是关系到经济发展、社会稳定的关键因素。在明确了少数民族药用植物学的研究内容与任务之后，我们要掌握学习少数民族药用植物学的方法。

总之，我们在研究和应用天然药物及学习相关学科的内容时，首先必须掌握药用植物学的知识。

第一节 中国少数民族分布及少数民族传统医学的研究内容

一、中国少数民族的人口与地域分布

中国是一个历史悠久、幅员辽阔、人口众多的多民族国家，全国除了汉族

以外，还有55个少数民族。总人口124，261，22万人（2000年普查数，下同），其中汉族人口113，738，61万人，占91.53%，少数民族人口10，449，07万人，占8.47%，在55个少数民族中，人口在100万以上的少数民族共18个，20万以上人口的少数民族有30个，使用73种语言，30个有文字的民族共有55种现行文字，其中正在使用的有26种。同时，55个少数民族分布于我国28个省市自治区（表1-1）。

表1-1　中国少数民族及其分布地区简表

民族名称	主要分布地区	民族名称	主要分布地区
蒙古族	内蒙古,辽宁,新疆,吉林,黑龙江,青海,河北,河南,甘肃,云南	柯尔克孜族	新疆,黑龙江
回族	宁夏,甘肃,河南,新疆,青海,云南,河北,山东,安徽,辽宁,北京,黑龙江,天津,吉林,陕西	土族	青海,甘肃
藏族	西藏,四川,青海,甘肃,云南	达斡尔族	内蒙古,黑龙江,新疆
维吾尔族	新疆,湖南	仫佬族	广西
苗族	贵州,云南,湖南,广西,四川,广东,湖北	羌族	四川
彝族	四川,云南,贵州,广西	布朗族	云南
壮族	广西,云南,广东,贵州	撒拉族	青海,甘肃
布依族	贵州	毛南族	广西
朝鲜族	吉林,黑龙江,辽宁	仡佬族	贵州,广西,云南
满族	辽宁,吉林,黑龙江,河北,北京,内蒙古	锡伯族	新疆,辽宁,吉林
侗族	贵州,湖南,广西	阿昌族	云南
瑶族	广西,湖南,云南,广东,贵州,四川	普米族	云南
白族	云南,贵州	塔吉克族	新疆
土家族	湖南,湖北,四川	怒族	云南
哈尼族	云南	乌孜别克族	新疆
哈萨克族	新疆,甘肃	俄罗斯族	新疆
傣族	云南	鄂温克族	内蒙古,黑龙江
黎族	海南	德昂族	云南
傈僳族	云南,四川	保安族	甘肃
佤族	云南	裕固族	甘肃
畲族	福建,浙江,江西,广东,安徽	京族	广西
高山族	台湾,福建	塔塔尔族	新疆
拉祜族	云南	独龙族	云南
水族	贵州,广西	鄂伦春族	内蒙古,黑龙江

续表

民族名称	主要分布地区	民族名称	主要分布地区
东乡族	甘肃，新疆	赫哲族	黑龙江
纳西族	云南，四川	门巴族	西藏
景颇族	云南	珞巴族	西藏
		基诺族	云南

二、中国少数民族传统医学的内涵与特点

1. 少数民族传统医学的内涵

中国的传统医学包括中医学、民族医学和民间医学3个部分。中医学是以汉文化为背景的中国古代社会的主流医学，至今具有无可争议的学术地位和社会地位，是中国传统医药的当然代表。民族医学是指中国少数民族的传统医药，少数民族传统医学是指我国少数民族在历史上创造的和沿用的传统医药的总称，是各少数民族人民在漫长的历史长河中、在生产生活实践中积累的防病治病的丰富医药知识和实践经验的总结，为本民族的繁衍及发展作出了重要的贡献，并一直对中华民族的团结与进步发挥着不可忽视的推动作用。民间医学是指既无医学理论体系，又无特殊民族文化背景的民间的医疗经验、养生习俗、单方验方和简易医术。他们并不一定受中医学的理论所指导，也很难归属于某个民族医学。少数民族医学与中医学都是中国传统医学的组成部分，但二者并非从属关系。

"民族医"的概念至少在20世纪50年代已经出现。"民族医学"、"民族医药"则于80年代普遍见于正式文件中。事实上，民族医药的概念可以分广义和狭义两种。广义的概念是指中华民族的传统医药，犹如民族工业、民族企业、民族经济的用词一样。这里的民族，是指中华民族大家庭，具有本国的、本土的、非外来的意义。狭义的概念就是指中国少数民族的传统医药。由于在现阶段的中国，"民族"一词习惯上是"少数民族"的简称，所以上述"民族医药"的概念不会产生歧义，也不可能把中医学包容在内。

综上所述，中医药、民族医药和民间医药都是中国传统医药的重要组成部分。《中华人民共和国中医药条例》在"附则"中规定："民族医药的管理参照本条例执行。"这表明，民族医药有自己独立的学术地位，享受与中医药相同的政策。在不违反《中医药条例》的前提下，民族医药可以有特殊的待遇。

特别是在民族地区，在民族自治法、民族自治条例的范围内，允许制定某些相应的因地制宜的保护、继承、发展的具体措施。

同时，中国的传统医药包括民族医药、民间医药也是世界传统医药的一部分。世界卫生组织于1976年把传统医药列入工作日程。在2002年通过的《世界卫生组织2002～2005年传统医学战略》中，对传统医学下了确切的定义，指出：传统医学是传统中医学、印度医学及阿拉伯医学等传统医学系统以及多种形式的民间疗法的统称。传统医学疗法包括药物疗法（如使用草药、动物器官和/或矿物）和非药物疗法（如在基本不使用药物的情况下进行，比如针刺疗法、手法治疗及精神治疗）。在主要卫生保健系统基于对抗疗法或传统医学尚未纳入国家卫生保健系统的国家，传统医学经常被称为"补充"、"替代"或"非常规"医学。显然，我国的民族医药不仅是中国传统医学的重要组成部分，而且就其学术体系的完整性、继承保护的完善性和现代应用的广泛性而言，也应该是世界传统医学的重要组成部分。

民族医学是我国少数民族传统医学的统称。它并不是一个新发现的（或新建立的）、统一的、完整的、包容一切的、古老的医学体系，而是多种民族医学体系和经验综合在一起的一个医学类型的统称，是一个便于应用和管理而采用的一个工作定义。在历史上，各少数民族对医学的贡献是多方面的，有的民族传统医药具有其独立的医学理论体系，有的尚缺乏，至今发掘整理成文字资料的只有35个民族，其中有19个民族都有分量不等的医药专著、水平不一的临床活力和比较丰富的药物资源。它们是藏、蒙古、维、傣、壮、苗、瑶、彝、侗、土家、朝、回、哈萨克、畲、布依、仡佬、拉祜、羌、水族等。

《中华人民共和国宪法》规定："国家发展医疗卫生事业，发展现代医药和我国传统医药。"民族医药是中国传统医药的组成部分，得到法律的保护和政策的扶持，要求在发掘、整理、总结、提高的基础上，充分发挥其保护各民族人民健康的作用。我国于1994年成立了中国民族医药学会（CHINA MEDICAL ASSOCIATION OF MINORITIES），是中国少数民族传统医药的学术团体，其目的正是为少数民族医学正名，发掘、整理、总结并提高民族医学，使之成为真正有效的卫生资源。

2. 少数民族传统医学的特点

在55个少数民族中，每个民族医药的发生、发展与每个民族所处的地理、经济、文化背景密切相关，由于历史条件和文化背景不同，各个民族的传统医药的发展是不平衡的，后来的继承发展状况也各不相同，不同民族的医药都有它各自的特性特色，目前已整理出传统医药资料的有 30 多个民族。有的民族医药积累丰厚、理法清晰、自成体系，建立了相当完整的医学体系。有的正在总结整理，梳理和提炼出系统的理论来。有的散在民间，口传心授、随俗为用，有的则只剩下一些零星的单方验方和医疗经验。它们和中医学有着相似的哲学思维、医疗特点、用药经验和历史命运，都属于中国的传统医药，总的说来，可以分成三个层次：

第一层次，有的民族医药的理论体系相对完整，有相当丰富的长期实践经验，也有比较完整的历史记载，如汉民族医药。

第二层次，有了一定的理论基础和丰富的临床实验基础，历史上也积累了一些经典著作，受社会和经济的发展水平限制低于前一种的民族医药体系。如藏医药、蒙医药及彝医药等等。

第三层次，由于种种原因，目前还没有形成完整的理论体系，甚至医疗经验还没有用文字记载，而是通过口授、手传保留起来。

我们认为，不管是处于哪个发展层次的民族医药，尽管发展的进程各不相同，但有两条却是共同的，一是源于本民族的医药经验，二是都为本民族的繁荣昌盛作出了贡献。各少数民族医学都具有传统性、地域性和口承性的共同特点。

（1）传统性

主要指浓烈的传统文化背景和历史延续性，这里所说的传统文化背景主要包含民族性的两层含义：第一层含义是指民族医药是该民族集体智慧的结晶。在该民族的医药发展过程中，某个杰出的医生确实对本民族的医学起了巨大的推动作用，但伴随时间的流逝，时代的进步，逐步融入本民族的医学体系当中，毫无个人烙印，从这一点而言，民族医药具有民族群体性特点；第二层含义是指民族医药根植于本民族特有的文化、宗教信仰、生活习俗中。比如，闻名于世的藏医药"曼汤"，全部是以藏族民族特色表达的，其人物、建筑、生活习俗、语言文字、绘制技术等都具有鲜明的藏族特色。另外天人相应的自然观、阴阳平衡的哲学观，认识人体生命活动的辩证思维等，均体现了丰富的人文内涵。从古到今绵延而来，既有"文化遗产"的一面，又有现实应用和不断递嬗、发展、创新的一面。

（2）地域性

反映出独特的行医方式（受生活习俗和疾病谱的影响）和用药特色（地道药材和鲜草应用）。民族医药与该民族所居住地的气候、地理、动植物区系和自然资源密切相关。内蒙古草原广袤无垠，常年生活在马背上的古代蒙古人民，经常发生战伤、摔伤和骨折等疾病，客观环境要求他们不断摸索治疗这些疾病的方法，因此，正骨疗法、烧灼疗法是蒙医药重要内容。同时各民族医药又具有自己鲜明的资源特色，如彝族多居住在我国金沙江源头支流及金沙江南北两岸，该地区山谷纵横、气候多样，有"一山分四季，十里不同天"的特点，具有不同于其他地区的植被分布，用药选材独具特色。

（3）口承性

特别是无民族文字的民族医药，基本上靠口述记录，然后整理加工。对口述历史和口述文化，近些年来越来越受到学术界的重视，"认为口承与书写在本质上都负载着相似的功能"。国外历史学界甚至出现了"口述历史"的学派。联合国也非常重视口头/口述的、非物质的和无形的文化遗产的继承问题，说明我们在民族医药的发掘整理方面重视口承性是完全必要的和正确的。

此外，民族医药的特点也表现在诊断、处方、用药和非药物治疗方面，特别是有些民族医学具有本民族特殊的一些诊断和治疗技法，是知识技能的统一。理解民族医药，不能以药品的处方中是否包含各民族地区特有的药物资源等为根据，判断一种医药是不是民族医药，主要应当看该民族的文献中有没有记载，有没有民族传统用药习惯和用药特色，有没有家传口授的流传方式等。

民族医学对本地区常见病、多发病、地方病有丰富诊治经验。在历史上由于各地气候条件、地理环境、生产方式的差异，各少数民族的防病、治病的具体内容也不尽相同，所积累的经验也各具优势，如藏医对高原疾病及消化系统疾病，蒙医对骨伤科和血液病，壮医解毒术、傣医骨科等，各民族都具有本民族一些特色的诊断和治疗技法。民族医疗操作简便、成本低廉、疗效显著。各民族因陋就简，充分利用本地区便利条件，逐渐摸索出一大批特色治疗方法。如藏医的尿诊和放血疗法，维医的沙疗，壮医的药线点等。这些方法在临床中实用性很强，具有简便灵验的特点。与现代医疗相比，对大型医疗设备的依赖性低，在同样的成本下，受益范围更加广泛，这些都是民族医学的生命力所在。

比如壮医学中的特色诊疗技法，壮医诊法：壮医独具特色的诊法有：壮医目诊、甲诊、腹诊、指诊等。重视目诊，是壮医诊断的显著特点之一。国家中医药管理局、广西壮族自治区卫生厅把壮医目诊的研究列为重点科研课题之一，广西民族医药研究所壮医目诊专科被国家中医药管理局列为全国重点民族医药专科建设项目。壮医治法：壮医治法大概有近100种，大部分均在壮族民间应用。这些方法概括起来有内治法和外治法。外治法又包括药物外治和非药物外治两大类。在壮医的治疗方法中，研究得比较深入的是壮医药线点灸疗法和壮医药物竹罐疗法。这两个疗法的研究已通过有关部门组织的专家鉴定，并分别获得国家中医药管理局医药卫生科技进步二等奖和广西卫生厅医药卫生科技进步三等奖。壮医药线点灸疗法和其他一些壮医疗法，已在临床上得到了广泛的推广应用。如壮医药线点灸疗法已在国内300多家医疗机构推广应用，并传播到西欧、北美、大洋洲部分国家及台港澳地区。

3. 民族药学方面

我国各少数民族的医药具有起源时间早、资源丰富、品种繁多、用药独特等特点，是传统医药领域的一朵奇葩。我国许多民族地区多样化的生态自然环境，孕育了丰富的天然药物，由于环境、气候、温度、阳光等自然条件，有许多在国内外有享有盛誉的道地药材，如云南的三七、宁夏枸杞、长白山人参等。目前民族药已达4700多种，尤其以藏、蒙古、维、彝、傣、羌、壮和苗等民族药为代表，形成了各具特色的民族医药。有的民族还产生有大量的医药文献，记录了系统的民族医药学理论。运用这些经验和理论指导药物的使用，往往能取得奇特的疗效。民族医药学的价值，已经引起了国内外的广泛关注。

近年来，国家卫生部组织了使用民族药较多的16个省区药监机构，历经数年共同编写成了《中国民族药志》数卷，目前已经出版。已出版的《中国本草彩色图鉴》民族药篇中包括了2000种左右的民族药。中国政府近年来还组织有关部门编辑出版了《中国藏药》、《蒙药学》、《维吾尔常用药材》等数十种有关民族药的专著。

另外，有些民族医药的炮制技术如藏药对金的炮制技术、壮药密封蒸馏法将丹砂烧炼为水银的先进方法等是我国甚至也是世界独具特色的和优势的技术领域，是我国传统医药宝库中的灿烂瑰宝。

三、少数民族传统医学在继承和发扬祖国医药学中的作用

《中华人民共和国宪法》规定："国家发展医疗卫生事业，发展现代医药和我国传统医药。"国家在《关于卫生改革与发展的决定》（1997）中明确指出:"各民族医药是中华民族传统医药的组成部分,要努力发掘、整理、总结、提高,充分发挥其保护各民族人民健康的作用。"

中国民族医学是我国传统医学的重要组成部分,曾为我国民族的繁衍生息做出了重大贡献,也为中华民族的团结与进步发挥着不可忽视的推动作用。有无数医药专家为祖国民族医学的发展呕心沥血,使这朵奇葩一天天发展壮大,成为当代卫生资源的重要组成部分。

1. 民族医药为各个民族的健康繁衍作出过重要贡献,也为中华民族的团结与进步发挥着不可忽视的推动作用。

民族医药是我国少数民族长期与疾病作斗争的经验总结。由于各个民族生存的自然环境、生产方式、生活条件和疾病状况不同,其医药创造和医药成就也各有千秋。例如,藏族人民世世代代生活在青藏高原,高寒缺氧,日照强烈,多风,气候多变。人们长期以游牧为主,肉食居多,燃料缺乏,高原病、高血压、中风、肺心病、风湿病、肝胆病、肠胃病比较多,藏医药对这些疾病的治疗经验相当丰富。诊断上验尿诊断是一大特点,治疗上藏药浴疗法很受欢迎。蒙古族人民生活在蒙古草原,逐水草而居,世称马背民族。蒙医学全面吸收了藏医药的基本理论并与蒙古原来的传统医药经验相结合,许多医学理论和方药都与藏医相似。尤其对于骨伤、脑震荡的治疗有很好的传统疗法。近几年对白血病、牛皮癣、甲亢等专科疾病的治疗均有特色。维医是维吾尔族人民的医学创造。早在丝绸之路繁华的年代,受到阿拉伯医学的影响,吸收了西域诸多民族的医药经验。如今在治疗心血管病、胃肠病、男科病、白癜风等方面疗效显著,仅新疆维吾尔自治区维吾尔医院皮肤科年门诊量即达 28000 人次,其中白癜风占 60%,总有效率 96.6%。瑶医以治疗肿瘤(例如肺癌、肝癌、胰腺癌)和红斑狼疮著名,用的都是从广西采集的瑶药。傣医历史悠久,古代的贝叶经中就有许多用老傣文写的医药典籍,对治疗感冒、胃肠病、食物中毒、关节病、妇科病很有经验。苗医是草药知识最丰富的民族之一,素有"三千苗药,八百单方"之称。村村寨寨几乎人人识药,户户学医,尤其对妇儿科疾病、骨伤、虫咬蛇伤、皮肤肿疖、瘴岚秽浊诸病均有显著疗效。彝医主要分布在云南和四川凉山。著名的云南白药就是彝药。彝医对高血压、高血脂、冠心病、创伤、各种眼疾均有较好疗效。壮医药历史悠久,资源丰富,善治痧、瘴、蛊、毒、风、火、湿诸病,最近出版的《壮医内科学》,记载了治疗咳嗽、气喘、咳血等 40 种病症,诊断以目诊、甲诊见长,壮医灸法、针法、刮法、薰蒸法都别具一格。

总之，民族医药是一个伟大的医药宝库，是民族民间医药的总汇，具有鲜明的民族特色和地方特色。任何医学体系都是全方位地面对生老病死的，民族医药的长处，也在于治疗常见病、多发病和地方病。它的许多疗效是完全可以和其他医学媲美的。

2. 民族医学也是当代卫生资源的重要组成部分

（1）全国现有民族医院137所，共计床位5021张。其中藏医医院56所，蒙医医院39所，维吾尔医医院34所，傣医医院1所，瑶医医院2所，哈萨克医医院1所，壮医医院1所，其他民族医医院3所。2003年在北京成立了综合性的北京民族医院，全国各地还有一批民族医的门诊部和科室。西藏、新疆、内蒙古、青海、四川、贵州、云南、湖南、吉林、辽宁等省区都建立了民族医药研究所，开展了社会调查、文献整理、临床观察和药物研究。特别需要指出的是，从20世纪80年代起，藏医、蒙医、维吾尔医都建立了高等教育，相继成立了西藏藏医学院、青海藏医学院、内蒙古蒙医学院和新疆维吾尔医专科学校，并在甘肃中医学院、成都中医药大学、云南中医学院内设立了藏医专业，广西中医学院设立了壮医专业，中央民族大学也于2002年设立了藏医系。民族医学的高等教育和一批中等专业学校，为藏医、蒙医、维医、傣医培养了新一代的民族医药人员。与此同时，民族医中的名医用"师带徒"的传统方法培养学生，使"名师出高徒"成为适应中医、民族医成才规律的教育制度。

（2）全国现有民族医药专业人员约13000人，其中属于国家编制的8887人，还有相当一部分散在民间。广西、云南、贵州等地的壮、苗、瑶、彝、侗、土家族医生，基本上是一支民间医生队伍。

（3）中国有丰富的民族药资源。在12807种药物资源中，85%属于民族医药（以《本草纲目》1892种加《本草纲目拾遗》900余种及地方用药计3200种属于中药计算）。从20世纪80年代开始，中国出现了民族药现代生产企业，尤其是一批民营企业涉足民族药生产领域，极大地推动了民族药的成药生产。截至2002年底，民族药成药的国家标准共906个，涉及9个省区的156个生产企业，其中，藏药322个，蒙药216个，苗药154个，维吾尔药98个，彝药81个，傣药34个，景颇药1个，另外还有蒙药材57种。从目前情况来看，藏药、苗药的开发较好，壮药、瑶药、傣药的科研开发相当滞后。另外一些无文字的少数民族的医药尚有较大的开发潜力。

（4）民族医药的临床优势，人们往往以神秘的、猎奇的眼光去探测它，把它当作久病不愈之后的远山神灵。其实，民族医学更是一种极其平凡的知识积累和实践总结。在处理一般常见病的基础上，可能对某些疑难病症有突出的疗效。例如藏医治疗脑血管病、中风后遗症、癫痫、肝胆疾患、胃病、关节炎；蒙医治疗再生障碍性贫血、甲状腺机能亢进、骨伤、银屑病；维吾尔医治疗心血管病、哮喘、白癜风；瑶医治疗恶性肿瘤、红斑狼疮；朝医治疗前列腺炎，均有较好的疗效。对一些常见病、多发病，如感冒、肠胃病、妇科病、骨折、关节病、蛇咬伤等，民间民族医药有不少随手拈来的灵验的单方、草药、土法和手法，使偏僻农村小病不出门，小伤不出村，甚至对某些疑难病也有出人意料的绝招。人民群众点滴的经验，偶然的发现，长年的积累，世代的传承，反复的验证，都值得我们珍惜。当然，总体而言，民族医药生存条件较差，在治疗急重危症方面明显衰退，创新意识不强。其原因比较复杂，但主要是科研跟不上造成的。同时，许多民族地区都是长寿之乡，像维吾尔族、藏族、瑶族都是长寿老人较多的民族。除了环境优美，空气清新，生活宁静以外，还有许多修性养身之道值得总结。藏医最近出版了《雪域养生宝典》就是比较典型的经验。

中国民族医学和中医学一样，同样是一个伟大的宝库。为了充分利用这一份卫生资源，首先要提高对民族医药的认识，鼓励中医和西医特别是在卫生部门工作的管理干部学习一点民族医药知识。任何一个民族在生存发展的历史长河中，都有自己的医学创造和医学积累，给后人留下许多宝贵的医学知识和经验。继承发展民族医药，是对历史遗留下来的民族医药文化的认知和尊重，是对这一份千百年积累起来而又现实地放在面前的医药资源的合理利用。这是中国地域辽阔，历史悠久，民族众多形成的医学文化多元性和医学品种多样性，是当代中国医学科学繁荣的标志。人体生命科学向纵深发展，前人探索的轨迹充满着中医和民族医的脚印，并从中得到无穷的启示。

第二节　中国少数民族传统医学的发展和研究现状

中国民族医药事业的发展，1949年以前的民族医学，很少受到重视。在80年代以前，基本上散在民间，而且有日益衰颓的趋势。80年代以后，国家采取了发掘保护利用的政策，得到了社会各方面的关注。1982年颁布的《中华人民共和国宪法》规定："国家发展医疗卫生事业，发展现代医药和我国传统医药。"此后，全国民族医药事业有了比较快的恢复与发展。

经过半个世纪的发展，尤其是近20多年来的发展，我国的民族医药已经从无到有、从小到大、从初级水平向中高级水平过渡。在正确的政策大力推动下，我国的民族医药事业得到空前的发展，取得了一些可喜的成绩，发掘整理了大量古典民族医药文献，新编了一批民族医药著作；民族医药科研、教学、医疗事业有所发展，相关医疗科研教育机构相继建立；藏族、彝族、傣族等6个民族的医药获得国家标准认定；医学学术交流繁荣，不同地区的同一种民族医学，不同民族医学，以及与国外同行之间，都有频繁的学术交流；民族药的潜力不断得到开发和利用。从而创造了中国传统医药伟大宝库。民族医学的发展主要表现在以下几个方面：

一、民族医药调查、发掘、整理和保护工作的开展

民族医药的发掘整理工作取得巨大成就。"十五"期间，启动了全国民族医药文献整理研究工作专项，各地对民族医药进行了大量的调查、发掘、整理和保护工作。民族医药的文献资料逐步得到全面整理，除了藏、蒙古、维、傣、朝、彝等有文字和文献的民族医药得到继承发展以外，无通行文字的民族医药如壮、苗、瑶、侗、土家、回、仡佬、布依、畲、拉祜、水、羌等少数民族传统医药也进行了大量的发掘和总结整理工作。仅由国家中医药管理局列项整理完成的民族医药文献就涉及19个少数民族的83部医籍，资助经费达300万元。主要分为两类：

1. 历史上有文字、有文献的民族医药：主要是藏医学、蒙医学、维吾尔医学、傣医学、朝鲜族医学、彝医学六种。文献整理与汉译成绩显著，其中尤其是藏医学，《月王药诊》、《四部医典》、《晶珠本草》、《蓝琉璃》等经典著作都经过整理、重新出版，并译成汉文出版。其中《四部医典》有三个汉文译本，《蓝琉璃》汉译本待出版。此外，措如次朗于2000年出版了《四部医典大详解》，《晶珠本草》作者帝玛·丹增彭措的《医论集》由青海省玉树藏族自治州藏医院于上个世纪80年代经过广泛收集并整理出版。傣医学在原有文献整理的基础上，出版了《档哈雅龙》、《竹楼医述》、《傣族医药学基础理论》、《傣医诊断学》、《风病条辨译注》、《中国傣医药彩色图谱》。回族医药在《回回药方考释》、《古代波斯医学与中国》等著作出版之后,最近又出版了《回族医药学简史》、《中国回族医药》、《回族医学奥义》、《药海本草》。彝医学出版了《双柏彝医书》、《元阳彝医书》、《启谷署》等一批古文献之后,又出版了《彝族医药学》、《彝医揽要》等概论性著作。

2. 历史上没有通行文字因而缺乏文献的民族医药,发掘整理工作取得重大突破。此项工作,从总体规模上应是新中国的一大文化成就,而且具有世界意义。其中最突出的是壮医学、土家族医学、瑶医学、苗医学和彝医学。壮医学出版了《壮族医学史》、《中国壮医学》、《中国壮药学》、《中国壮医内科学》,土家族医学出版了《土家族医药学》、《土家族医学史》、《土家族医药学概论》,瑶医学出版了《中国瑶医学》、《中国瑶药学》、《实用瑶医学》,苗医学出版了《苗族医药》、《贵州苗族医药研究与开发》、《苗家养生秘录》,贵州省编的《苗医学》、《中国医学百科全书·苗药卷》正待出版。此外,贵州还出版了《仡佬族医学》、《布依族医学》,四川出版了《羌族医药》等。

二、民族医药教育和医疗机构的发展

1. 民族医药教育体系逐步建立

建立了藏、蒙古、维、傣、朝、壮的医疗、教学、科研体系。目前我国有独立设置的民族医药高等院校4所,其中藏医学院2所、蒙医学院1所、维吾尔医药专科学校1所。另外,在中央民族大学、成都、甘肃、云南、广西中医学院和内蒙古医学院内,设置了藏、壮、蒙医专业。藏、蒙古、维3个民族医药相关学科被列为国家中医药局重点建设学科,藏、蒙、维医高等教育都编著了本民族文字的教材,我国第一套藏医药本科规划教材已出版了25种,蒙、维、傣医药本科规划教材正在编写中。

2. 民族医药医疗和科研机构快速增加

至2004年底,全国有民族医医院197所,共计床位8951张,其中藏医医院63所,蒙医医院62所,维医医院37所,傣医医院1所,瑶医医院2所,哈萨克医医院1所,壮医医院1所,其他民族医医院29所,另有一部分民族医门诊部。14个民族医专科(专病)被列为重点建设单位。民族医医疗机构职工总数达到11678人,其中卫生技术人员达到9077人。4683名民族医人员通过医师资格认定或考试获得了执业医师或执业助理医师资格。

此外,西藏、广西、新疆、内蒙古、宁夏、青海、四川、贵州、云南、湖南（湘西）、湖北（恩施）、吉林（延边）、辽宁（阜新）等省、自治区、自治州都建立了民族医药研究所，开展社会调查、文献整理、临床观察和药物研究等工作，并涌现了一批民族医药研究的高级人才。

三、民族医药科研事业的不断深入

民族医药的科学研究不断深入，临床能力逐步提高。"十五"期间，民族医药列入局科技专项的课题有25个。"十五"国家科技攻关课题"名老中医学术思想、临证经验总结和传承方法研究"中也有民族医药（蒙、傣医）专家列入研究之列。在长期与疾病作斗争的过程中，各少数民族总结出了许多好的经验，如藏医对高原病、高血压、中风、肺心病、风湿病、肝胆病、肠胃病等的治疗；蒙古族对骨伤、脑震荡、白血病、牛皮癣、甲亢等疾病的治疗；维医治疗心血管病、胃肠病、男科病、白癜风等；瑶医治疗肿瘤（如肺癌、肝癌、胰腺癌）和红斑狼疮；傣医治疗感冒、胃肠病、食物中毒、关节病、妇科病；苗医治疗妇儿科疾病、骨伤、虫咬蛇伤、皮肤肿疖、瘴岚秽浊诸病；彝医治疗高血压、高血脂、冠心病、创伤、各种眼疾；壮医药治疗痧、瘴、蛊、毒、风、火、湿诸病；壮医灸法、针法、刮法、熏蒸等，都有很好的传统疗法，经验丰富，别具一格，疗效显著，深受群众欢迎。

四、民族药物研发、生产企业的壮大

中国民族药企业的出现可上溯到上世纪60年代。当时为了满足藏医药事业发展的需要，1964年西藏自治区人民政府批准藏医院扩建藏药厂，同时派专人到北京同仁堂学习先进的制药技术。1982年，由中国药材公司筹划并投资，在内蒙古的通辽建立了第一个现代蒙药厂。1996年，由江苏省投资近7000万元在拉萨援建了现代化的西藏自治区藏药厂（今西藏藏药股份有限公司），成为传统藏药进入现代化生产的重要标志。20世纪90年代初，在改革开放和西部大开发形势的鼓舞下，一批民营的民族医药企业如雨后春笋，蓬勃兴起。如奇正藏药创办于1993年，金诃藏药创办于1996年。

到目前为止，全国的民族药企业约130家，主要包括藏、蒙、维、苗、傣、彝6类民族药，2003年销售约50亿元。其中比较突出的是藏药和苗药。目前全国有藏药企业25家，包括西藏13家，青海9家，甘肃2家，云南1家，另有18家中西药生产企业中也生产个别种类的藏药产品。2003年藏药年

总产值 10 亿元。西藏自治区现已有 70% 以上的县建立了藏药厂或藏药制剂室，藏药在全区医疗用药的比例占 70% 以上。苗药生产集中于贵州省，全省有苗药及其他民族药企业 70 余家，生产品种 154 个。产值占全国医药总产值的 40%，2004 年约 25 亿元。

　　民族药的国家标准共计 1178 种，其中制剂 865 种，药材 313 种。具体情况是：《中国药典》1995、2000 年版共公布民族药药材 5 种，制剂 33 种。1995 年 9 月 1 日，卫生部公布了藏药部颁标准，其中藏药材 136 种，制剂 200 种。1998 年 10 月 1 日，卫生部公布了维吾尔药部颁标准，其中维药材 115 种，制剂 87 种。1998 年 11 月 1 日，卫生部公布了蒙药部颁标准，其中蒙药材 57 种，制剂 177 种。这一点，有人理解为民族药的国家标准只有藏药、蒙药、维药 3 种。其实，到 2002 年 12 月，由国家药品监督管理局经专家评审将 435 种民族药地方标准转为国家标准（减去与以往标准重复的实为 405 种）。于此，民族药的国家标准共计 1178 种，即药材 313 种，制剂 865 种。其中，藏成药 318 种，蒙成药 177 种，维成药 96 种，傣成药 37 种，苗成药 154 种，彝成药 81 种，壮成药 1 种，景颇族成药 1 种。在这些民族药成药中，大致可以分为 3 种类型：第 1 种是经方药，以藏药为代表，大部分有文献根据，如《四部医典》或《晶珠本草》所载，像"仁青常觉"、"仁青芒觉"、"二十五味珊瑚丸"等等。第 2 类是验方药，出自民间的经验方，以苗药为代表。第 3 类是时方药，系当代药学工作者把民族药按药效学、药理学组合而成，取名也常冠以现代西药药名。另外，鉴于不少民族药应用安全，疗效确切，质量稳定，使用方便，国家食品药品监督管理局已遴选和批准 200 种民族药作为非处方药，其中：藏药 21 种，蒙药 24 种，维药 20 种，苗药 90 种，彝药 28 种，傣药 17 种。47 个民族药品种已进入国家基本医疗保险报销目录。可见，民族药的应用正在随着发掘、整理工作的进展而逐步扩大，也随着科研、开发的深入而不断提高。

　　研制开发了一批疗效确切、社会知名度较高的民族药，如藏药"洁白胶囊"、"六味能消胶囊"、"十味龙胆花颗粒"、"七十味珍珠丸"；傣药"傣肌松"；彝药"云南白药"、"灯盏花素"等系列制剂等。一些民族地区在民族药的研究开发和标准化等方面开展了一系列工作，相继制订了民族药地方标准，部分民族药品经国家审批收入国家药品标准。

五、民族医药学术交流

从1998年起，民族医药的学术活动比较活跃。藏医、蒙医、维医、朝鲜医、傣医都召开了国际学术会议。壮医、苗医、瑶医、彝医、侗医、土家医、畲医，都召开了全国性学术会议。回族医药曾在1990年召开学术讨论会。其中藏医、蒙医的学术交流会年年召开，已形成制度。这些学术会议起到了"总结经验，交流学术，激励队伍，推动工作"的作用。每到一地开会，都得到当地政府和各级卫生部门、中医药管理部门的支持，都开成了展示成绩、总结经验、促进工作的现场会，进一步提高了民族医药学术水平，扩大了民族医药的影响。

六、民族医药立法工作

民族医药立法工作受到重视。"传统医药法"的立法工作正在开展中，国家中医药管理局去年召开立法工作专题研究会议，认为"传统医药法"应充分考虑民族医药的特点和特殊性，将民族医药作为重要内容，单独设章节，充分体现国家对民族医药扶持、保护的特殊政策。

下面简单列举我国颁布的几项重要的民族医药政策和法规：

（1）1982年颁布的《中华人民共和国宪法》规定："国家发展医疗卫生事业，发展现代医药和我国传统医药。"

（2）1984年11月23日国务院办公厅转发卫生部、国家民族事务委员会《关于加强全国民族医药工作的几点意见》的通知中指出："民族医药是祖国医药学宝库的重要组成部分。发展民族医药事业，不但是各族人民健康的需要，而且对增进民族团结、促进民族地区经济、文化事业的发展，建设具有中国特色的社会主义医疗卫生事业有着十分重要的意义。"

（3）1997年1月15日中共中央、国务院《关于卫生改革与发展的决定》中指出："各民族医药是中华民族传统医药的组成部分，要努力发掘、整理、总结、提高，充分发挥其保护各民族人民健康的作用。"

（4）2002年10月19日，中共中央、国务院《关于进一步加强农村卫生工作的决定》指出："要认真发掘、整理和推广民族医药技术。"

（5）2002年12月4日，卫生部、教育部、人事部、农业部在《关于加强农村卫生人才培养和队伍建设的意见》中，提出"在中等医学专业中可保留卫生保健及中医（民族医）类专业"，在谈到进一步深化课程体系和教学内容改革时，要求"增强全科医学知识和中医药学（民族医学）的教学内容。"

（6）2004年2月19日，国务院副总理吴仪在全国中医药工作会议上讲话。吴仪在全面论述中医药工作的同时，指出"民族医药在保障人民群众身体健康方面也发挥着重要作用，要认真做好挖掘、整理、总结、提高工作，大力促进其发展"。在谈到农村卫生工作时，吴仪副总理说："在少数民族集中居住的农村和偏远山区、牧区，还要注意发挥民族医药的作用，要高度重视民族医药的发展。"吴仪说："我们都在讲中医药是国粹，要努力保护，加以提高，但是不给予积极支持，连起码的政策都不落实，又谈何重视，谈何保护，谈何提高。这必须引起我们的高度重视，要坚决落实好既有的政策，把对中医药的支持落实到行动上来。同时，要不断研究制定新的有利于中医药发展的政策"。

（7）2003年10月1日起实施的《中华人民共和国中医药条例》在附则中规定："民族医药的管理参照本条例执行。"国家法制部门对此作了这样的解释：

关于民族医药的管理，本条规定："民族医药的管理参照本条例执行。"有以下两层含义：

①民族医药有自己独立的地位。民族医药学也是我国传统医药学的重要组成部分，存在于我国各少数民族之中，大多有自己独特的理论体系、历史传统和诊疗方法。各少数民族医药充分利用民族地区的药物资源，采取适合当地情况的行医方式，在治疗常见病、多发病、地方病等方面有独特的临床经验，受到当地人民群众的欢迎，为本民族人民的身体健康和繁衍昌盛作出了重要贡献。作为以汉族医药为主的中医药显然不能包括民族医药。

②民族医药享受与中医药同等的待遇。尽管民族医药在理论体系、历史传统和诊疗方法等方面不同于中医药。但是，民族医药和中医药同属于中华医药的组成部分，国家高度重视发展民族医药。因此，本条例的规定既适用于中医药，也适用于民族医药。

③在不违反本条例规定的前提下，民族医药可以有特殊的待遇。由于民族医药主要存在于少数民族地区，有着自己独特的理论体系、历史传统和诊疗方法，因此，少数民族地区可以制定一些特殊的规定来发展民族医药，例如给予政策上的倾斜，加大政府投入等。

（8）《中华人民共和国药典》从1977年版开始，在收载"中药药材"中开始包括少数民族药材，在中药成方制剂中包括少数民族成药，这是《中国药典》第一次出现民族药的概念。在 2000 年版《中国药典》中，收载民族药药材 5 种，民族药成药 30 种。

（9）1997 年 6 月 19 日，卫生部公布了藏药部颁品种批准文号 200 种。1998 年 10 月 1 日，卫生部又公布了维吾尔药部颁品种批准文号 87 种。1998 年 11 月 1 日，卫生部公布了蒙成药部颁品种批准文号 143 种，另有蒙药药材 57 种。这一点，有人理解为民族药的国家标准只有藏药、蒙药、维药三种。其实，到 2002 年 12 月，由国家药品监督管理局经专家评审将 435 个民族药地方标准转为国家标准，其中包括藏药 106 种、傣药 35 种、蒙药 50 种、苗药 154 种、维药 9 种、彝药 81 种，于此，民族药的国家标准共计 922 个。其中，藏成药 306 种，蒙成药 193 种，维成药 96 种，傣成药 35 种，苗成药 154 种，彝成药 81 种，（以上成药共 865 种），另加蒙药材 57 种，可见，民族药的范围正在随着发掘、整理工作的进展而逐步扩大，也正在随着科研、开发的深入而不断提高。

第三节　中国少数民族传统医学的发展前景

随着世界范围内兴起的回归自然、返璞归真的时尚和潮流，和中国加入 WTO 和国家西部大开发战略的实施，民族医药的发展越来越被人们所关注，民族医药发展的空间得到进一步的拓宽。许多省区和民族地区已经把发展传统医药作为新的经济增长点甚至支柱产业来抓。

目前我国民族医药的发展处于一个极好的历史机遇，其原因是多方面的，根本原因有三点：一是整个世界对健康需求的增加和人民对医疗卫生的压力。疾病谱的改变，环境污染，现代病、老年病的增加，都反映了既有的医疗能力的不足，迫使人们追求更加有效的医疗保健途径，把目光转向传统医学。二是医学模式的转变，从单纯的生物模式转变为生物—社会—心理相结合的医学模式，完全符合传统医学的观念和发展规律。第三点，也是最基本的一点，是传统医学本身的特色和优势在文化多元化、政治民主化的世界大潮中逐步得到发挥。现代科学从歧视、压制传统医学的历史中开始反思，于是出现了 1976 年世界卫生组织将传统医学纳入计划，中国政府提出"中西医并重"的方针，西方召回替代医学重新用于医疗保健。我国政府提出一定要把民族医药工作当作我国的重要文化战略来开展，它对传统文化的继承、各民族的安定团结及政治稳定都具有不可忽视的作用。

一、我国民族医药的发展战略

1. 基础和形势

民族医药在近30年来取得了一定进展，但基础差，起步迟，继承不足，发展乏力的状态长期存在，与现代医学的差距越来越大。近几年来，随着多元文化的公认和倡导，随着返璞归真大潮的涌现，随着传统文化的保护和发展，随着医疗改革的探索和反思，社会科学界、新闻舆论重视传统医药和民族医药的呼声日益高涨，民族医药的继承发展遇到了相当良好的"大气候"。另一方面，卫生管理，医政管理，药政管理，片面的现代化即西医化要求，对民族医药的设限越来越多。民族医药面临现代医学的学术竞争和利益冲突，面临年青一代对医学手段的自由选择和任意扬弃，面临在全球经济一体化过程中传统文化被边缘化的危险，面临某些管理模式、管理法规对传统医药的公然排斥和"一刀切"处理，面临某些政府官员口是心非的"支持"或令人难以忍受的冷漠和不作为，在民族医药前进的道路上，机遇与挑战并存，希望和困难同在。

2. 战略目标

当前，我国正处于国民经济和社会发展的"十一·五"规划期间，国家中医药管理局联合国家民委召开第三届全国民族医药工作会议，中国民族医药继续加强民族医药文献抢救整理与研究，开展对民族医药特色疗法及验方的收集整理、筛选，丰富发展民族医药理论；开展符合民族药特点的有效性、安全性评价方法研究，加强对民族药的开发研究、标准研究及知识产权保护研究；支持民族医药教材建设，建设一批民族医药重点学科；加快民族医药立法步伐；结合国家区域开发战略支持少数民族地区开展民族传统医药的国际交流与合作；逐步完善更加符合民族医药实际情况的医疗机构和从业人员准入制度。并确立了重点项目，主要有：重点支持中西部地区贫困县、民族自治县、边境县中的民族医医院基础设施建设；制定重点民族医医院建设规划，确定一批重点建设单位；建设一批新的包括民族医药在内的重点学科建设点等。同时全面加强民族医医疗机构的基础建设，在常见病、多发病、地方病方面发挥特色和优势；大力抢救和培养人才，提高藏、蒙、维民族医药高等教育的质量，创办以壮、苗、瑶、彝、土家医药为基本内容的南方民族医药高等教育，发挥师承教育的传统优势，充分调动民族民间医生的积极性；依靠国家力量，建设北京、西北、西南三个民族医药研究基地；发展和整合民族医药企业，疏通和开放民族药销售渠道，提高民族药品质量，使民族医药真正成为当代重要的卫生资源，在农村牧区和边远地区大量解决群众缺医少药的困难，引入城市为人民医疗保健增添新的手段，为各民族人民健康和我国医学科学的繁荣作出新的贡献！

二、目前存在的问题和应采取的措施

1. 存在的困难和问题

（1）民族传统医药文化的群众基础亟待抢救和保护。

近20年来，不少地方的民族医生、民间草医已经越来越少，主要原因是因为他们不符合《执业医师法》和《医疗机构管理条例》，不符合现代医药的医政、药政管理条件。有的被拒之门外，有的被合法取缔。贵州省卫生厅于1982年有一份调查报告，指出："我省每一个社队，都分布有草药医或民族医，特别是少数民族、边远山区人数更多"。"全省2000多名业余民族医、草药医每年治病700多万人次；25000多名业余民族医、草药医每月治病300万人次。他们的工作量，达到了县以上各级各类医院和工业及其他部门医疗机构治疗任务的总和。此外，还有20多万有一技之长的人员，也为群众防治疾病做了大量工作。从上述情况看，民族医、草医药是一支不可忽视的力量。"在这里，贵州省把民族医和民间草医分成三类，一类是专业医，2000多人，一类是业余医，25000多人。一类是一技之长者，20多万人。他们主要分布在民族地区、边远地区。直到今天，贵州的边远地区，乡卫生院很少有医学院校的大专毕业生。但农村的民族医和民间草药也大幅度地减少了。另据湖南省中医药管理局2002年对《农村中医药人员现状与教育需求调查》，结果显示，"农村中医药人员中，低学历、低职称及无执业医师资格人员的比例仍然较高（中专学历及无专业学历者占83.22%，初级及无职称人员占74.27%，无执业医师资格人员占42.74%），特别是乡、村两级卫生机构，中医药人员整体素质严重偏低，乡镇卫生院中专学历者占58.02%，无专业学历者占26.62%，无职称者占8.81%，取得执业助理医师及以上资格的仅41.3%。村卫生室中专学历者占37.93%，无专业学历者占55.17%，无职称者占64.37%，取得执业助理医师及以上资格的仅13.81%。这种状况，远不能适应农村人民群众的中医药服务需求。湖南的情况，在全国来说是一个中等水平，比之西部地区还强一些。这种情况说明，保护、支持、利用、发展民族民间医药极其重要和非常必要，对民族传统文化和民族医药的继承发展，对中国特色医药卫生事业的建设更有深远意义，而决非权宜之计。

（2）提高民族医的临床水平，发挥民族医的医疗特长。

对国家举办的民族医医疗机构，需要进一步加强基础建设，保证其后继有力，持续发展，发挥龙头作用。对民营的民族医医疗机构，也要关心支持，帮助其提高临床水平。目前民族医医疗机构治疗的病种日益减少，服务阵地缩小，医疗水平不高，盲目地用西医、中医填补不足的现象比较普遍，还美其名曰"藏西医结合"、"蒙西医结合"，显然是误解了"结合"的本意，降低了"结合"的水平，在继承不够的情况下超前地提出了"结合"的要求。但加强和支持民族医医疗机构，不能光喊口号，更需要财力、物力等实际力量的支持，从改善条件、人才培养、加强管理等方面下工夫。

（3）民族医药的科研亟待加强。

民族医药的继承和发展需要我们做细致的扬弃工作，取其精华，弃其糟粕。对既有的临床医疗经验和药物生产，应深化科研，予以提高。民族医药的科研之所以落后，与缺乏必要的科研基地有关。例如民族药进入《中国药典》、《医保药品目录》、《基本药物目录》，都需要科研跟上去。现在有些企业把钱花在广告上，花在"公关"上。应该引导企业把钱花在科研上，对自己的产品加强基础科研，深化临床科研，为产品增添底气和实力。为加强民族医药的自主研究，有必要扩建若干个省一级的民族医药研究院所，确定基本任务和主攻方向，为民族医药的发展提供条件。

2. 分类指导

我国民族医药内容丰富，分布广泛，情况复杂。必须区别情况，分类指导。有的有比较完整的教育系统和医院建设，发展相对顺利，如藏医、蒙医、维医；有的无（或少）教育系统和医疗机构，发展相对困难，如苗医、土家族医等。其次，因发掘整理水平的不同而处于不同发展状态的民族医，实事求是的给予扶持。例如壮医学、瑶医学对医学理论的梳理和医疗经验的总结多有成就，今后的发展就比较顺利，有的虽在发掘整理上下了功夫，但缺少临床机构和临床活力；有的虽有资源，但发掘不力，丢失太多，需迅速补课；有的医药资料太少，必须继续关注，力争保存和保护。因此建议：

（1）继续加强现有民族医医疗、教学、科研机构的基础建设。重点在于提高水平、提高质量和填平补齐。

（2）民族医药事业建设相对空白的地区重点加强基础建设。例如前面提到的建设北京、西北、西南三个民族医药研究基地等，建设苗医、瑶医、彝医、土家族医等南方民族医药高等教育等。

（3）以提高临床能力为中心，恢复和建设民族医的临床机构。如《广西壮族自治区发展中医药条例》要求市级以上综合性中医院设置壮医科、瑶医科，县级以上综合医院设置中医科、中西医结合科或民族医药科，并按照规定的比例设置病床；乡镇卫生院设置中医或壮医、瑶医诊所等等，都值得其他民族地区学习。

（4）放开民族地区农村、牧区和附近乡镇的民族民间医生执业条件，简化考核、审批手续，建立培训提高制度。

（5）积极慎重地对待民族药药厂建设。对药材资源丰富、民族医药体系相对完整、临床水平较高的地区，重点加强民族药产业发展，有的甚至可以作为地方经济的支持产业。对民族人口较少，分布范围不广的民族地区，特别是生态薄弱地区，不宜开办药厂。

（6）抓两头。既要抓北京等地方民族医药的窗口单位，更要抓民族医药的基层建设。没有基层建设，不保存民族医药文化的土壤，不扶持民族民间医生队伍，窗口单位也可能成为空中楼阁。

3. 应该做的具体工作

（1）与现代科学结合，拓展生命科学文化，紧跟时代步伐，振兴民族文化

民族医药是我国各少数民族几千年防病治病经验的积累，是一种古老的生命科学文化，具有独立诊疗体系的就有藏、蒙、维、朝、傣等五种，另有20多种民族医也都形成了自己的诊疗特色。为了振兴这种古老的生命科学文化，我们必须将民族医药与现代科技有机结合起来，主要包括：①现代医学与民族医学在临床中的结合研究；②把生物、化学、物理等学科与民族新药的开发相结合；③民族医药的传播手段现代化，如远程会诊、远程教育、电子商务及设立专门的民族医药网站。北京藏医院正以自身的民族医药优势为依托，尝试与清华科技园的全面合作，力争在医疗、科研、培训、传播领域占领科技制高

点，为古老生命文化的振兴抛砖引玉。每一种民族医药流派，都深深植根于该民族的文化土壤，并与本地特有的宗教、哲学、天文、物候、民俗等内容息息相关，其理论规范、思维方式、技术手段、道德伦理等内容也都蕴含着该民族的文化特征。因此，发展民族医药，振兴民族文化，必然有利于各民族的团结和政治稳定。

（2）进一步做好发掘、整理、总结、提高民族医药的工作，加强开发和利用的力度

民族医药是民族优秀传统文化的重要组成部分。医学是人类与生俱来的需求。各个民族在历史上都有自己的医学创造和医学积累。要正确对待民族医药，说的浅一点，是对民族文化的应有的认知和尊重。看得远一点，乃是人类创造新文化的基原。没有继承，发展便是无源之水。因此，要积极利用和开发民族医药，使它真正成为当代有用的卫生资源。虽然这几年全国上下对民族医药的认识有所转变，受到越来越多的重视和关心，但实际上我们已经丢失太多，抢救太晚。我们只是在历史的觉醒之后尽力地挽回这方面的损失而已。我们必须进一步增强"抢救"的紧迫感。

（3）要切实加强民族医药的科学研究和发展创新

民族医药作为一种卫生资源，必须与时俱进，不能够抱残守缺，故步自封，夜郎自大。要在全面发掘整理的基础上取其精华，尊重它的基本理论和基本规律，或者用现代语言提炼和归纳它的基本经验。一定要注意医药结合，防止废医存药。废医存药最后只能把传统医药当作植物药原料，从而丢失用药的传统机理，丢失群众千百年来用鲜血和生命换来的用药经验，丢失它的灵魂和生命力。因此，要推广民族药，必须要有懂得民族药的医生，让民族药在医疗单位占有一定的地位和份额。企业界的朋友一心放在生产上，往往容易忽视医的上游地位和临床指导作用。为了加强这方面的工作，中国民族医药学会在五年前提出"让民族医药下山进城，造福人类"。今年又提出让民族药"三进殿堂"：一进"中国药典"，二进"医保目录"，三进药店专柜－中国民族医药专柜。我们希望医疗、科研单位和生产、经营企业齐心协力做好这项工作。

（4）做好民族医药的继承发展和民族医药文化的保护工作

从19世纪西方文化大量传入中国以来，从辛亥革命、五四运动直至"文化大革命"，我国的传统文化破坏太多，保护不够。民族医药的命运更加坎坷。名医消逝，名方流失，名药失传。自然药物资源浪费和破坏严重；医药资料、

文献、文物、遗迹大量丢失，这就是保护的由来。因此，我们必须加强资料文献的保护，药物资源的保护和民族医药人才的保护。在药物资源方面，提倡合理开发，节约使用，保护和利用并举，以保护为先，对某些紧缺药材，要加强种植养殖，建设栽培基地，并加强代用品的研究。我国各民族地区民族医药资源极其丰富，如云南是植物王国和动物王国，野生药材遍地都是，云南的烟草工业历史悠久，从调整产业结构来看，发展民族医药产业是完全合理的，但要形成支柱产业必须花很大工夫。对民族医药的开发利用，有一个把资源优势化为产业优势的问题。

（5）民族医学重点学科建设、人才培养与学术研究

目前不少民族医院基础设施很差，临床能力和临床医疗机构日趋萎缩，民族医药缺乏科研基地、仪器设备和研究经费；许多民族名医和具有一技之长的民族医学人才先后辞世，后继乏人；有些民间的民族医生虽有医疗技术特长，但由于目前我国以中医和西医文化基础作为考核标准，被迫改行；也有些民族医生由于民族医院无法正常维持而转学中医等。因此，民族医学人才匮乏和学术研究薄弱问题亟待解决。

要加强民族医学教育，为民族医药事业发展培养合格人才。在新形势下，要确定新的民族医学教育目标和教育思路，培养既掌握本民族医药学专业理论和技术、又懂得现代医学基础知识的综合型、高素质的专门医学人才，为少数民族地区医药事业发展服务。积极开展各种民族医学教育形式，培养各类民族医学工作者；通过国家高等学校教育，培养具有较高水平的高级民族医学人才，主要为民族医学的教学和科研服务；通过民族医药专题研究班、进修班和专科培训，推广特长技术，提高现有民族医药队伍素质；通过发展民办教育，开展"师带徒"学习、继承、挖掘和整理民间医药学知识和技术。构建合理梯队，加强学术交流，扩大对外影响。

注意选拔人才，重点培养。通过国内外进修、学术交流、在职学习、科学研究等形式，严格遴选、积极培养中青年学科带头人与学术骨干。有计划地派出学术骨干参加国内学术会议，掌握本学科学术进展最新动向。参加全国性学术会议，派出高级访问学者到国外开展学术交流，作学术讲座。承办全国性学术会议，举办继续医学教育研讨班，瞄准学科研究前沿，邀请国内知名专家讲授专题，建立协作关系，优势互补，强强联合，使民族医学重点学科建设的条件和力量得到优化。

要加强民族医学基础研究，提高临床实践研究，深化药物开发研究。切实加强各地民族医药学术团体的组织建设和业务建设，积极开展民族医药学术活动，活跃学术气氛；加强民族医学理论体系研究和民族医药著作的整理出版工作，支持出版藏、蒙、维、壮等民族医药杂志；加强民族医药的信息交流，开展民族医药的国际交流与合作；促进民族医学的现代化和全面发展。

制订学科建设规划，明确学科发展目标，开展科学研究，提高学术水平。保持和发扬民族医学的优势，继承民族医药专家的学术思想和临证经验，研究主要病种的辨证论治规律，在民族医药研究领域，对民族医学的诊断、治疗方法研究争取达到国内领先水平。以重点学科的建设为核心，全面带动科研、教学和医疗水平的提高及学科的整体建设。重点学科建设是孕育高水平科研成果的基础。围绕学科研究方向，组织各级科研课题的申报，进行一系列的研究，使学科在理论上有所创新，在学术上有所发展。在原来承担课题的基础上进一步系统化和规范化，组织力量，联合攻关，实现新的突破。

综上所述，我们认为，民族医药是一个伟大的宝库，应当深入研究，充分利用，虽然现在民族医药的研究还存在着政策的支持保持力度不够等一些困难，但只要我们坚持继承与创新相结合，理论研究与新药开发并重，充分发掘整理民族民间的医疗方法和用药经验，坚持在民族医药理论的指导下；尊重各民族医药形成的规律和特点，充分利用现代科技手段，找准各民族传统医药中的闪光点，以提高临床疗效为核心进行重点研究，一定能够使民族医药为人类的健康作出贡献，民族医药研究一定能够迎来昌盛繁荣的明天！

第四节　药用植物学的研究内容、任务及发展少数民族医药的社会意义

药用植物学（Pharmaceutical Botany）是一门研究具有医疗保健作用的植物形态、组织、生理功能、分类鉴定、细胞组织培养、资源开发和合理利用的科学。学习药用植物学的主要目的与任务是：调查、考证药用植物资源；通过植物类群之间的亲缘关系，寻找紧缺药材的代用品和新资源；利用植物生物技术，扩大繁殖濒危物种、活性成分高含量物种和转基因新物种；为民族药材生

产规范化服务。

我国各少数民族的医药具有起源时间早、资源丰富、品种繁多、用药独特等特点，是传统医药领域的一朵奇葩。我国许多民族地区多样化的生态自然环境，孕育了丰富的天然药物，由于环境、气候、温度、阳光等自然条件，有许多在国内外有享有盛誉的道地药材，如云南的三七、宁夏枸杞、长白山人参等。目前民族药已达4700多种，尤其以藏、蒙、维、彝、傣、羌、壮和苗等民族药为代表，形成了各具特色的民族医药。有的民族还产生有大量的医药文献，记录了系统的民族医药学理论。运用这些经验和理论指导药物的使用，往往能取得奇特的疗效。民族医药学的价值，已经引起了国内外的广泛关注。

近年来，中华人民共和国卫生部组织了使用民族药较多的16个省区药监机构，历经数年共同编写成了《中国民族药志》数卷，目前已经出版。已出版的《中国本草彩色图鉴》民族药篇中包括了2000种左右的民族药。中国政府近年来还组织有关部门编辑出版了《中国藏药》、《蒙药学》、《维吾尔常用药材》等数十种有关民族药的专著。

另外，有些民族医药的炮制技术如藏药对金的炮制技术、壮药密封蒸馏法将丹砂烧炼为水银的先进方法等是我国甚至也是世界独具特色的和优势的技术领域，是我国传统医药宝库中的灿烂瑰宝。

民族医药是中华民族长期同疾病作斗争的过程，民族药就是中国医药事业一朵璀璨的奇葩，是我国优秀传统文化和现代卫生资源的重要组成部分。继承和发展民族医药，是我国医学科学繁荣兴旺的体现，也是我国医药卫生领域发展创新的源泉之一。通过探讨各国开发和利用民族医药以及我国民族医药在治疗现代疑难病上的优势，分析了在实现现代化时代背景下弘扬和发展民族医药的现实意义。

随着有关民族医药的话题越来越热，扶持发展民族医药，是对少数民族传统文化理所当然的认知和尊重，是保护和发扬医药文化遗产必须担当的历史责任。

第一，民族医药是历史上特殊人群在特殊环境和特殊条件下创造的医药学知识或医药学知识体系。有些历史上有文字的民族，民族文化传承较好，历史文献记述较多，医药学知识的积累和医药学体系的形成达到了较高水平，如藏、蒙、维医学；而那些历史上没有文字因而也就缺少医学文献的民族，全凭口传心授继承传统医药文化，其保留的医药知识也受到限制，给今日的发掘带来很大难度，如壮、苗、瑶、土家、侗医学等。还有一些人口较少、生活环境较为艰苦的少数民族，其传统医药知识虽然珍贵，但比较零星分散。如果我们能对民族医药的历史价值有一个总的估量，并在此基础上进行实事求是地分析，做到分别情况，区别对待，既高度珍惜，又择善而从，就能让民族医药更好地为人民医疗卫生事业服务。

第二，民族药药材品种多，储量大。在全国1.2万余种药材资源中，民族药占75%左右。这里特别要强调的是，开发民族药应与保护环境、保护生态、保护物种相结合。民族医药大多分布在西部地区，这些地方高原多，沙漠多，土壤贫瘠，沙漠化、石漠化现象严重，一些珍稀动、植物一旦被大规模用作药品生产原料，就会处于濒危灭绝状态。像红景天、藏菌陈、冬虫夏草、水母雪莲、独一味等藏药，损失已非常惨重，这方面的教训我们必须牢牢记取。因此，民族医药确实具有极大的经济价值，民族药的开发更有广阔前途。

第三，民族医药既是物质文化，又是非物质文化。有一部分口耳相传的民族医药，是典型的非物质文化遗产，各地文化、卫生部门对此都十分重视。民族医药是民族文化的一部分，它代表了一个民族生存繁衍的能力，而民族文化是一个民族的基因和灵魂。可以说，对民族医药的发掘、整理和充分利用，是体现民族平等，尊重民族权利的重要方面，也是民族医药的文化价值的重要体现。

党和政府历来坚持"扶持中医药、民族医药发展"的政策，这种姿态可用"高度重视"、"大力扶持"、"充分利用"12个字来形容。温家宝总理曾指出，"我们既要发展中医药，也要发展民族医药"。应该说，民族医药是我国传统医药的一部分，而不是中医药的一部分。中医药、民族医药、民间医药构成了中国传统医药的整体。近些年来，民族医药产业得到迅速发展。目前，我国有藏、蒙古、维吾尔、彝、傣、瑶等15个民族设有本民族医的医院，共计195所；民族药生产企业有156家，民族成药发展到近千个品种；还有14所教育机构开展了藏、蒙古、维吾尔、傣、朝鲜、壮、苗等民族医药专业教育。而且，民族医药也越来越多地走出民族地区，为更广泛的大众服务。比如，在城镇职工医疗保险、新型农村合作医疗中，国家将符合条件的民族医医疗机构纳入定点医疗机构，将民族医诊疗项目、民族药纳入报销补偿范围。国家还把发展民族医药事业纳入国民经济和社会发展规划之中。

《中华人民共和国宪法》规定："国家发展医疗卫生事业，发展现代医药和我国传统医药。"国家在《关于卫生改革与发展的决定》（1997）中明确指出："各民族医药是中华民族传统医药的组成部分，要努力发掘、整理、总结、提高，充分发挥其保护各民族人民健康的作用。"

综上所述，中医药、民族医药和民间医药都是中国传统医药的重要组成部分。《中华人民共和国中医药条例》在"附则"中规定："民族医药的管理参照本条例执行"。这表明，民族医药有自己独立的学术地位，享受与中医药相同的政策。在不违反《中医药条例》的前提下，民族医药可以有特殊的待遇。特别是在民族地区，在民族自治法、民族自治条例的范围内，允许制定某些相应的因地制宜的保护、继承、发展的具体措施。

同时，中国的传统医药包括民族医药、民间医药也是世界传统医药的一部分。世界卫生组织于1976年把传统医药列入工作日程。在2002年通过的《世界卫生组织2002－2005年传统医学战略》中，对传统医学下了确切的定义，指出：传统医学是传统中医学、印度医学及阿拉伯医学等传统医学系统以及多种形式的民间疗法的统称。传统医学疗法包括药物疗法（如使用草药、动物器官和/或矿物）和非药物疗法（如在基本不使用药物的情况下进行，比如针刺疗法、手法治疗及精神治疗）。在主要卫生保健系统基于对抗疗法或传统医学尚未纳入国家卫生保健系统的国家，传统医学经常被称为"补充"、"替代"或"非常规医学"。显然，我国的民族医药不仅是中国传统医学的重要组成部分，而且就其学术体系的完整性、继承保护的完善性和现代应用的广泛性而言，也应该是世界传统医学的重要组成部分。

《中华人民共和国宪法》规定："国家发展医疗卫生事业，发展现代医药和我国传统医药。"国家在《关于卫生改革与发展的决定》（1997）中明确指出："各民族医药是中华民族传统医药的组成部分，要努力发掘、整理、总结、提高，充分发挥其保护各民族人民健康的作用。"

民族医药为各个民族的健康繁衍做出过重要贡献，也为中华民族的团结与进步发挥着不可忽视的推动作用。

总之，民族医药是一个伟大的医药宝库，是民族民间医药的总汇，具有鲜明的民族特色和地方特色。任何医学体系都是全方位地面对生老病死的，民族医药的长处，也在于治疗常见病、多发病和地方病。它的许多疗效是完全可以和其他医学媲美而一争雄长的。

第五节 我国药用植物学的发展

我国古代记载药物来源及应用知识的书籍多称为"本草",由于所载药物大多为植物,有以草为本之意。本草著作所记载的内容,是我国古人在长期同疾病作斗争中积累起来的宝贵经验,也是世界医药学的宝贵遗产。现将我国历代主要本草列表简介如下:

表1-2 我国历代主要本草简介

年代	书名	作者	说明
东汉末年（公元25-20年）	神农本草经	不详	载药365种,分上、中、下三品:上品为120种,多服久服不伤人;中品120种,无毒、有毒均有;下品125种,多毒,不可久服。本书是现知我国最早的药物著作
南北朝（502-549）	本草经集注	陶弘景（452-536）	载药730种。以神农本草经为据,又增加汉魏以下名医所用药物365种。凡七卷,首叙药性之源,论病名之诊,次分玉石、草、木、虫兽、果菜、米食各一品,有名未用三品
唐显庆四年（659）	唐本草（新修本草）	苏敬、李勋等12人	凡20卷,目录1卷,另为药图25卷,图经7卷,共53卷（又有说另有图目1卷计54卷）。为我国及世界上第一部药典
唐开元27年（739）	本草拾遗	陈藏器	新增药物692种,包括序列1卷,拾遗6卷,解纷3卷
宋开宝6-7年（973-974）	开宝本草（开宝祥定本草）	刘翰、马志等9人	载药983种,并目录21卷,开宝7年重加祥定
宋嘉祐2-6年（1057-1061）	嘉祐本草	掌禹锡、林亿等	以开宝本草为基础,新补82种,新定17种。共21卷,通计1083条（原书记载为1082种）
宋嘉祐七年（1062）	图经本草（本草图经）	苏颂等	全书20卷,目录1卷,载药780条,附图933幅
宋徽宗大观二年前（1108前）	证类本草（重修政改和经史证类备用本草）	唐慎微	将《嘉祐补注本草》与《图经本草》合并,增药500多种,并收集了医家和民间的许多单方验方,补充了经史文献中得来的大量药物资料。曾由政府派人修订3次,加上"大观"、"政和"、"绍兴"的年号,作为官书刊行

续表

年代	书名	作者	说明
明初永乐4年(1406)	救荒本草	朱橚	载救荒植物414种(整旧138种,新增276种),图其形状,著其出产,苗、叶、花、子性味食法。(初为2卷,1559年再版分为4卷)
明万历24年(1596)	本草纲目	李时珍(1518－1593)	分52卷,列为16部,部各分类,类凡六十二,标名为纲,列事为目,增药374种,增方8161,共载药物1892种,方11096条。始于嘉靖壬子(1552),终于万历戊寅(1578),于1596年在金陵(今南京)首次刊行
清(1765)	本草纲目拾遗	赵学敏	对《本草纲目》作了一些正误与补充,共716种,附205种。凡纲目未载之重要药物如东洋参、西洋参、烟草、金鸡纳、鸦胆子、胖大海、西红花、冬虫夏草等皆收录之
清(1735年写完,木刻版印刷本于1840年问世)	晶珠本草	帝玛尔·丹增彭措	收载藏药最多的一部大典,被誉为藏族的"本草纲目"。75%收载的药物为现今所用,其中30%属藏医专用,涉及1200种原动物或植物
清道光28年(1848)	植物名实图考、植物名实图考长编	吴其濬	非药物专著。《图考》记载植物1714种,38卷,《图考长篇》描述植物838种,22卷。对于每种植物的形色性味、用途和产地叙述颇详,并附有精确插图,尤其着重植物的药用价值与同名异物的考证,具有重要的参考价值

药用植物学是在现代植物学和化学等学科的基础上发展起来的。我国介绍西方近代植物科学的第一部书籍是1857年在上海出版的李善兰先生和英国人A. Williamson合作编译的《植物学》,全书共八卷,插图200余幅。李氏创立了许多现代植物学名词和名称。20世纪初至20世纪40年代,有胡先骕、钱崇澎、张景钺、严楚江等植物学家,用近代植物学的理论与方法,发表了一些植物分类和植物形态解剖论著。1934年,《中国植物学杂志》创刊。1936年浙江医药专科学校报社和上海正定公司出版了韩士淑先生根据日本下山氏的药用植物学编译的我国第一部《药用植物学》中文大学教科书。1949年中国科学图书公司出版了李承祜教授编著的《药用植物学》,谓:药用植物学(Pharmaceutical Botany)者,乃研讨有关药用之植物,借以利用厚生之科学也。

新中国成立后,我国药用植物工作者为我国的中药及天然药物的基础研究，做出了许多重要的贡献。通过三次中药资源的普查及专题研究，基本摸清了我国20世纪80年代天然药物资源的种类、分布和民间应用情况。在调查研究工作中，各地相继发现了许多丰富的新药源，如新疆的紫草、甘草、贝母、阿魏、蛔蒿，青海的枸杞、党参、东莨菪属植物，西藏的胡黄连、大黄、东莨菪属植物，云南的砂仁、诃子、马钱子、儿茶、芦荟，广西的安息香，广东和广西的降香、苏木、土沉香、箩芙木、羊角拗，东北地区的缬草属植物、野生麦角等。此外，对作为甾体激素类和避孕药物和成原料的薯属植物，也进行了广泛的调查研究，为制药工业提供了可靠的原料。

先后出版了一大批药用植物与生药鉴定的重要专著，如《中药鉴定参考资料》、《中华人民共和国药典》、《中药志》、《中国药用植物志》、《中药大辞典》、《全国中草药汇编》、《新华本草纲目》、《中国本草图录》、《原色中国本草图鉴》、《中国中药资源》、《中国中药资源志要》、《中国中药区划》、《中国常用中药材》、《中国药材地图集》、《常用中药材品种整理和质量研究》、《中华本草》、《中药资源学》、《浙江药用植物志》、《东北药用植物》、《新疆药用植物志》、《中国民族药志》等。创办了不少专门学术论文期刊，如《中国中药杂志》、《中草药》、《中药材》、《中成药》、《时珍国医国药》、《现代中药研究与实践》、《中国天然药物》、《中国民族医药杂志》等。

至今已对250余种中草药进行了较详细的化学与药理方面的研究，鉴定了600余种药理活性成分。从常用药和民间药中分离到治疗老年痴呆、防治心血管疾病、抗肿瘤、抗艾滋病毒（HIV）、抗肝炎、抗过敏、抗脂质过氧化、降血糖、止血、抗菌、消炎和免疫调节等活性成分。

对500余种中药的传统炮制方法进行了整理和总结，编写出版了《中药炮制经验集成》和《历代中药炮制资料辑要》等专著。

近来，已将DNA分子遗传标记技术应用于药用植物进化、分类、鉴定研究中，如对人参与西洋参及伪品、地胆草及混淆品、甘草、苍术与白术、冬虫夏草、蛇类等药材采用随机扩增多态性DNA（RAPD）技术进行了鉴定，对人参与西洋参、海马、龟甲、鳖甲、鸡内金、紫河车、鹿鞭、贝母、当归等的基因片段PCR扩增产物进行了DNA测序。此外，mRNA差异分析技术、基因芯片技术均已有应用。

大约有200多种新药是直接或间接地从中草药中开发出来。2002年，国家药品监督管理局颁布了《中药材生产质量管理规范（试行）》（GAP），促进了中药种植于加工的规范化。今年来开展中药材无公害栽培技术的研究，生产"绿色中药材"已在山楂、金银花等中药材方面取得了成功的经验。在中药制剂和质量控制方面推行化学指纹图谱等先进技术，使中药化学研究系统化与标准化，从而为保证中药质量的稳定，推进中药产业的现代化、标准化和国际化进程做出了重要的贡献。

第六节　学习少数民族药用植物学的方法

药用植物学是学习天然物化学、中药资源、药用植物栽培学以及有关中药及天然药物学的基础学科，具有很强的理论性、实践性、直观性。

少数民族药用植物学要充分观察和比较事物，才能更好地理解书中所讲述的植物形态、纤维构造的名词术语，为学好植物分类、生物技术、植物鉴定等内容打下坚实的基础。如在查阅植物检索表时必须理解许多器官形态名词，否则就难以准确检索；理解、弄懂并能在显微镜下准确识别植物的显微构造，才能为今后顺利观察药材和粉末的显微特征，以及学习植物细胞组织培养技术等打下良好的基础。

要十分重视实验操作和野外教学。要学好、学活植物的形态、分类内容，必须多观察植物标本，比较各种植物的形态特征，找出它们的异同点，再对照教材或其他参考书，以便加深印象和帮助理解课文内容。总之，多观察、多比较、多实践，才能将少数民族传统药用植物学学得活记得牢，用得好。

复习思考题

1. 中国少数民族的人口分布特点及主要分布地区有哪些？（举例说明）
2. 描述少数民族药用医学的特色和特点。
3. 药用植物学研究的发展历程？
4. 我国少数民族传统医学与药用植物学的关系？
5. 思考中医药学与少数民族医药的关系与区别。

第二章　药用植物学基础

学习植物分类学的主要目的之一，就在于对各种植物进行鉴定、命名和分类。要实现此目的，就必须科学地掌握种子植物的外部形态术语。

第一节　根的形态特点和功能

（一）根系

1. 直根系（图2-1）：由胚根直接生长出来的根叫主根。当主根生长到一定长度时，就产生许多侧根，侧根长到一定长度时，又产生新的侧根，如此反复分枝，便形成了有明显的主、侧根区分的直根系。大部分双子叶植物都具有直根系，如棉花。

2. 须根系（图2-1）：无明显主、侧根区别的根系，或根系由不定根和它的分枝组成，粗细相近无主次之分而呈须状的根系。大部分单子叶植物都具有这种根系，如水稻。

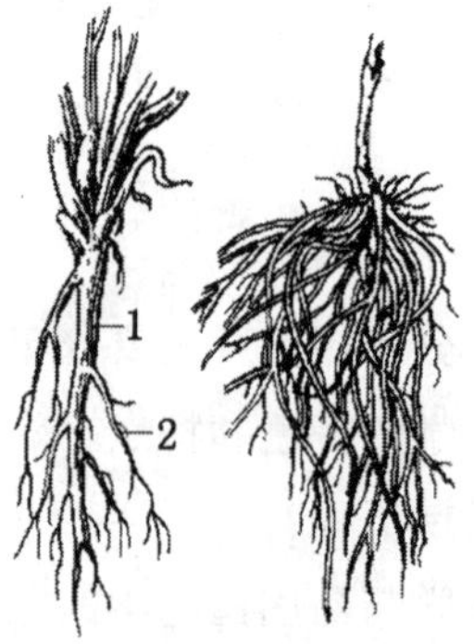

图2-1　直根系和须根系
1. 主根　2. 侧根

（二）根的类型

1. 陆生根：生长在土壤中的根叫陆生根，这种根在自然界中到处可见。

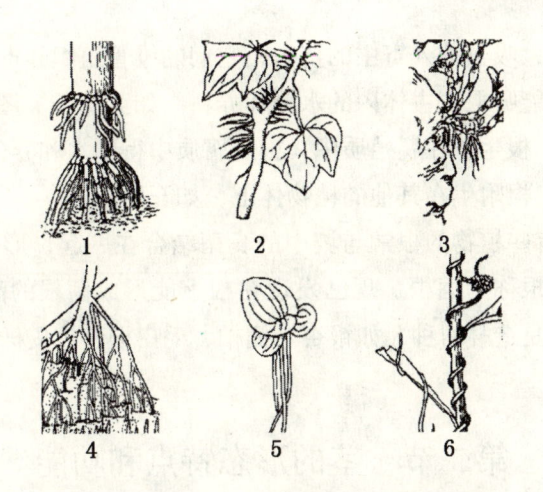

图2-2 变态根的类型
1. 支柱根（玉米）2. 攀援根（常春藤）3. 气生根（石斛）
4. 呼吸根（红树）5. 水生根（青萍）6. 寄生根（菟丝子）

2. 水生根（图2-2）：生长在水中的，但不扎到泥土中的根。如青萍。

3. 肉质根：主根，侧根和不定根都可以发生变态。肉质根常贮藏大量养分，根据肉质根的外形，又可分：

（1）圆锥根：由主根发育而成的根，呈圆锥形，一株仅有一个肉质根。如胡萝卜。

（2）块根：由不定根或侧根发育而成，在一株上可形成多个块根。如甘薯。

（3）纺锤形根：由主根发育而成的肉质根，呈纺锤形。如大丽花。

4. 气生根：生长在空气中的根叫气生根。根据气生根在植物体上所起的作用，又可分：

（1）支柱根：一些浅根系的植物，可从茎节上生出许多不定根，向下深入土中形成能够支持植物体的辅助根系，故叫支柱根。如玉米（图2-2）。

（2）攀援根：植物体靠气生根攀援的，就叫攀援根。如常春藤（图2-2）。

（3）呼吸根：一部分生长在水中或沼泽地带的植物，由于根部长期埋在淤泥中呼吸困难，而发生一种特别的侧根。此侧根向上生长，露出水面或地面，能起到呼吸的作用，如红树（图2-2）。

5. 寄生根：有些营寄生生活的被子植物，以其茎缠绕在寄主的茎上，同时产生许多吸器，吸器伸入寄主的茎内，它们的维管组织和寄主的维管组织是相通的，因此它能吸取寄主体内的水分和养料。如菟丝子（图2-2）。

6. 腐生根：根生长在腐殖质中，根从腐质中得到水和养分。如天麻。

7. 附生根：根附生在其他的植物体上，如石斛。

8. 菌根：有些植物的根常与壤中的真菌结合在一起，形成一种真菌与根的共生体，这种根称为菌根。现已发现在根上能形成菌根的高等植物有2000多种，其中很多是造林树种，如银杏、侧柏、毛白杨、栓皮栎、椴树等。

第二节　茎的形态特点和功能

首先应掌握茎和根的本质区别在于茎具有叶、节和节间，叶腋内有腋芽。地下茎上的叶一般退化成鳞片，脱落后留下叶痕。

（一）茎的外形

1. 节（图2-3）和节间（图2-3）：茎上着生叶的位置叫节，两节之间叫节间。有的植物节和节间明显，如石竹、莲；有的节和节间不明显，如大豆。

2. 长枝和短枝：节间显著伸长的枝条叫长枝，如毛白杨。但有些植物的节间极度缩短，各个节间紧密相接，甚至难于分辨的枝条便形成了短枝，如苹果的短枝（图2-3）。

3. 叶痕（图2-3）和束痕（图2-3）：叶脱落后，叶柄在茎上留下的痕迹，叫叶痕，叶痕的形状，往往是冬季识别植物的重要依据，如旱柳的叶痕为弯曲线形。束痕是指叶痕内由茎连接到叶内的维管束的痕迹，束痕的排列形式和数目，也是识别植物种类的依据。如连翘具2个束痕；而黄檗具3个束痕。

4. 芽鳞痕和托叶痕：芽鳞脱落后在茎上留下的痕迹叫芽鳞痕。托叶脱落后在茎上留下的痕迹，叫托叶痕。如玉兰的环状托叶痕。

5. 皮孔（图2-3）：在茎的表面见到的一些圆形、椭圆形、长线形的斑点，这就是皮孔。它的作用是和外界交换气体。皮孔的形状、颜色和数目的多少，往往是冬季识别植物种类的依据。

6. 髓：髓位于茎的中心，是由基本分生组织发展来的，髓的形状和颜色是识别木本植物的重要依据。如苹果的髓为圆形，而毛白杨的髓则为五角形；葡萄属植物的髓为褐色；茎中空的（髓在生长过程中被毁坏）如金银花；茎

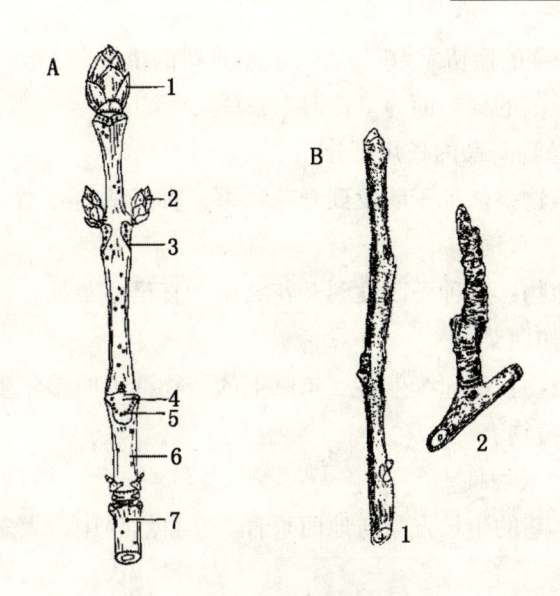

图2-3 茎的外部形态
A. 正常茎的外部形态 1. 顶芽 2. 腋芽 3. 节 4. 叶痕 5. 维管束痕
6. 节间 7. 皮孔 B. 长枝和短枝 1. 苹果的长枝 2. 苹果的短枝

具片状髓的如胡桃。

（二）茎的质地

1. 草质茎：茎中木质部不发达，木质化组织较少，茎干柔软，植株矮小的植物。具草质茎的植物叫草本植物，如小麦。

2. 木质茎：茎中木质部发达，木质化组织较多，茎干质地坚硬。具木质茎的植物叫木本植物。依茎干的形态，木本植物分为：

（1）乔木：植株高大，具明显主干，且分枝的位置较高，如银杏。

（2）灌木：没有明显的主干，近地面处枝干丛生的木本植物，如丁香。

（3）亚灌木：介于草本和灌木之间的一种类型。茎的地下部分为木质茎，多年生，而地上部分的茎为一年生，如芍药。

（4）木质藤本：不能直立的木本植物，常利用自身的缠绕或借助卷须等特殊器官而攀援他物之上，如紫藤。

（三）茎的横切面的形状

1. 圆形：茎的横切面为圆形，在自然界中大多数植物的茎为圆形。

2. 三棱形：茎的横切面为三棱形。如莎草科的植物大多数具有三棱形的茎。

3. 四棱形：茎的横切面为四棱形。如唇形科的植物大多数具有四棱形的茎。

4. 多棱形：茎的横切面为多棱形，如芹菜。

（四）根据植物寿命的长短可分

1. 一年生植物：从种子萌发到开花结果，直至枯萎死亡，在一个生长季节完成生活史，如水稻。

2. 二年生植物：从种子萌发到开花结果，直至枯萎死亡，在二个生长季节完成生活史，如白菜。

3. 多年生植物：能连续生活二年以上的植物都可叫多年生植物。木本植物均属于多年生植物。

（五）茎的生长习性

1. 直立茎：茎的生长方向与地面垂直。在自然界中，大多数植物的茎属于直立茎。

2. 攀援茎：茎幼时较柔软，必须借助卷须或其他的特殊器官（如吸盘、卷须等）攀援他物而向上生长，如葡萄（图2-4）。

3. 缠绕茎：茎幼时较柔软，借植物体本身缠绕他物而上升，如裂叶牵牛（图2-4）。

4. 匍匐茎：茎平卧在地上，节部生根，如红薯（图2-4）。

5. 平卧茎：茎平卧在地上，节部不生根，如地锦草（图2-4）。

（六）变态茎

1. 根状茎：外形像根的地下茎，具有明显的节和节间，节上具有退化的鳞片，退化叶腋内具腋芽，顶端具顶芽，如莲（图2-4）。

2. 块茎：是一种短而膨大的肉质地下茎。节间很短，茎上具许多芽眼，幼时具有退化的鳞片叶，如马铃薯（图2-4）。

3. 鳞茎：是一种扁平的地下茎。上面生有许多肉质肥厚的鳞片叶，鳞片叶腋内具芽，如洋葱（图2-4）。

4. 球茎：球状的地下茎，是由根状茎的顶端膨大而形成的。顶芽和腋芽多密集在顶端，节部也具退化的鳞片叶，如荸荠（图2-4）。

5. 叶状枝：由茎变成叶状，而且具叶绿素，能代替营养叶的作用，如假叶树（图2-4）。

6. 肉质茎：茎肉质，储水组织发达，这是一种对干燥环境适应的变态茎，如仙人掌。

7. 枝刺：由枝转化成的刺，如皂荚（图2-4）。

8. 枝卷须：由枝（茎）特化成的卷须状称茎卷须，如葡萄（图2-4）。

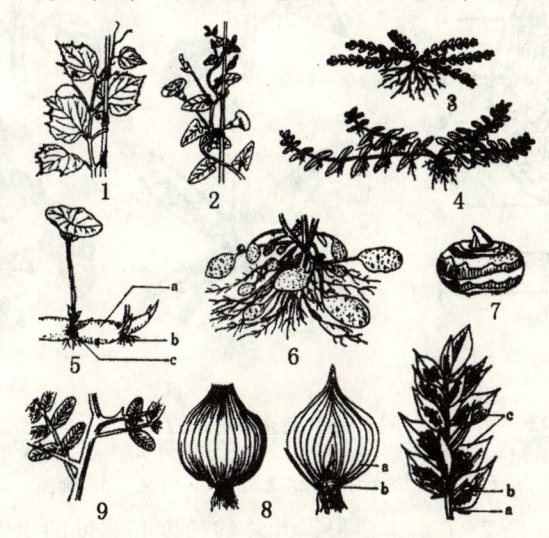

图2-4 茎的生长习性和变态
1. 攀援茎 2. 缠绕茎 3. 平卧茎 4. 匍匐茎 5. 根状茎（a. 节间 b. 不定根 c. 节） 6. 块茎 7. 球茎 8. 鳞茎（a. 鳞叶 b. 鳞茎） 9. 枝刺 10. 叶状枝（a. 鳞叶 b. 花 c. 叶状枝）

第三节 叶的形态特点和功能

一片完全叶（图2-5.1）由叶片、叶柄和托叶三部分组成，如月季。缺一部分或两部分的叫不完全叶，如桑缺托叶，莴苣缺托叶和叶柄。

（一）叶在茎上的排列方式

1. 互生（图2-5.2）：茎的每个节上仅生一片叶，与上下相邻的叶交互而生，叶子成螺旋状排列在茎上，如加拿大杨。

2. 对生（图2-5.3）：茎的每个节上着生相对生长的二片叶，如石竹。

3. 轮生（图2-5.4）：茎的每个节上着生三片以上的叶，并作辐射状排列，如夹竹桃。

4. 簇生（图2-5.5）：节间极度缩短，叶成簇生于短枝上，如银杏。

5. 基生：叶自基部发出，常成莲座状，如蒲公英。

（二）叶片的全形

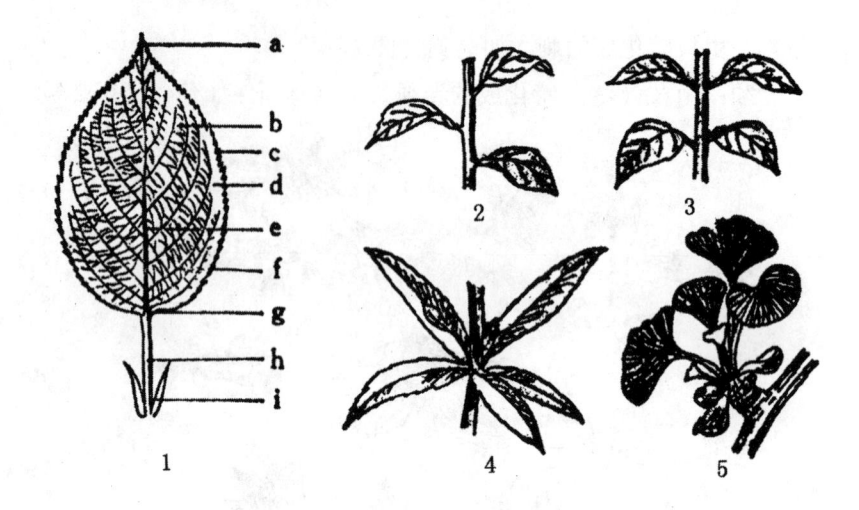

图2-5 完全叶和叶序
1. 完全叶（a.叶尖　b.小脉　c.叶缘　d.叶片　e.主脉　f.侧脉　g.叶基　h.叶柄　i.托叶）　2.互生　3.对生　4.轮生　5.簇生

叶片的形状（图2-6）主要根据叶片的长度和宽度的比例以及最宽处的位置来确定。

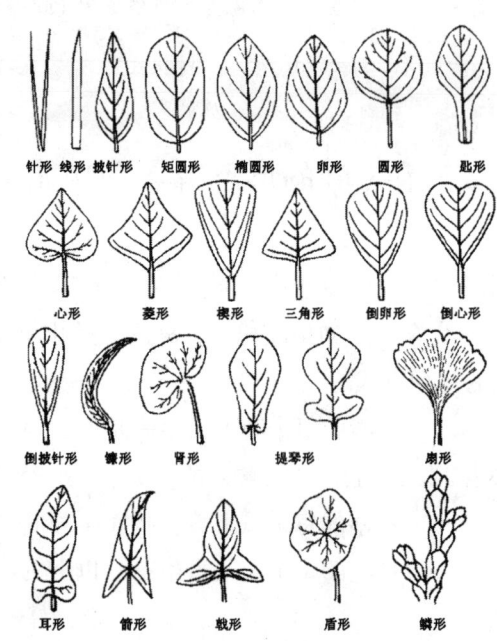

图2-6 叶片的全形

1. 椭圆形：长约为宽的1.5-2倍，而两侧的边缘不平行而成弧形，如橡皮树。

2. 卵形：长与宽近似相等，中部以下最宽，向上渐狭，如向日葵。

3. 心形：和卵形相似，但在基部更为广阔，基部凹入，形似心脏，如紫荆。

4. 肾形：外形如肾形，天竺葵。

5. 三角形：外形似三角形，如加拿大杨。

6. 针形：细长而顶端尖如针，如油松。

7. 披针形：长约为宽的 1-4 倍，中部或中部以下最宽，两端渐狭，如旱柳。

8. 线形：长约为宽的 4 倍以上，从叶基到叶尖全部宽度几乎相等，也称条形叶或带形叶，如韭菜。

9. 鳞形叶：形如鳞片，如侧柏。

（三）叶基的形状

常见叶基的形状有：心形、箭形、耳形、戟形、楔形、偏斜、盾形等（图2-7）。

（四）叶尖

常见叶尖的形状有：渐尖、急尖、钝尖、微缺、倒心形、截形等（图2-7）。

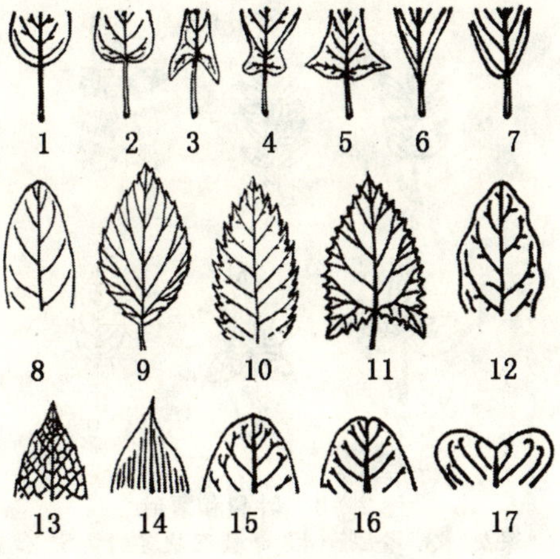

图 2-7 叶基、叶缘、叶尖
1. 半圆形 2. 心形 3. 箭形 4. 耳形 5. 戟形 6. 楔形
7. 偏斜形 8. 全缘 9. 锯齿形 10. 重锯齿 11. 牙齿
12. 波状 13. 渐尖 14. 急尖 15. 钝尖 16. 凹形 17. 倒心形

（五）叶缘

叶片的边缘叫叶缘。常见的叶缘形状有：

1. 全缘（图2-7.8）：叶缘平整的，如紫丁香。
2. 锯齿状（图2-7.9）：叶缘具锯齿，锯齿尖端向前，如月季。
3. 重锯齿（图2-7.10）：锯齿的边缘又具锯齿，如珍珠梅。
4. 牙齿状（图2-7.11）：锯齿成牙齿状，齿尖指向外方的，如桑。
5. 波状齿（图2-7.12）：边缘稍显凸凹而呈波纹状，如胡颓子。

（六）缺刻

叶片边缘凹凸不齐，叶片凹入凸出的程度较齿状缘大而深称作缺刻。缺刻的形状如下：

1. 浅裂（图2-8.1）：叶的凸出或凹入的程度，不超过叶片的1/2，如梧桐。
2. 深裂（图2-8.2）：叶的裂片较深，超过叶片的1/2，如蓖麻。
3. 全裂（图2-8.3）：叶的裂片较深，裂片彼此完全分开，如铁树。全裂是单叶过渡到复叶的开始，因而二者难以截然分开。

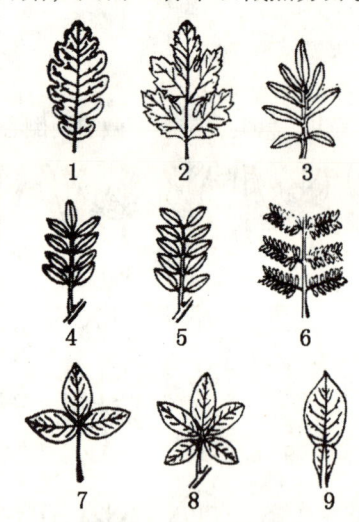

图2-8 叶裂和复叶
1. 浅裂 2. 深裂 3. 全裂 4. 奇数羽状复叶 5. 偶数羽状复叶
6. 二回偶数羽状复叶 7. 三出复叶 8. 掌状复叶 9. 单身复叶

（七）单叶和复叶

单叶是指一个叶柄上只生一张叶片；复叶是指一个叶柄上生许多小叶。确定单叶或复叶的关键是看芽。如果看到叶柄基部有芽，而该叶柄上只有一片叶的，不管叶片边缘有无分裂，都叫单叶，如毛白杨；如果该叶柄上生有2片以上的叶片，即为复叶，如洋槐。

1. 羽状复叶：小叶排列在叶轴的左右两侧，类似羽毛状。

（1）奇数羽状复叶（图2-8.4）：羽状复叶的顶端小叶为一片，如槐树。

（2）偶数羽状复叶（图2-8.5）：羽状复叶的顶端小叶为二片，如落花生。如果偶数羽状复叶的总叶轴，再分枝，而每一个分枝也是偶数羽状复叶。可叫二回偶数羽状复叶，如合欢（图2-8.6）。

2. 掌状复叶（图2-8.8）：小叶都生在叶轴的顶端，排列如掌状，如七叶树。

3. 三出复叶（图2-8.7）：每个叶轴生三个小叶。如果三个小叶柄是等长的，称三出掌状复叶；如果顶端小叶柄较长，称三出羽状复叶，如大豆。

4. 单身复叶（图2-8.9）：三出复叶两小叶退化，总叶柄下延成翅，而顶端的小叶特别发达、外形上很像单叶，在总叶柄与顶生小叶连接处具明显的关节，如柚。

（八）托叶

托叶的形状变化很大，通常有以下几种类型：

1. 离生托叶，即托叶和叶柄分离，如苹果。

2. 托叶与叶柄基部结合，如月季。

3. 托叶成叶状，如豌豆（图2-10.2）。

4. 托叶成鞘状（托叶鞘），如蓼科植物。

5. 托叶成卷须状。如菝葜属有的植物（图2-10.1）。

6. 叶柄间托叶，如茜草的叶状托叶。

7. 托叶成刺状。如洋槐（图2-10.6）。

（九）脉序

叶脉实际上就是叶片内的维管束，叶脉在叶片中的排列方式叫脉序。常见的有：

1. 平行脉（图2-9.1）：叶脉彼此近于平行排列，如玉米。

2. 弧形脉（图2-9.2）：叶脉自叶片基部伸向顶端排列成弧形，如玉簪。

3. 羽状脉：主脉明显，侧脉自主脉的两侧发出成羽毛状分布，如栓皮栎。

4. 网状脉（图2-9.3）：叶脉成数回分枝，而小脉互相连结成网状，如马褂木。

5. 三出脉：从叶片的基部伸出三条明显的叶脉，如枣。

6. 叉状脉（图2-9.4、5）：每条叶脉均呈多级二叉状分枝，是比较原始的脉序，常见于蕨类植物。

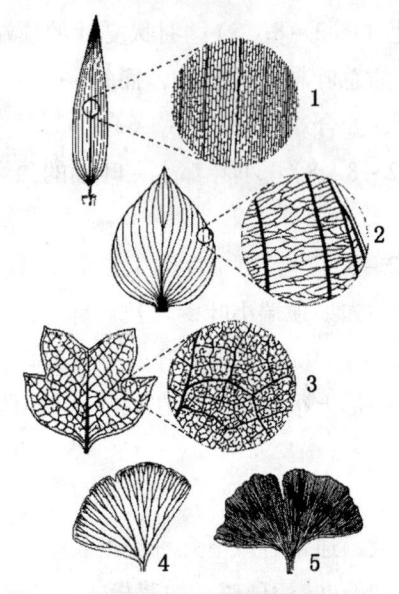

图2-9 脉序的类型
1. 平行脉 2. 弧形脉 3. 网状脉
4. 叉状脉（蕨类） 5. 叉状脉（银杏）

（十）叶的变态

1. 叶刺：叶变态成刺状，如小檗属植物（图2-10.5）。

2. 叶卷须（图2-10.1、2）：整个叶或部分叶变态成卷须状，如豌豆顶端的小叶特化成卷须。

3. 捕虫叶：叶特化成捕虫器官，如猪笼草。

4. 鳞叶：叶的功能特化或退化成鳞片状。如风信子的肉质鳞叶（图2-10.3）等。

5. 叶状柄：有些植物的叶片不发达，而叶柄转变为扁平的片状，具有叶的功能，如金合欢。

（十一）营养器官上的其他特征

1. 刺：根据刺的来源不同，可分为：

(1) 枝刺（图2-4.9）：由枝条特化而成的刺，如皂荚。

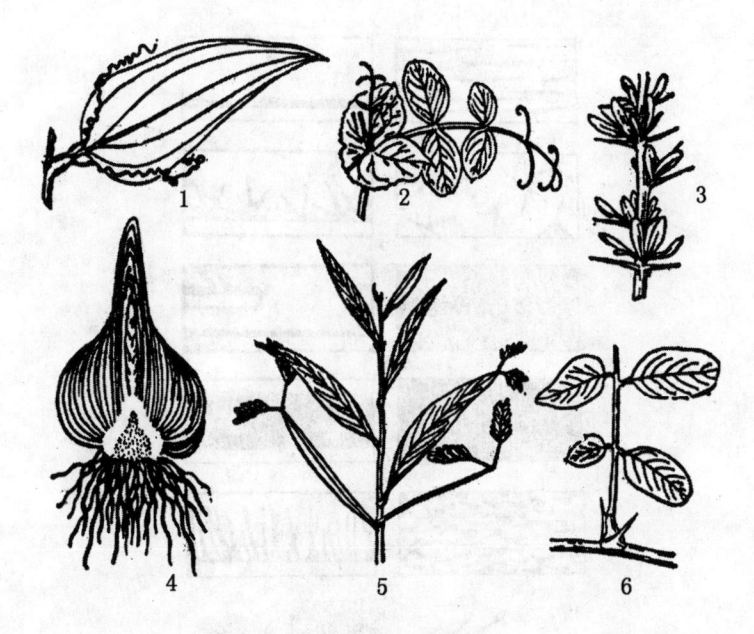

图 2-10 叶的变态
2、3. 叶卷须（1. 菝葜 2. 豌豆）3. 鳞叶（风信子）
4. 叶状柄（金合欢属）5、6. 叶刺（E. 小檗 F. 刺槐）

（2）皮刺：由植物的表皮突起而形成的刺，易剥落。如月季。

（3）叶刺（图2-10.5）：由叶特化而成的刺。如仙人掌科的一些植物。

（4）托叶刺：由托叶特化而成的刺，如洋槐（图2-10.6）。

2. 乳汁：植物受伤后，伤口处流出的白色或有色的浆汁。具乳汁的植物很多，如大戟属的植物具白色乳汁；而罂粟科的白屈菜具有黄色乳汁，可作为植物分类的依据。

3. 毛：毛在鉴别植物种类时是比较重要的。常见的毛有：

（1）丁字毛（图2-11.1）：单毛横生，中间具一短柄者，如糙叶黄芪。

（2）星状毛（图2-11.2）：毛分枝成星状，如锦葵科的一些植物。

（3）短柔毛（图2-11.3）：毛短而柔软，如毛叶丁香。

（4）绵毛（图2-11.4）：毛柔软，白色，如狗舌草。

（5）刺毛（图2-11.5）：是一种硬毛，如毛莲菜。

（6）腺毛（图1-11.6）：毛的顶端膨大，可以分泌挥发物和黏液，如藜属的泡状毛。

（7）鳞片状毛（图2-11.7）：毛成片状，如胡颓子叶上的毛。

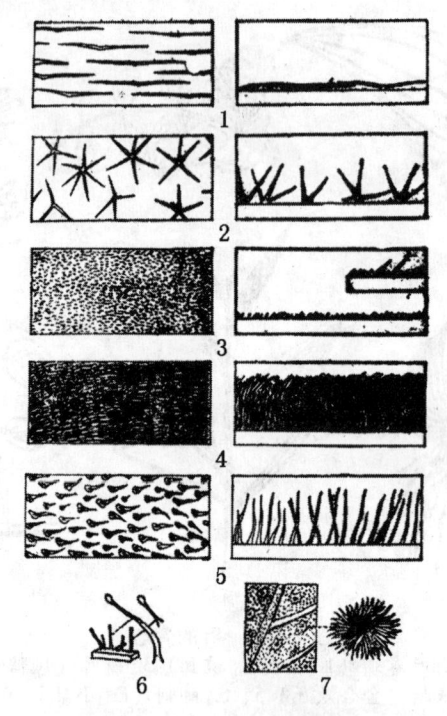

图 2-11 植物的表皮毛
1. 丁字毛 2. 星状毛 3. 短柔毛 4. 绵毛
5. 刺毛 6. 腺毛 7. 鳞片状毛

第四节 芽的形态特点和功能

茎和叶都是由芽发展来的,因而对芽的了解也是十分必要的。

(一)根据芽着生的位置可分

1. 定芽:发生在一定位置的芽,如顶芽和腋芽都属于定芽。

(1) 顶芽:生于枝的顶端的芽,如桑的顶芽。

(2) 腋芽:生于叶腋的芽,如桑的腋芽。

(3) 副芽:腋芽数个在一起时,旁边的芽叫副芽,如桃具有 2 个副芽。

(4) 叶柄下芽:叶柄基部膨大而包住整个芽,当叶脱落后,芽才能露出,如悬铃木。

2. 不定芽:芽的发生没有固定的位置,在根、老茎、叶的各个部位都能发生的芽,如甘薯。

（二）按芽的性质可分

1. 花芽：此芽开展后，形成花或花序，如桃树的副芽。
2. 叶芽：此芽开展后，形成新的枝条和叶，如杨树的顶芽。
3. 混合芽：此芽开展后，既形成新的枝条，又有花序的发生，如丁香的芽。
4. 珠芽：叶腋内生的肉质芽，如卷丹叶腋内生的肉质芽。

（三）按芽鳞的有无分

1. 鳞芽：芽的外面包被鳞片的芽，如杨树的越冬芽。
2. 裸芽：芽的外面没有鳞片的包被，如枫杨的越冬芽。

第五节 花的形态特点和功能

一朵典型花，由花托、花被（花萼、花冠）、雄蕊群、雌蕊群组成（图2-12.1）。

（一）花的类型

1. 整齐花：通过花的中心点可切出两个以上的对称面的花，如桃花。
2. 不整齐花：通过花的中心点，只能切出一个对称面的，叫不整齐花（或两侧对称花），如洋槐。
3. 双被花（图2-12.2）：具有花萼和花冠的花叫双被花，如桃花。
4. 单被花（图2-12.3）：只具花萼或花冠的花叫单被花，如桑。
5. 无被花（图2-12.4）：不具花萼和花冠的花叫无被花，如旱柳。
6. 两性花（图2-12.1）：在一朵花中，同时具有能育的雄蕊和雌蕊，如桃花。
7. 单性花（图2-12.4）：一朵花中只有能育的雄蕊或能育的雌蕊，分别称作雄花或雌花，如旱柳。
8. 中性花：雌、雄蕊都发育不全者，如向日葵边缘的舌状花。
9. 杂性花：单性花和两性花同生于一株植物上，如元宝槭。

雌花和雄花分别生于不同的植株上的植物称作雌雄异株，如毛白杨；两性花或雌花和雄花同生于一植株上的植物称作雌雄同株，如苹果。

（二）花萼的变态

1. 萼距：由萼片特化成距状，如耧斗菜。

2. 冠毛：菊科中很多植物的萼片特化为毛状，叫冠毛。冠毛有各种不同的形状，冠毛为单毛的，如蒲公英；为羽毛状的如刺儿菜，为鳞片状的如向日葵，为钩刺状的如鬼针草。

（三）花被卷迭式

花被各片之间的排列形式及关系称花被卷迭式，其在花蕾即将绽开时尤较明显。

1. 镊合状（图2-12. 5. 6. 7）：花瓣的边缘彼此相接而不重叠，如葡萄。

2. 螺旋状（图2-12. 8）：花被各片边缘依次压覆成回旋状，也称旋转状，如夹竹桃。

3. 覆瓦状（图2-12. 9）：花被各片边缘彼此覆盖，但一片花瓣完全在外，一片完全在内，其他各片的排列方式和螺旋状相同，如三色堇。

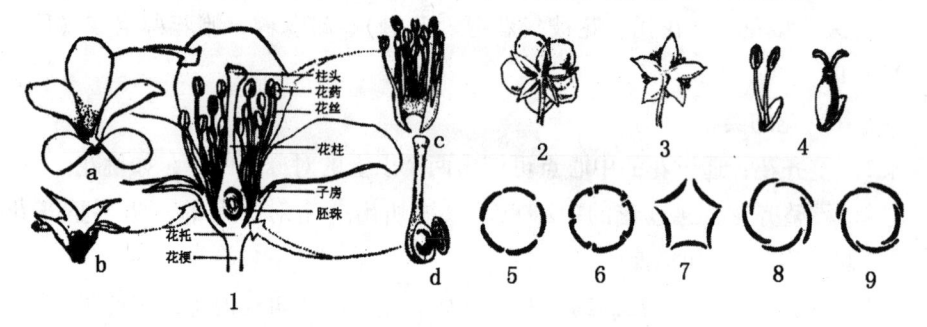

图2-12 花的结构、类型、花被卷迭式
1. 典型花的纵剖（a. 花冠　b. 花萼　c. 雄蕊群　d. 雌蕊群）　2. 双被花　3. 单被花　4. 无被花　5. 镊合状　6. 内向镊合状　7. 外向镊合状　8. 旋转状　9. 覆瓦状

（四）花冠的类型

1. 十字形花冠（图2-13. 10）：由4个分离的花瓣排成十字形，如白菜。

2. 漏斗状花冠（图2-13. 7）：花冠筒较长，自基部逐渐向上展开漏斗状，如牵牛花。

3. 钟形花冠（图2-13. 6）：花冠筒较短而广，向上展开成钟状，如党参。

4. 唇形花冠（图2-13. 5）：花冠筒较长，花冠裂片分成上下两唇，通常上唇为2裂,下唇为3裂,如益母草。

5. **蝶形花冠**:(图2-13.3):花瓣排成蝶形,上面最大的一瓣叫旗瓣,两侧较小的二片叫翼瓣,最内的二片形小且上部稍联合并向上弯曲成龙骨状,称龙骨瓣,如扁豆。

6. **舌状花冠**(图2-13.1):花冠筒短,上部向一侧延伸成扁平舌状,如蒲公英的舌状花。

7. **管状花冠**(图2-13.2):花冠筒较长,成管状,如小蓟、向日葵。

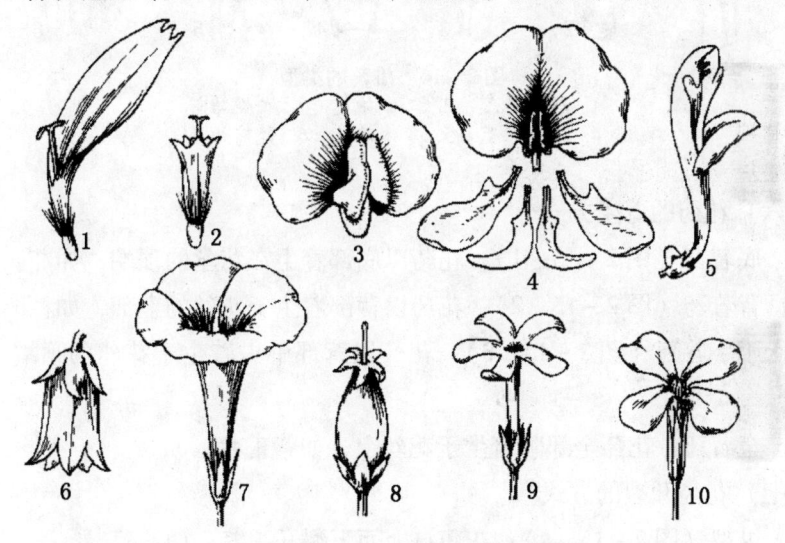

图2-13 花冠的类型
1. 舌状花冠 2. 管状花冠 3. 蝶形花冠 4. 蝶形花冠解剖 5. 唇形花冠
6. 钟状花冠 7. 漏斗形花冠 8. 壶形花冠 9. 高脚碟形花冠 10. 十字花冠

(五)雄蕊的类型

1. **单体雄蕊**(图2-14.1):所有雄蕊的花丝互相连合成一体,形成雄蕊管包住花柱,而花药彼此分离,如棉花等锦葵科植物。

2. **二体雄蕊**(图2-14.2):花丝结合成二束,如豌豆等蝶形花科植物。

3. **多体雄蕊**(图2-14.5):雄蕊多数,花丝分别结合成多束,如金丝桃。

4. **聚药雄蕊**(图2-14.6):花药聚合在一起,而花丝彼此分离,如菊科植物的雄蕊。

5. **二强雄蕊**(图2-14.4):雄蕊4枚,分离,2长2短,如益母草等唇形科植物。

6. 四强雄蕊（图2-14.3）：雄蕊6枚，分离，4长2短，如白菜等十字花科植物。

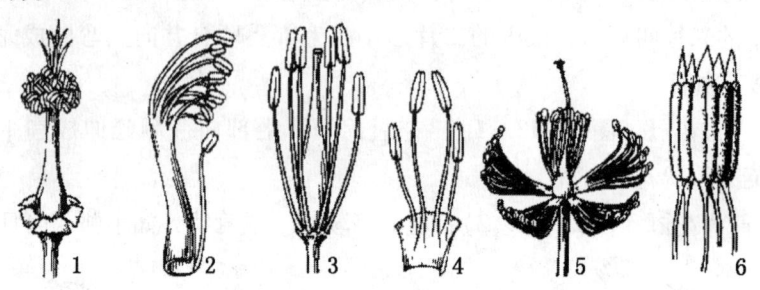

图2-14 雄蕊的类型
1. 单体雄蕊 2. 二体雄蕊 3. 四强雄蕊
4. 二强雄蕊 5. 多体雄蕊 6. 聚药雄蕊

（六）花药的着生方式

1. 底着药（图2-15.1）：花药以底部着生在花丝的顶端，如茄。

2. 背着药（图2-15.2）：花药以背部着生于花丝的上部，如杜鹃。

3. 丁字着药（图2-15.3）：花药以背部中央着生于花丝的顶端，如有斑百合。

4. 全着药：花药全部附着生于花丝上，如紫玉兰。

（七）花药开裂的方式

1. 纵裂（图2-15.4）：花药自上而下裂开一缝，如油菜。

2. 孔裂（图2-15.5）：花药成熟时，自顶端裂开一个小孔，花粉由小孔散出，如茄。

3. 横裂：花药成熟时，从药室的中央横向裂开，如棉花。

4. 瓣裂（图2-15.6）：花药上形成数个向外裂开的小瓣，花粉由瓣下小孔散出，如樟树。

（八）雌蕊的类型

1. 单心皮雌蕊（图2-15.7）：由一个心皮组成的雌蕊，如豌豆。

2. 离生心皮雌蕊（图2-15.8）：一朵花内由两个以上的离生心皮组成的雌蕊，如草莓。

3. 合生心皮雌蕊（图2-13.9）：由两个以上的合生心皮组成的雌蕊，如苹果。

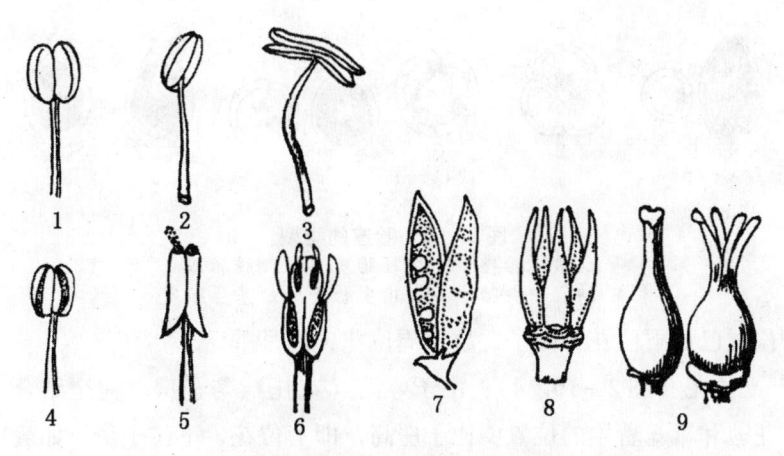

图2-15 花药的着生和开裂方式、雌蕊的类型
1. 底着药 2. 背着药 3. 丁字着药 4. 纵裂 5. 孔裂 6. 瓣裂
7. 单心皮雌蕊 8. 离生心皮雌蕊 9. 合生心皮雌蕊

(九) 胎座的类型

胚珠在子房内着生的位置叫胎座。

1. 全面胎座：也可叫片状胎座。在子房的内壁上全有胚珠着生，如睡莲。

2. 边缘胎座（图2-16.1）：由单心皮构成的单室子房，胚珠着生在心皮的腹缝线上，如豆科植物的胎座。

3. 中轴胎座（图2-16.2）：由数个合生心皮组成二室以上的复子房，胚珠着生在中轴上，如棉花的胎座。

4. 侧膜胎座（图2-16.3）：由数个合生心皮形成一室的复子房，胚珠沿着相邻的二个心皮的腹缝线上着生，如黄瓜。

5. 特立中央胎座（图2-16.4）：由数个合生心皮形成一室的复子房，胚珠着生在中央的轴上，如石竹。

6. 顶生胎座（图2-16.5）：胚珠着生在子房的顶部，如桑科的多数植物。

7. 基生胎座（图2-16.6）：胚珠着生在子房的基部，如向日葵。

(十) 下位花、周位花、上位花

1. 下位花（图2-16.1）：花萼、花冠、雄蕊着生的位置，低于子房的叫下位花，而子房就成了上位子房，如玉兰。

2. 周位花（图2-16.2.3）：花萼、花冠和雄蕊着生在杯状或壶形萼筒（花托）上，围绕子房，但不与子房结合，故仍为上位子房；而花萼、花冠、

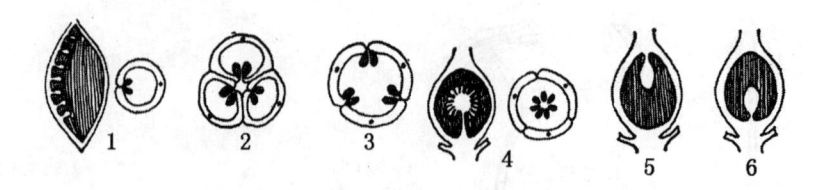

图 2-16　胎座的类型
1. 边缘胎座　2. 中轴胎座　3. 侧膜胎座
4. 特立中央胎座　5. 顶生胎座　6. 基生胎座

雄蕊的位置已比下位花升高了，故叫周位花，如月季。

3. 上位花（图 2-16.4）：由于萼筒（花托）与子房壁完全结合，因而花萼、花冠和雄蕊着生的位置要比子房高，即上位花，下位子房，如黄瓜。

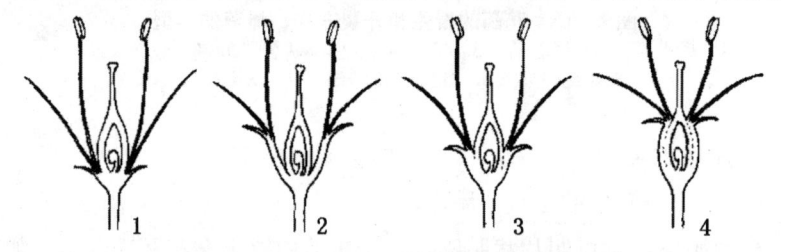

图 2-16　子房与花被的相关位置
1. 子房上位（下位花）　2. 子房上位（周位花）
3. 子房半下位（周位花）　4. 子房下位（上位花）

（十一）花序的类型

许多小花在花序轴上排列的次序，叫花序。

1. 无限花序：花序轴的主轴在开花期间可继续生长，不断产生新的苞片和花芽，开花的顺序是花序轴基部的花或边缘的花先开，顶部花或中间的花后开。可分为：

（1）总状花序（图 2-17.1）：多数具柄的两性花排列在一个不分枝的花序轴上，如白菜。

（2）穗状花序（图 2-17.2）：多数无柄的花（常为两性）排列在一个不分枝的花序轴上，如车前。

（3）肉穗花序（图 2-17.3）：花序轴粗短，肥厚而肉质化，上着生多数无柄的单性花，如马蹄莲。有些植物在肉穗花序外具有一个大苞片（佛焰苞），如天南星科的一些植物。

（4）葇荑花序（图 2-17.4）：多数无柄或短柄的单性花排列在一个不分

枝的花序轴上，落时整个花序一起脱落，如毛白杨。

（5）圆锥花序（图2-17.5）：是一种复合花序，是由于花序轴分生许多小枝，每一小枝自成一总状花序，如丁香。

（6）伞房花序（图2-17,6）：在一个总的花序轴上，排列着许多花柄长度极不相等的花，越靠下的花柄越长，致使整个花序的顶部近一平面，如樱花。

（7）伞形花序（图2-17,7）：由许多花柄近相等的花集生于花序轴的顶端。如人参。胡萝卜的花序由许多个伞形花序组成，故叫复伞形花序（图2-17.8）。

（8）头状花序（图2-17.9）：花序轴极度缩短而膨大，扁形，铺展，上着生多数无柄的两性花，各苞片常集成总苞。开花顺序一般是由外向内，如向日葵。

（9）隐头花序（图2-17.10）：花序轴顶端膨大，中央的部分凹陷形成囊状。通常雄花着生在内壁的上部，雌花着生在内壁的下部。雄花和雌花完全隐藏在膨大的花序轴内，故叫隐头花序，如无花果。

2. 有限花序：花序轴顶端的花先开放，而限制了花序轴的继续生长，各花的开放顺序是由上而下，或由内而外。

（1）单歧聚伞花序（图2-17.12）：当顶端第一朵花开后，主轴便停止伸展，而侧枝只在一边伸展。如侧枝的伸展是向两侧交替进行的，便形成了蝎尾状聚伞花序，如唐菖蒲（图2-17.13）。如侧枝只固定在一侧伸展，便形成了螺状聚伞花序（图2-17.14），如勿忘我。

（2）二歧聚伞花序（图2-17.11）：顶花下的主轴向两侧各分生枝，枝的顶端各自生花，每枝再在两侧分，如此反复进行，如大叶黄杨。

（3）多歧聚伞花序（图2-17.12）：当顶端第一朵花开后，顶花下的主轴上又分出三数以上的分枝，各分枝又自成一小聚伞花序便。如泽漆短梗花密集，称密伞花序；益母草许多无柄的花聚伞排列在茎节的叶腋间，外形似轮状排列，称轮伞花序。

（4）聚伞状伞形花序：外形似伞形花序，其主要区别是中间的花先开，如葱。

51

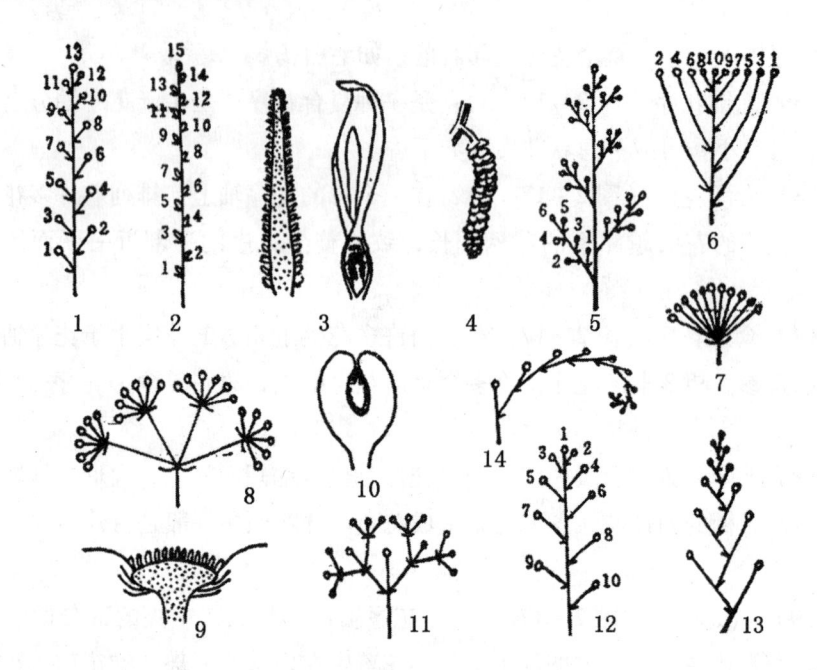

图2-17　花序的类型
1. 总状花序　2. 穗状花序　3. 肉穗花序　4. 葇荑花序　5. 圆锥花序
6. 伞房花序　7. 伞形花序　8. 复伞形花序　9. 头状花序　10. 隐头花序
11. 二歧聚伞花序　12. 单歧聚伞花序　13. 螺状聚伞花序　14. 蝎尾状聚伞花序

第六节　果实和种子的形态特点和功能

（一）聚合果和聚花果

1. 聚合果（图1-18．1．2）：由一朵花的多数分离心皮形成的果，这些小果都聚生在花托上，如草莓的聚合瘦果。

2. 聚花果（图2-18．3．4．5）：由一个花序发育而成，花序上的每朵花形成一个果，这些小果聚生在花序轴上，如桑的聚花果（桑葚）。

（二）肉果

果皮肉质化肥厚多汁的果实称作肉果。可分为以下类型：

1. 浆果：多心皮雌蕊发育形成的果实，果皮除表面几层细胞外，一般肉质多汁，内含数枚种子，如葡萄、番茄。

2. 柑果：也是一种浆果，它是由多心皮具中轴胎座的子房形成的果实，如柑橘等芸香科植物的果实。

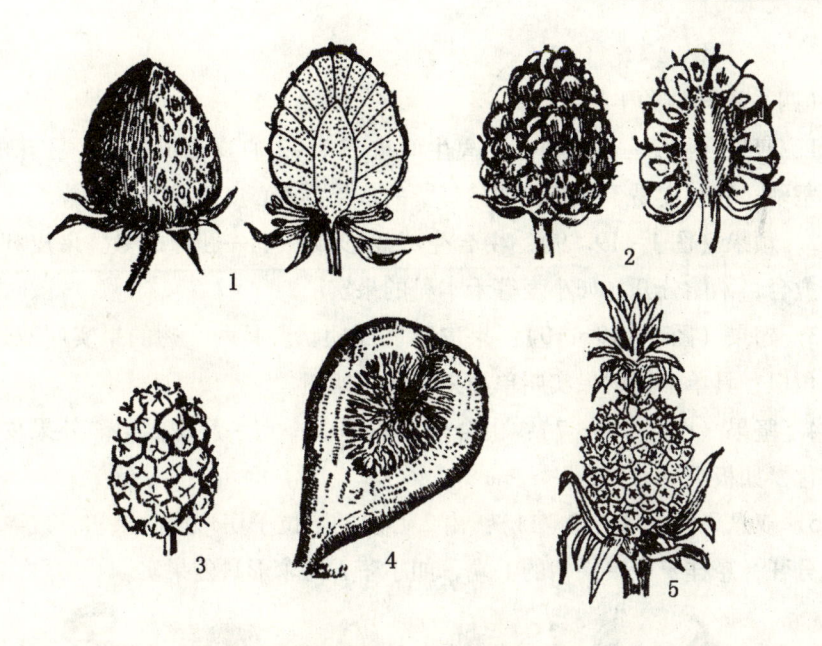

图 2-18 聚合果 (1、2)、聚花果 (3、4、5)

3. 瓠果：也是一种浆果，它是由合生心皮的下位子房形成的果实。中果皮、内果皮和胎座都肉质化，如西瓜等葫芦科植物的果实。

4. 梨果：由数个合生心皮的下位子房形成的果实，如苹果。

5. 核果：具1种子的肉质果实，外果皮薄，中果皮肉质，内果皮木质，如桃的果实。

（三）开裂的干果

1. 蓇葖果（图2-19.1）：由单心皮雌蕊或离生心皮雌蕊形成，成熟时沿背缝或腹缝纵向开裂的果实，如牡丹的聚合蓇葖果。

2. 荚果（图2-19.2）：由单心皮形成，成熟时沿背缝和腹缝同时开裂的果实，如大豆的果。

3. 角果（图2-19.3）：由两个合生心皮形成，中间具假隔膜，成熟时沿背缝和腹缝同时开裂。果实长超过宽的2倍以上的叫长角果，如白菜；果实长和宽近相等的叫短角果，如荠菜。

4. 蒴果（图2-19.4.5.6）：由两个以上的合生心皮形成的果实，成熟后开裂。根据蒴果开裂的方式分：室背开裂，果成熟后沿心皮的背缝线开裂，如棉花；室间开裂，即沿室与室之间的缝处开裂，如卫矛；孔裂，果实成熟时，种子由裂开的小孔散出，如罂粟；盖裂，果实成熟时呈盖状裂开，如马齿苋。

（四）不开裂的干果

1. 瘦果（图2-19.8）：由离生心皮或1-3心皮形成一室一胚珠的果，果皮坚硬，和种皮易于分开，如向日葵的瘦果（2心皮构成）。

2. 颖果（图1-19.9）：由合生心皮形成一室一胚珠的果。果皮和种皮完全愈合，不能分开，如小麦等禾本科的果实。

3. 翅果（图2-19.10）：果皮延展成翅状。具两个翅的果实叫双翅果，如五角枫；具单个翅的果实叫单翅果，如白蜡树。

4. 坚果（图2-19.7）：由合生心皮形成一室一胚珠的果。外果皮坚硬木质化，如板栗。

5. 双悬果（图2-19.11）：由2心皮的下位子房形成的果实，成熟时由中线分开，悬挂于中央果柄的上端，如小茴香等伞形科的果实。

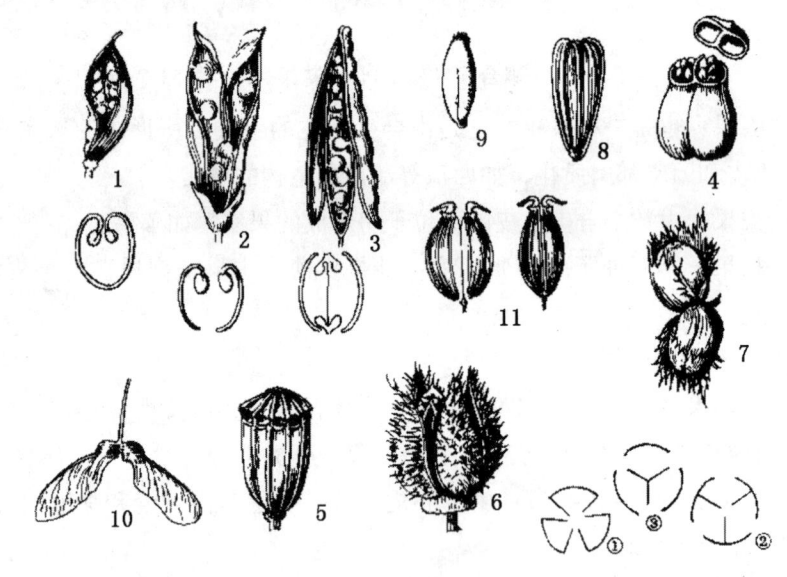

图2-19 干果
1. 菁荚果 2. 荚果 3. 长角果 4. 蒴果（盖裂） 5. 蒴果（孔裂）
6. 蒴果（纵裂）①室间开裂 ②室背开裂 ③室轴开裂
7. 坚果 8. 瘦果 9. 颖果 10. 翅果 11. 双悬果

（五）种子

种子由胚珠受精后形成，通常由种皮、胚和胚乳三部分组成，但也有无胚乳的种子。

1. 种皮（testa or seed – coat）：由珠被发育形成的，对里面的胚具有保护的作用。

2. 胚乳（endosperm）：是贮存养料的构造。具胚乳的种子叫有胚乳的种子。如蓖麻。有些植物的胚乳被子叶吸收而消失的种子，叫无胚乳的种子，如落花生。

3. 胚（embryo）：新一代植物的幼体，包括胚芽、胚轴、胚根和子叶四部分。子叶的数目在不同的植物类群中是不相同的，裸子植物大多具有多片子叶；而大多数双子叶植物的胚具有二片子叶，大多数单子叶植物的胚只有一片子叶。

复习思考题

1. 根有哪些主要功能？以根入药的常见药材有哪些？
2. 茎有哪些主要功能？其基本特征是什么？
3. 叶有哪些主要功能？以叶片入药的常见药材有哪些？
4. 单子叶和双子叶植物在初生结构上有何不同？
5. 花有哪些部分组成？如何划分花序类型？有哪些主要类型？
6. 有哪些药材是以茎入药的，请举例说明。
7. 举例说明根的变态类型有哪些。
8. 如何描述叶的形态？
9. 那些民族药材是以植物的花入药？举例说明。

第三章 植物分类概论

第一节 植物分类的目的和任务

就人类目前科学技术水平所知,只有地球上存在着生命现象和生物演化过程,这也是地球与宇宙中其他星球相区别的重要标志。迄今为止,地球上已被发现和定名的生物种数约170万至200万种,其中植物有26万至30万种。据科学家估计,地球上没有被发现和命名的生物种数,比已发现和命名的还要多得多,应该说地球上的生物种数尚未完全清楚。这么多的物种是:大自然几十亿年的造化和选择之功,它们反作用于大自然,影响大自然;物种和物种又相互作用,产生各种复杂甚至奇妙的关系;而物种自身在系统发育中处于不变(遗传)和改变(变异);对立统一的过程中,矛盾促成了生物的进化和生物多样性(Biodiversity)的产生。

生物多样性代表了地球上所有生命的总和,包括世界上几百万生物以及它们拥有的基因和由这些生物与所在的环境所构成的生态系统。所以,生物多样性的概念主要包括三个层次的内涵:物种的多样性、遗传的多样性和生态系统的多样性。

生物多样性是人类社会存在和发展的基础,它为人类提供食物、天然药物、各种生产和生活的物质资源以及适宜的生存环境(包括我们呼吸所必需的氧气)。它们还维系着自然界的物质循环和生态平衡。然而由于人口的急剧增长,人类对生物资源进行掠夺式的开发利用,侵占和毁坏了野生动植物生存和繁衍的环境,并大量向自然界排放有毒的废水、废气和废渣,自然环境遭到了严重的破坏。生物多样性正以前所未有的速度减少,有的物种正在和将要灭绝。有人估计,目前全球每分钟损失耕地40公顷、森林21公顷,11公顷良田沙漠化,向江河湖海排放污水85万吨。1999年在美国举行的国际植物学大会上，科学家们指出，人类的活动已经破坏了地球将近一半的陆地，导致自然界的植物加速走向灭绝，照此下去，到21世纪后半叶，估计将有1/3至2/3的物种将从地球上消失。因此，保护生物多样性是关系人类社会生存环境和可持续发展的重大问题。人类在20世纪末，终于认识到了生物多样性问题的紧迫性，于1992年6月在巴西里约热内卢召开的联合国环境与发展大会上，包括中国领导人在内的150多个国家的首脑签署了全球《生物多样性公约》。在新世纪的曙光即将到来之际，人类终于自觉地认识到了保护生物多样性就是保护人类自己，从而避免了人类自己毁灭自己的悲剧发生。

中国是世界上生物多样性最丰富的国家之一，高等植物就有3万多种，仅次于具有大片热带雨林的马来西亚和巴西，居世界第三位，而且许多种、属均为我国所特有。在动物中，我国已知鸟类的种数占世界已知种数的约13%，鱼类占12.1%，哺乳类占12.5%。保护和持续利川生物多样性，我国肩负着重大历史责任；承担好这种责任，最终必将增强国家间的友好关系，对人类和平作出自己的贡献。

植物分类学是植物学各学科研究的基础，也是人们认识、保护和利用生物多样性的基础无论是从分子水平上研究遗传和变异，还是从生态学研究群落的演替，都离不开研究的基本单位——物种和它所处的分类地位。植物分类学大致经历了两个大的发展时期：林奈以前时期（约公元前300年至公元1753年）和林奈以后时期（从1753年至今）。前一个时期主要是人为分类时期，即根据植物的用途，或根据一个或几个较明显的特征进行分类，或根据生长环境分成大类。人为分类尽管在生产和生活中为认识植物起了重要作用，但并没有反映植物种类之间的亲缘关系和系统地位，更没有反映植物界的自然发生和发展的规律。1753年，林奈创立了植物学名的双名法，确立了"属"的阶元，这是他的功绩。林奈以后时期为自然分类时期，即根据达尔文的物种进化理论，依据最能反映亲缘关系和系统演化的形态学、解剖学、孢粉学、细胞学、遗传学和古植物学等植物学科的主要性状进行分类，力图建立一个反映植物系统发育的分类系统。由于植物界经历了几十亿年的发展，许多种类已经灭绝，所获得的化石材料有限，建立一个完全符合自然发展的系统面临很多困难，但自然分类与人为分类相比已经有了质的飞跃。相信经过多学科的共同努力，综合各学科提供的证据，我们一定会越来越接近这个目标。

第二节　植物分类的等级

植物分类的阶层系统，主要包括7个级别：种（species）、属（genus）、科（family）、目（order）、纲（class）、门（division）和界（kingdom）。种（物种）是基本的分类单元，近缘的种归合为属，近缘的属归合为科，科隶属于目，目隶属于纲，纲隶属于门，门隶属于界。有的阶层植物种类繁多，可在上述7个级别下分别设立亚级别，如亚种（subspecies）、亚属（subgenus）、亚科（subfamily）、亚目（suborder.）、亚纲（subclass）、亚门（subdivision）等。

种（species）：物种是"形态上类似的、彼此能够交配的、要求类似环境条件的生物个体的总和"；如从现代遗传学的观点考虑，可以简单定义为"一个具有共同基因库的、与其他类群有生殖隔离的类群"。如果强调物种是群体的概念，是以个体集合成大大小小的种群单元而存在的"种群"集团，E. Meyer定义为"物种是由自然种群所组成的集团，种群之间可以相互交流繁殖（实际上的或潜在的），而与其他这样的集团在生殖上是隔离的"。以上三种定义都强调了生殖隔离的标准，所以只适用于有性物种，不适用于无性物种和化石物种。有人提出比较笼统的定义"物种是生命系统线上的基本间断"，可以适合于一切物种。准确定义物种是极其困难的，甚至是不可能的，但物种在自然界是客观真实存在的，它不仅是分类的基本单位，也是繁殖和进化的基本单位。种是生物进化与自然选择的产物。

中文	英文	拉丁文	词尾	中文	拉丁文
植物界	Plant Kingdom	Regnum Plantae		植物界	Regnum Plantae
门	Division	Divisio, Phylum	-phyta	被子植物门	Angiospermae
亚门	Subdivision	Subdivisio	-phytina		
纲	Class	Classis	-opsida, -eae	双子叶植物纲（木兰纲）	Dicotyledoneae (Magnoliopsida)
亚纲	Subclass	Subclassis	-idea	蔷薇亚纲	Rosidae
目	Order	Ordo	-ales	蔷薇目	Rosales
亚目	Suborder	Subordo	-ineae	蔷薇亚目	Rosinese
科	Fammily	Familia	-aceae	蔷薇科	Rosaceae

第三章 植物分类概论

续表

中文	英文	拉丁文	词尾	中文	拉丁文
亚科	Subfamily	Subfamilia	-oidae	蔷薇亚科	Rosoideae
族	Tribe	Tribus	-eae	蔷薇组	Roseae
亚族	Subtribe	Subtribus	-inae	蔷薇亚族	Rosinae
属	Genus	Genus	-a, -um, -us	蔷薇属	Rosa
亚属	Subgenus	Subgenus		蔷薇亚属	Rosa
组	Sesction	Sectio		金樱子组	Laevigatae
亚族	Subsection	Subsectio			
系	SERIES	Series			
种	Species	Subsectio		金樱子	Rosa laevigata
亚种	Subspecies	Series			
变种	Variery	Varietas			
变型	Form	Forma			

种下还有亚种（subspecies）、变种（variety）和变型（form）3种分类单位。

亚种：一般认为是种内类群，形态上有一定变异，分布或生态或季节上有隔离。同种内的不同亚种，不分布于同一地理分布区内。

变种：一个种内类群，形态有变异且较稳定，分布地区较亚种为小。同种内的不同变种，可能有共同的分布区。

变型：形态上有较小变异且较稳定，没有一定的分布区而成零星分布的个体。

植物分类的各级单位也称为阶元（category）。各阶元不仅表示范畴的大小和等级关系，也表示亲缘关系的远近。各阶元都有相应的拉丁词和词尾，属以下的阶元无固定词尾。把各个分类阶元按照隶属关系顺序排列，即组成了植物分类的阶层系统。每种植物在阶层系统中都被明确了分类的位置，如表9-1所示。

第三节 植物的学名与国际命名法规

每种植物都有自己的名称。同一种植物在不同的国家往往会有不同的名

59

称，即使在同一国家的不同地区、不同民族也会有差异。例如番茄，在我国南方称为番茄，北方称为西红柿，英语称为 tomato，俄语称为 nom op，等等。此外，不同种植物也会使用同一名称，如我国叫"白头翁"的植物就有 10 多种，分属于毛茛科、蔷薇科等不同科、属。

为了避免植物的同名异物和同物异名的混乱，为了便于国际学术交流，植物学家制定了世界通用的科学名称（Scientific name），简称学名。学名的制定，必须严格依照国际植物命名法规来进行。

一、植物的双名法

植物的叫学名采用双名法，由瑞典植物分类学家林奈（Carolus Limnnaeus）在他的巨著《植物种志》（Species Plantarum）中创立。双名法的优点，首先在于它统一了全世界所有植物的名称，即每一种植物只有一个名称；其次还提供了一个大概的亲缘关系，由于学名中包含有属名，因此根据种名很容易查知该种在植物分类系统中所处的位置。

所谓双名法，是指用拉丁文给植物的种命名，每个种名，都由两个拉丁词或拉丁化的词构成：第一个词是属名，是学名的主体，第二个词是种加词，此外还需加上给这个植物命名的作者名。因此，一个完整的学名应当包括属名、种加词和命名人三部分。如何首乌的学名为：

Polygonum　　　　*multiflorum*　　　　Thunb.
（属名，"蓼属"）　　（种加词，"多花的"）　　（命名人 Thunberg 的缩写形式）

植物的属名和种加词，都有其含义和来源，词法上也有些具体规定。

1. 属名：一般为单数第一格的名词或当名词用的形容词。可以用古老的拉丁文名字或拉丁文化的古希腊文字命名，也可根据植物的某些特征，如形状、颜色、气味、成分、用途、习性、产地等命名，也可以用原产地或产区的方言经拉丁化命名。如蔷薇属 *Rosa* 为古老的拉丁文名字，姜属 *Zingiber* 为古希腊文名字；向日葵属 *Helianthus*，*heli* - 用于复合词，表示"太阳"，*anthus* 表示"花"，意指头状花序随太阳转动，根据其习性命名；杜仲属 *Eucommia*，*eu* 表示"良好"，*commi* 表示"树胶"，意指其含有优质树胶，根据其成分命名；荔枝属 *Litchi*，来自广东方言，经拉丁化后命名，等等。

2. 种加词：种加词大多为形容词，少数为名词的所有格或为同位名词。

种加词常用来描述植物的特征、方位、用途、习性、原产地等，也可用当地俗名经拉丁化后构成，或用人名或其他名词以纪念某人，还可用同位名词表示。如：银杏 *Ginkgo biloba*（二裂的），表示其扇形叶具有顶端二浅裂的特征；东方香蒲 *Typha orientalis*（东方的），表示其方位；山茱萸 *Macro - carpium officinale*（药用的），表示其用途；药草 *Humulus scandens*（攀援的），表示其习性；威灵仙 *Clematis chinensis*（中国的），表示其产地；人参 *Panax ginseng*，为汉语"人参"拉丁化后构成种加词；浙贝母 *Fritillaria thunbergii*，以瑞典植物学家 Thunberg 的名词所有格作为种加词；樟 *Cinnamomum camphora*（樟脑），以同位名词作为种加词，等等。

用形容词做种加词时，在拉丁文语法上要求其性、数、格均与属名一致，词尾一般为：阴性 - a，阳性 - us，中性 - um 或 - er。例如：栗（板栗）*Castanea mollissima* B1，*Castanea* - 栗属（阴性、单数、第一格），*mollissima* - 被极柔软毛的（阴性、单数、第一格）。木本植物虽以阳性词尾 - us 结尾，却为阴性名词，其种加词需用阴性形式 - a，如桑 *Morus alba* L.。

以人名作为种加词时，一般要把人名改变成形容词的形式。当男性人名以元音字母或 - erm 结尾时，先去掉词尾的 - r，再加 - an -（以 a 结尾的只加 - n - ）；若以辅音字母（- er 除外）结尾，则先加 - ian -，然后再分别加以与属名一致的性、数、格的结尾。如：*Cyperus heyne - anus*（- a，- um）来自 Heyne；*Rosa webb - iana*（- us，- um）来自 webb。因此，凡种加词有形容词词尾 - anus（- a，- um），- iana（- us，- um），就知绝大多数是表示纪念男性人物的。纪念女性的种加词多在人名后加 - ae，- iae，如 *Berberis julian - ae* 来自 Julian。

3. 命名人：植物学名最后附加命名人，既可以完整地表示该种植物的名称，也便于查考其发表日期，有时可区别发表时间不同的异物同名（homonym），如铁线莲属（*Clematis*）的两个种：*C. villosa* DC.（1818 年，产于非洲）和 *C. villosa* B. M. Yang（1989 年，产于中国湖南）。命名人需要拉丁化，一般以其姓氏的缩写来表示，第一个字母要大写，在缩写形式后加省略号"."，如 Linnaeus（林奈）可缩写成 L 或 Linn.。多音节的姓一般缩写至第二音节的元音字母前的辅音字母（若有两个辅音字母，则都要写出，不能省略），如 Maximowicz 缩写为 Maxim。单字母的缩写形式，只限于 Linnaeus（林奈）一人（L.）。

为区分同样姓氏的植物学家,可在姓氏之前加上名字缩写,如 Robert Brown 缩写成 R. Br., Nicholas Edward Brown 缩写成 N. E. Br.。命名人如为双姓,两个姓均要缩写,如 Handel – Mazzetti 缩写为 Hand. – Mazz.。若父子(女)两代均为植物学家,儿子(女儿)可在父姓或其缩写词后加 f. 或 fil. 表示,如 Hook. 代表 William Jackson Hooker, 其儿子 Joseph Dalton Hooker 通常写作 Hook. f.。

若有两个定名人,中间以 et 作连接,如马兜铃 *Aristolochia debilis* Sieb. et Zucc.。若有两个以上的定名人,则在第一个定名人后加 et al., 省略其他的定名人。若学名原由某人所定,但未作有效发表,后来另一学者采用此学名,并用了有效发表,则在原定名人和正式发表者名前加连接词 ex, 如丰城鸡血藤 *Millettia dielsiana* Harms ex Diels, 原定名人为 Harms, 正式发表者为 Diels。

在种加词后如有一带括号的命名人,后续还有命名人,说明括号里的命名人最早鉴定了该种植物的模式标本,并发表了学名,即提供了该植物的基本名;经过后人研究,改动了其分类学位置,作为一新组合发表,如长春花的基本名为 *Vinca roseus* L., 后经重新组合为 *Catha. ranthus rose* (L.) G. Don。

关于常见国外植物学家姓名的缩写及全称以及中国植物学家的拉丁文姓名可参见《中国种子植物科属辞典》、《中国植物学文献目录》和相关的植物分类学专著和刊物。

二、植物的三名法

种内可进行次级分类,分类等级自上而下依次为:亚种 subspecies、变种 varietas、亚变种 subvarietas、变型 forma 和亚变型 subforma, 依次缩写为 ssp. (subsp.)、var.、subvar.、f. 和 subf.。

亚种、变种或变型的植物学名,应当在正种名称的基础上加上亚种、变种或变型加词,即学名由属名、种加词和亚种、变种或变型加词 3 部分构成,称为三名法。亚种、变种或变型的命名人位于亚种、变种或变型加词的后面。如:

紫花地丁 *Viola philippiea* Cav. ssp. munda W. Beck.

酸枣 *Ziziphus jujuba* Mill. var. spinosa (Bunge) Hu ex H. F. Chow

重齿毛当归 *Angelica pubesceuce* Maxim. f. biserrata Shan et Yuan

此外还有栽培变种或品种 cultivar (cv.) 以及园艺家定名的种 hortulanorum（hort.），命名时在 cv. 和 hort. 后面均不加定名人。如代代花 *Citrus aurantium* L. *cv. Daidai*、川芎 *Ligusticum chuanxiong* hort. 。

三、国际植物命名法规

《国际植物命名法规》（International Code of Botanical Nomenclature）最早形成于 1867 年 8 月在法国巴黎举行的第一次国际植物学会议，后经多次国际植物学会议讨论修订，形成了现行的命名法规。国际植物命名法规是各国植物分类学家对植物命名所必须遵循的规章。现将其要点简述如下。

1. 植物命名的模式法和模式标本

科或科级以下的分类群的名称，决定于命名模式，必须有模式标本（type specimen）作为依据。模式标本必须永久保存。更高等级（科以上）分类群的名称，只有当其名称是基于属名时，也由命名模式决定。

主模式（holotype）：指作者最初发表该种时所指定和依据的那一份标本。主模式一经作者指定，具有不可替代的地位。

等模式（isotype）：指和主模式在同一地点与时间所采集的同号复份标本，仅次于主模式的地位。

合模式（syntype）：著者当初发表时没有指定主模式，但引证和指定了 2 个或 2 个以上的标本，其中每一份均称为合模式。

副模式（paratype）：最初发表时，除了主模式、等模式或合模式标本以外义引证的标本，称为副模式。

选模式（Ieclotypc）：当主模式当时未被指定或遗失或损坏时，依据等模式、合模式、副模式的顺序选出的标本，称为选模式。选模式比下述的新模式有优先权，因为发表发表作者曾研究过。

新模式（ncotype：如最初发表时的原始标本丢失或损坏，依据原描述从其他标本中选出的模式标本，称为新模式。

原产地模式（topotype）：如研究时不能获取以上模式标本，那么从原产地采到的、与原描述完全相符的同种植物标本，可代替模式标本使用，称为原产地模式。

2. 学名的唯一性

每一分类群只能有一个正确名称，即为符合规定的最早名称。其他名称均作为异名或废弃。植物的学名包括属名和种加词，最后附加命名人名字的缩写。如果作者名字较短,则无须缩写,如 Diels、Hu、Chien、Chun 等。在美国植物分类学界流行作者人名全写的方式,中美合作的《中国植物志》英文版《Flora of China》也采用这种方式。

3. 科名

科的名称一般是由其模式属(type genus)名称的词干上加上后缀 – aceae 形成,如蔷薇科 Rosaceae(模式属为蔷薇属 Rosa)。但有一些不符合命名法规的名称,由于在历史上沿用已久,国际植物学会讨论决定作为保留名(nomina conservenda)仍可使用,与标准命名相互通用。如棕榈科 Palmae(Arecaceae),豆科 Leguminosae(Fabaceae),菊科 Compositae(Asteraceae)等。

4. 学名的有效发表和合格发表

某一新分类单位的名称必须在公开发行的学术刊物上发表,并附有拉丁文特征描述或特征集要,科以下的某一新分类单位名称必须指明其命名模式,方可认为有效发表和合格发表。

5. 优先律(priority)原则

植物名称的有效性应根据发表的优先律。凡符合"法规"的最早发表的名称,为唯一的正确名称,其他名称均应作为异名对待。种子植物名称的优先律的起点为 Linnaeus 1753 年的《植物种志》,起始时间为该年的 5 月 1 日。

凡符合命名法规所发表的植物名称,不能随意予以废弃或变更。应予废弃的不合法名称主要包括两大类:已有正确名称,后又作发表的多余名称;已有正确名称,后又由其他学者所发表的晚出(或较迟)名称。其余不符合命名法规所发表的分类单位名称也在废弃之列,详见《国际植物命名法规》。

复习思考题

1. 为什么要学习药用植物分类学?
2. 植物分类的阶层主要包括哪些?
3. 植物命名法则主要有哪些?分类的主要依据原则是什么?
4. 如何区分亚种、变种和变型?
5.《国际植物命名法规》所规定的命名模式有哪些?

第四章 植物界的分门和植物分类检索表

第一节 植物界的分门

植物界包括哪些基本类群,与生物的分界方法直接相关。200多年前,瑞典博物学家林奈(Carolus Linnaeus,1707-1778)把生物分成两界,即植物界(Plant Kingdom)和动物界(Animal kingdom)。但是随着科学技术的进步,人类对生物各方面的特征研究越来越深入,生物新的分界观点也陆续提出,如霍格(Hogg,1860)、海克尔(Haeckel,1866)提出了三界系统;美国植物学家魏泰克(Whittaker.)于1959年提出一个四界系统,10年后他对四界系统加以修正,提出了一个五界系统;在1949年至1990年间,又有人提出六界系统(Jahn,1949;R.C.Brusca,1990)、八界系统(Cavalier-Smith,1989)、三原界系统(Whittaker和Margulis,1978)等。

林奈的两界系统比较简便,现在植物学和动物学教材仍在采用。依据两界系统,植物界的主要分类情况归纳如下表。从该表看出,通常植物界可分为16门;由于依据的标准和特征不同,可将这16门进一步归成不同的大类。如以孢子繁殖还是种子繁殖,将16门植物分成孢子植物和种子植物两大类;孢子植物没有开花结(种)子的现象,又称隐花植物,种子植物均能开花结(种)子,又称显花植物。根据有无根、茎、叶的分化和有无胚的构造,将植物分成低等植物(无胚植物)和高等植物(有胚植物)两大类。在低等植物中,根据自养或异养的生活方式,将其分成藻类植物(自养)和菌类植物(异养),地衣门是真菌和藻类的共生体,归于低等植物。在高等植物中,苔藓、蕨类和裸子植物由于保留着颈卵器又合称为颈卵器植物;蕨类、裸子植物和被子植物由于具有输导作用的维管组织,又合称维管植物。有人还将裸子植物和被子植物合为一门，即种子植物门，如此植物界则包括15门。

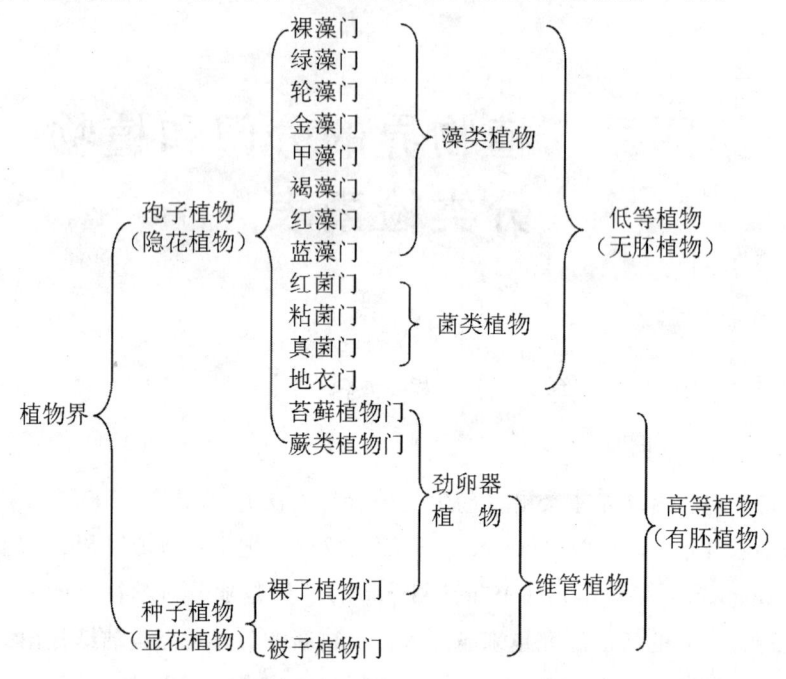

```
                    ┌ 裸藻门 ┐
                    │ 绿藻门 │
                    │ 轮藻门 │
                    │ 金藻门 │
                    │ 甲藻门 ├ 藻类植物 ┐
          ┌ 孢子植物│ 褐藻门 │          │
          │（隐花植物）│ 红藻门 │          │
          │         └ 蓝藻门 ┘          ├ 低等植物
          │         ┌ 红菌门 ┐          │（无胚植物）
          │         │ 粘菌门 │          │
          │         │ 真菌门 ├ 菌类植物 ┘
植物界 ┤         └ 地衣门 ┘
          │         ┌ 苔藓植物门
          │         │ 蕨类植物门 ┐
          │         │            ├ 颈卵器
          │         │            │ 植  物 ┐
          │         │                     ├ 维管植物 ┐高等植物
          │         │                     │          │（有胚植物）
          └ 种子植物┌ 裸子植物门 ┘          │
           （显花植物）└ 被子植物门
```

分类群（taxon，tjt 复数 taxa）是一个很实用的概念，表示一个分类的集团（群）或实体，它可以用于分类体系的界、门、纲、目、科、属、种的任何阶元及亚阶元。如此，按门分类，植物界可分为 16 大类群；按以孢子还是种子繁殖，植物界可分为孢子植物和种子植物两大类群。植物界还可分为藻类植物（Algac）、菌类植物（Fungi）、地衣植物（Lichens）、苔藓植物（Bryophyta）、蕨类植物（Pteridophyta）、裸子植物（Gymnospermae）和被子植物（Angiospermae）七个基本类群。苔藓植物和蕨类植物一般习惯划入高等植物之中，但它们是一个过渡类型，既有高等植物的特征，又有低等植物的特征（用孢子繁殖）。

按照魏泰克（Whittaker，1969）提出的把生物分成原核生物界（Monera）、原生生物界（Protista）、真菌界（Fungi）、植物界（Plantae）和动物界（Animalia）的五界系统，植物界包括苔藓植物、蕨类植物、裸子植物和被子植物四大基本类群。

第二节　植物分类检索表

植物分类检索表是鉴定植物类群的有效工具，用于鉴别不同的植物分类等级和种类。编制和应用植物分类检索表时，只有熟知植物形态和其他特征的描述术语，才能迅速区别所在科、属或种的特征，并根据特征正确鉴定植物的科、属或种。

1. 植物分类检索表的编制

植物分类检索表采用二歧归类的原则进行编制，即比较各种植物或各个分类等级的关键性、一般相对立的特征，根据特征的异同分为两大类，相同的归为一项，不同的归为另一项。在每一项下依据上述原则再进行分类，编制相应的项号。逐级往下，直至完成所有归类工作，达到区分各种植物或各个分类等级的目的。

植物分类检索表根据其检索的对象不同，可分为分门、分纲、分科、分属和分种检索表。某些植物种类较多，存在亚科或族的科，在科以下还有分亚科和分族的检索表，如菊科、兰科等。

不同的植物分类系统有其各自不同的分类检索表。在我国，植物分类检索表以 Engler 系统的最为常用。

2. 植物分类检索表的种类

植物分类检索表有定距式、平行式和连续平行式三种，其中以定距检索表最为常用，使用最方便。现以植物界的分门检索表为例说明如下。

（1）定距检索表

将每对互相矛盾的鉴别特征注以相同的数字项号，间隔排列，项后标注应查的次级项号或分类等级，每一项下再编排次级鉴别特征，次级项号退后一字排列，逐级类推，直至达到所要鉴别的对象（门、纲、科、属、种）。例如：

1. 植物体无根、茎、叶的分化，没有胚胎（低等植物）
　2. 植物体不为藻类和菌类所组成的共生体
　　3. 植物体内有叶绿素或其他光合色素，为自养生活方式
　　　·· 藻类植物 Algae
　　3. 植物体内无叶绿素或其他光合色素，为异养生活方式
　　　·· 菌类植物 Fungi

2. 植物体为藻类和菌类所组成的共生体 ················ 地衣植物 Lichens
1. 植物体有根、茎、叶的分化，有胚胎（高等植物）。
　　4. 植物体有茎、叶而无真根 ····················· 苔藓植物 Bryophyta
　　4. 植物体有茎、叶，也有真根
　　　5. 不产生种子，用孢子繁殖 ················ 蕨类植物：Pteridophyta
　　　5 产生种子，用种子繁殖 ················ 种子植物 Spermatophyta

（2）平行式检索表
将每对互相矛盾的鉴别特征注以相同的数字项号，连续排列，项后标注应查的次级项号或分类等级，项号排列整齐而不退后。例如：
1. 植物体无根、茎、叶的分化，没有胚胎（低等植物） ················ 2
1. 植物体有根、茎、叶的分化，有胚胎（高等植物） ················ 4
2. 植物体为藻类和菌类所组成的共生体地衣植物 Lichens
2. 植物体不为藻类和菌类所组成的共生体 ················ 3
3. 植物体内有叶绿素或其他光合色素，为自养生活方式
　　································· 藻类植物 Algae
3. 植物体内无叶绿素或其他光合色素，为异养生活方式
　　································· 菌类植物 Fungi
4. 植物体有茎、叶而无真根 ···················· 苔藓植 Bryophyta
4. 植物体有茎、叶，也有真根 ···························· 5
5. 不产生种子，用孢子繁殖 ···················· 蕨类植物 Pteridophyta
5. 产生种子，用种子繁殖 ···················· 种子植物 Spermatophyta

（3）：连续平行检索表
将每对互相矛盾的鉴别特征注以不同的数字项号，在每一个数字项号后，用括号注示相对应的数字项号；所有的数字项号依次排列，排列整齐不退后。例如：
1.（6）值物体无根、茎、叶的分化，没有胚胎（低等值物）
2.（5）植物体不为藻类和菌类所组成的共生体
3.（4）植物体内有叶绿素或其他光合色素，为自养生活方式
　　································· 藻类植物 Algae

4. （3）植物体内无叶绿素或其他光合色素，为异养生活方式 ··· 菌类植物 Fumgi
5. （2）植物体为藻类和菌类所组成的共生体 ·········· 地衣植物 Lichens
6. （1）植物体有根、茎、叶的分化，有胚胎（高等植物）
7. （8）植物体有茎、叶而无真根 ················ 苔藓植物 Bryophyta
8. （7）植物体有茎、叶，也有真根
9. （10）不产生种子，用孢子繁殖 ··············· 蕨类植物 Pteridophyta
10. （9）产生种子，用种子繁殖 ·············· 种子植物 Spermatophyta

3. 植物分类检索表的应用

使用植物分类检索表时，首先应全面而细致地观察植物标本，了解其营养体和繁殖体（尤其是花和果实）的特征，然后与检索表上的特征进行比较，如果与某一项记载相吻合则逐项往下查阅，否则应查阅与该项对应的另一项，以此类推，直至查阅出该植物标本所属的分类群。当此项检索工作完成以后，必须将植物标本与文献记载的该分类等级的诸多特征进行核对，两者完全相符时方可认为正确。

第三节　植物分科检索表

为了更有利于同学们真正掌握这把识别药用植物的钥匙—检索表，我们根据既科学又实用的原则，编制了一个植物的分科检索表。这样，在植物学野外实习时，可给同学们提供识别植物所属科的重要工具，不仅对提高整个植物学野外实习的质量可起重要的作用，而且对培养和提高同学们识别植物的科、属、种的能力也是大有益处的。

被子植物检索表的使用方法，首先根据该种植物的特征，查出该种植物是属于哪一大类，然后看每一大类后面括号内的号码，此号码表示该大类在本书的哪一页，再翻到该页，就是该类的分科检索表。利用该类的分科检索表，就可查出该种植物所属的科了。查出科后，就可利用地方植物志（如内蒙古植物志）或地区植物检索表（如北京植物检索表）查出它所属的属和种了。

一、维管植物分门检索表

1. 植物体地上部分无茎干，草本；借孢子繁殖，不开花，亦不结果
   ································· 蕨类植物门 PTERIDOPHYTA
1. 植物体地上部分常有显著的茎干，木本或草本；能开花，结果实或种子
   2. 胚珠裸露，不包藏在子房内，不形成果实；木本
      ································· 裸子植物门 GYMNOSPERMAE
   2. 胚珠包藏在子房内，形成果实；木本或草本
      ································· 被子植物门 ANGIOSPERMAE

二、蕨类植物门分科检索表

1. 陆生植物，少数为沼泽生
  2. 孢子囊聚集成穗状或圆锥状，生于枝的顶端
   3. 茎实心，节和节间不明显
    4. 植物体通常匍匐地面，少数为直立生长；叶小，鳞片状，在茎上成四行排列；孢子囊聚集成穗状 ············ 卷柏科 Selaginellaceae
    4. 植物体直立，叶为1-3回羽状复叶，孢子囊序聚集成圆锥状，孢子囊为圆球形 ····················· 阴地蕨科 Botrychiaceae
   3. 茎中空，节和节间明显；鳞片状叶轮生，基部连合成鞘状，上部分离成齿状 ························ 木贼科 Equisetaceae
  2. 孢子囊不聚集成穗状或圆锥状
   5. 孢子囊群着生于叶缘或近叶缘处
    6. 囊群盖通常为膜质，自叶缘向内（中肋）开
     7. 孢子囊生于囊群盖下面的细脉顶端（少有生于脉间）；羽片或小羽片为对开或扇形，叶脉为扇形多回二叉分枝 ·······················
        ································· 铁线蕨科 Adiantaceae
     7. 孢子囊生于叶缘，囊群盖不具细脉；羽片或小羽片不为对开或扇形，叶脉通常不为扇形二叉分枝
      8. 孢子囊生于叶缘的一条边脉上，形成一条汇合囊群，囊群盖连续不断；叶柄禾杆色，少为棕色 ············ 蕨科 Pteridiaceae

8. 孢子囊生于小脉顶端，幼时彼此分离，成熟时通常连成条形；囊群盖连续不断或为不同程度的断裂，有时几无盖；叶柄一般为栗棕色或深褐色 ·· 中国蕨科 Sinopteridaceae

6. 囊群盖不为膜质，向外（叶缘）开，碗形或杯状，或近圆形 ··· 碗蕨科 Dennstaedtiaceae

5. 孢子囊群着生于叶的背面

9. 单叶全缘，披针形，叶脉网状，被星状毛；孢子囊群圆形，满布于叶背的大部或全部，无盖 ··· 水龙骨科 Polypodiaceae（石韦属、瓦韦属）

9. 植物不为上述情况，叶脉分离

10. 叶为二形，营养叶为 1 回羽状分裂；孢子叶向中肋两侧卷成圆筒形或聚合成分离的圆球形 ·················· 球子蕨科 Onocleaceae

10. 叶为一形，孢子叶不卷成圆筒形或圆球形

11. 植物体具关节

12. 关节位于叶柄中部或顶端；囊群盖杯形或膀胱形，下位 ·· 岩蕨科 Woodsiaceae

12. 关节位于羽片和羽轴连接处，囊群盖肾形或无囊群盖

13. 一回羽状复叶，囊群盖肾形。栽培植物 ····························· 肾蕨科 Nephrolepidaceae（肾蕨属）

13. 二回羽状复叶，无囊群盖，野生 ····························· 蹄盖蕨科 Athyriaceae（羽节蕨属）

11. 植物体无关节

14. 孢子囊群圆形，或囊群盖萼状，边缘被长毛

15. 孢子囊群盖萼状，边缘被长毛 ············· 岩蕨科 Woodsiaceae

15. 孢子囊群圆形

16. 叶羽状分裂，孢子囊群圆形；囊群盖为鳞片形，基部略微压在成熟的孢子囊群之下（囊群盖下位） ····························· 蹄盖蕨科 Athyriaceae（冷蕨属）

16. 羽状复叶，囊群盖上位

17. 植物体（至少在根状茎上）具阔鳞片，无针状毛，叶柄基部横断面具多条维管束··
··········· 鳞毛蕨科 Dryopteridaceae（鳞毛蕨属、耳蕨属）

71

17. 植物体（特别在羽轴上）具针状毛，叶柄基部横断面具 2 条维管束
18. 叶柄基部膨大成纺锤形并隐没在一簇极密的红棕色的鳞片内 ………………………………………………… 肿足蕨科 Hypodematiaceae
18. 叶柄基部不膨大，也无一簇红棕色的鳞片覆盖，沼泽生 ………………………………………… 金星蕨科 Thelypteridaceae（沼泽蕨属）
14. 孢子囊群线形至长圆形或马蹄形，沿叶脉着生
19. 植物体密被线形、金棕色鳞片，叶柄暗棕色；孢子囊群沿叶脉着生，无盖 ………………………………………… 裸子蕨科 Hemionitaceae
19. 植物体疏被鳞片，淡褐色；叶柄绿色；孢子囊群与中肋斜交，线形至长圆形，或马蹄形，具盖
20. 根状茎被粗筛孔的鳞片，羽状复叶，裂片较细，叶柄具 2 条维管束，向上部不汇合；囊群盖为长圆形或线形 …… 铁角蕨科 Aspleniaceae
20. 根状茎被格子状鳞片，羽状复叶，裂片较宽，叶柄具 2 条维管束，向上部汇合成"V"字形；囊群盖为长圆形或马蹄形 ……………… ………………………………………………… 蹄盖蕨科 Athyriaceae
1. 水生植物
21. 植物体生于浅水中或淤泥中；根状茎细长，横走；叶为田字形，由 4 个倒三角形小叶组成，叶柄长，使叶浮于水面；孢子果生于根状茎上 ……………………………………………… 蘋科 Marsileaceae
21. 漂浮植物，无真根或具丝状的真根
22. 植物体无真根；三叶轮生于细长的茎上，上面 2 叶为长圆形，漂浮水面；下面 1 叶特化，细裂成须状根，悬垂水中；基部生孢子果 ………………………………………………… 槐叶蘋科 Salviniaceae
22. 植物体具丝状真根；叶小如鳞片，二列互生，每叶有上下 2 裂片，上裂片漂浮水面，下裂片浸沉水中；生孢子果 … 满江红科 Azollaceae

三、裸子植物门分科检索表

1. 茎不分枝，大型羽状深裂单叶，雌雄异株 ………… 苏铁科 Cycadaceae
1. 茎分枝，叶不为羽状深裂单叶
2. 叶扇形，叶在短枝上簇生、长枝上互生，雌雄异株 ……………………………………………………………… 银杏科 Ginkgoaceae

2. 叶非扇形
 3. 乔木，主干明显，花无花被
  4. 形成球果
   5. 雌雄异株，稀同株，雄球花的雄蕊具 4 – 20 个悬垂的花药
   ································· 南洋杉科 Araucariaceae
   5. 雌雄同株，稀异株，雄球花的雄蕊具 2 – 9 个花药
    6. 叶及珠鳞成螺旋状排列；或叶为簇生
     7. 珠鳞和苞片分离，每个珠鳞上着生 2 个倒生胚珠 ······ 松科 Pinaceae
     7. 珠鳞和苞片愈合或基部结合，每个珠鳞上着生 2 – 9 胚珠
      ································· 杉科 Taxodiaceae
    6. 叶及珠鳞对生或轮生
     8. 叶成鳞片状或刺状，常绿 ················· 柏科 Cupressaceae
     8. 叶线形，交互对生，扭转成假二列，落叶乔木
      ····························· 杉科 Taxodiaceae（水杉属）
  4. 胚珠通常单生，不形成球果
   9. 雄蕊具 2 花药，花粉常具气囊，种子全部为肉质假种皮所包，着生于肉质或非肉质的种托上 ············· 罗汉松科 Podocarpaceae
   9. 雄蕊具 3 – 9 花药，花粉不具气囊，种子全部为红色的肉质假种皮所包 ······························· 红豆杉科 Taxaceae
 3. 灌木或亚灌木，无明显的主干，花具假花被，叶退化成鳞片状，对生
  ································· 麻黄科 Ephedraceae

四、被子植物各大类的总检索表

1. 无绿叶，寄生植物或腐生植物，或为树上具绿叶的寄生植物 ···（一）
1. 自养的绿色植物
 2. 水生或沼生植物 ································· （二）
 2. 非水生或非沼生植物
  3. 植物体为木质藤本、草质藤本或平卧草本 ············ （三）
  3. 植物体为直立木本或直立草本
   4. 茎叶肉质，旱生多浆植物 ························· （四）
   4. 非旱生、非肉质多浆植物

5. 植物体具刺（叶刺、托叶刺、枝刺、皮刺） …………………………（五）
5. 植物体不具刺
　6. 植物体具乳汁或有色液汁 ……………………………………………（六）
　6. 植物体不具乳汁或有色液汁
　　7. 木本植物
　　　8. 具有单叶的木本植物 ………………………………………（七）
　　　8. 具有复叶的木本植物 ………………………………………（八）
　　7. 草本植物
　　　9. 叶具网状脉，具主根，花为4-5数，具二枚子叶
　　　　10. 花为无被花或单被花 ……………………………………（九）
　　　　10. 花为双被花，具花萼和花冠
　　　　　11. 花瓣离生 …………………………………………（十）
　　　　　11. 花瓣合生 …………………………………………（十一）
　　　9. 叶具平行叶脉或弧形叶脉，须根系，花常为3基数花，具一片子叶
　　　　　………………………………………………………………（十二）

五、被子植物各类的分科检索表

（一）无绿叶，为寄生或腐生植物，或为具绿叶的半寄生植物
1. 缠绕草本，茎为黄色或橘红色，蒴果 ……… 菟丝子科（Cuscutaceae）
1. 茎直立，不缠绕
　2. 具绿叶的半寄生植物
　　3. 半寄生于树上，木本，叶为对生 ………… 桑寄生科（Loranthaceae）
　　3. 半寄生于其他植物的根上，草本，叶为互生……………………
　　　………………………………………………… 檀香科（Santalaceae）
　2. 叶退化成鳞片状，腐生或寄生植物
　　4. 花为辐射对称，雄蕊为8或10枚。腐生植物 … 鹿蹄草科（Pyrolaceae）
　　4. 花为两侧对称，雄蕊不为8或10枚
　　　5. 子房上位，不具唇瓣和合蕊柱，唇形花冠，雄蕊4，寄生植物
　　　　………………………………………………… 列当科（Orobanchaceae）
　　　5. 子房下位，具唇瓣和合蕊柱，花冠不为唇形花冠，雄蕊1，腐生植物 ………………………………… 兰科（Ochidaceae）（鸟巢兰属）

(二) 水生或沼泽生植物
1. 植物体很小，成叶状体无茎，飘浮水面 ………… 浮萍科（Lemnaeae）
1. 植物体较大，具茎和叶
　2. 叶丝状深裂，或叶狭细而不裂，沉水植物
　　3. 食虫植物，叶上具细小的捕虫囊，叶互生，开花时花葶伸出水面，花黄色 …………………………………… 狸藻科（Lentibutariaceae）
　　3. 非食虫植物，叶无捕虫囊
　　　4. 叶缘具锯齿
　　　　5. 叶基部成鞘状，对生或互生 ……………… 茨藻科（Naladaceae）
　　　　5. 叶基不成鞘状，轮生或对生
　　　　　6. 叶对生、蒴果圆柱形，由宿萼发育成的3个丝状附属物
　　　　　　 ………………………… 脂麻科（Pedaliaceae）（茶菱属）
　　　　　6. 叶轮生
　　　　　　7. 叶具不规则的深裂，裂片边缘具刺状齿
　　　　　　　 ………………………………… 金鱼藻科（Ceratophyllaceae）
　　　　　　7. 叶通常为5枚轮生，不裂，叶缘具小锯齿
　　　　　　　 ……………………… 水鳖科（Hydrocharitaceae）（黑藻属）
　　　4. 叶全缘或羽状裂，裂片边缘无锯齿
　　　　8. 叶轮生
　　　　　9. 叶羽状细裂 ……………………… 小二仙科（Haloragaceae）
　　　　　9. 叶线形，不分裂 ……………………… 杉叶藻科（Hippuridaceae）
　　　　8. 叶互生 ……………………… 眼子菜科（Potamogetonaceae）
　2. 叶不裂，或裂片为宽线形，不成丝状
　　10. 具托叶鞘 ……………………………………… 蓼科（Polygonaceae）
　　10. 不具托叶鞘
　　　11. 叶圆形或近圆形，长宽近相等
　　　　12. 叶圆形或肾形，背面具膨大气囊，飘浮水面
　　　　　 …………………………………… 水鳖科（Hydrocharitaceae）
　　　　12. 叶背不具膨大气囊
　　　　　13. 浮水叶菱形，叶缘具锯齿，沉水叶对生，羽状细裂
　　　　　　 …………………………………………… 菱科（Trapaceae）

13. 叶不为上状
  14. 叶箭形或椭圆形，具长柄 ………………… 泽泻科（Alismataceae）
  14. 叶不为箭形
   15. 叶心形，挺水或叶柄具气囊，花蓝色 … 雨久花科（Pontederiaceae）
   15. 叶圆形，漂浮水面，叶柄不具气囊 …… 睡莲科（Nymphaeaceae）
 11. 叶为长圆形、线形，全缘或羽状细裂
  16. 叶为羽状裂，裂片宽或裂片成丝状，或成复叶
   17. 沉水或漂浮在水面
    18. 叶羽状裂片为丝状，花不成总状花序，聚合瘦果
        ………………………… 毛茛科（Ranunculaceae）（水毛茛属）
    18. 叶羽状裂片不为丝状，花排成总状花序，角果
        ………………………………………… 十字花科（Brassicaceae）
   17. 挺水或湿生植物，叶柄基部成鞘状，复伞形花序
        ………………………………………… 伞形花科（Umbelliferae）
  16. 叶不分裂，线形、披针形或长圆形
   19. 沉水植物
    20. 叶线形，无柄，根生泥中，雄花具极长的螺旋状柄
        ………………… 水鳖科（Hydrocharitaceae）（苦草属）
    20. 叶长椭圆形，披针形，有柄或无柄，花序穗状
        ………………………………… 眼子菜科（Potamogetonaceae）
   19. 挺水和沼生植物
    21. 叶披针形或长椭圆形，长不超过10cm。
     22. 具托叶鞘 ……………………………… 蓼科（Polygonaceae）
     22. 不具托叶鞘
      23. 叶对生，基部抱茎 … 玄参科（Sorophulariaceae）（婆婆纳属）
      23. 叶互生或部分对生，不抱茎 ………… 千屈菜科（Lythraceae）
    21. 叶长在10cm以上
     24. 茎三棱形，叶鞘闭合 ……………… 莎草科（Cyperaceae）
     24. 茎不为三棱形
      25. 叶片和叶柄之间具叶舌，叶鞘开裂 …… 禾本科（Cramineae）
      25. 叶柄和叶片之间不具叶舌

26. 叶片中部具脊
　27. 叶撕破后具香气，佛焰花序………… 天南星科（Araceae）（菖蒲属）
　27. 叶撕破后无香气，头状花序 …………… 黑三棱科（Sparganiaceae）
26. 叶片中部不具脊
　28. 叶鞘至叶片突变狭细，叶横切面具气道，棒形穗状花序
　　　………………………………………………… 花蔺科（Butomaceae）

（三）植物体为木质藤本、草质藤本或平卧草本
1. 植物体不具卷须
 2. 木质藤本
　3. 叶互生
　　4. 奇数羽状复叶，总状花序，蝶形花冠，荚果
　　　…………………………… 蝶形花科（Fabaceae）（紫藤属）
　　4. 单叶
　　　5. 植物体具片状髓，冬芽小，包于叶柄基内，浆果
　　　　……………………………………… 猕猴桃科（Actinidiaceae）
　　　5. 植物体不具片状髓
　　　　6. 植物体借气生根攀援，温室栽培
　　　　　7. 叶广卵形，常具多孔，佛焰花序
　　　　　　………………………… 天南星科（Araceae）（龟背竹属）
　　　　　7. 叶为3-5裂，无孔，花由伞形花序组成圆锥花序
　　　　　　………………………… 五加科（Araliaceae）（常春藤属）
　　　　6. 植物体不借气生根攀援，野生
　　　　　8. 叶倒卵形，叶缘具腺齿，无托叶，雌雄异株，果序穗状，浆果
　　　　　　………………………… 木兰科（Magnoliaceae）（五味子属）
　　　　　8. 叶卵圆形，叶缘不具腺齿，托叶小，蒴果，种子具红色假种皮
　　　　　　………………………… 卫矛科（Celastraceae）（南蛇藤属）
　3. 叶对生
9. 植物体具白色乳汁
　10. 具副花冠、合蕊冠及花粉块（或四合花粉）
　　　………………………………………… 萝藦科（Asclepiadaceae）

77

10. 不具副花冠、合蕊冠、花粉不形成花粉块夹
　　　　　……………………………………… 竹桃科（Apocynaceae）
　9. 植物体不具乳汁
　　11. 无花瓣、而萼片成花瓣状，雄蕊多数 … 毛茛科（Ranunculaceae）
　　11. 具萼片和花瓣、合瓣花冠，雄蕊2-5枚
　　　12. 花两侧对称，雄蕊4-5枚
　　　　13. 单叶、全缘，浆果黑色 ……………… 忍冬科（Caprifoliaceae）
　　　　13. 羽状复叶，茎借气生根攀援，花橙色，蒴果
　　　　　　………………………………………… 紫葳科（Bignoniaceae）
　　　12. 花辐射对称，雄蕊2 ……………………… 木樨科（Oleaceae）
2. 草质藤本或平卧草本
　14. 植物体具乳汁
　　15. 叶互生
　　　16. 花冠为漏斗形花冠，花不成杯状聚伞花序
　　　　　……………………………………… 旋花科（Convolvulaceae）
　　　16. 花冠不为漏斗形花冠，花排成杯状聚伞花序
　　　　　……………………… 大戟科（Euphorbiaceae）（地锦草）
　　15. 叶对生或轮生
　　　17. 花冠为钟形花冠，无副花冠
　　　　　……………………… 桔梗科（Campanulaceae）（党参属）
　　　17. 花冠不为钟形花冠，花具副花冠 ……… 萝藦科（AsclePiadaceae）
　14. 植物体不具乳汁
　　18. 叶对生或轮生
　　　19. 叶全缘，不分裂
　　　　20. 叶对生，无托叶
　　　　　21. 叶具三出脉，心皮2枚，合生，蒴果
　　　　　　　……………………………………… 龙胆科（Gentianaceae）
　　　　　21. 叶具羽状脉，心皮2枚，离生，蓇葖果
　　　　　　　……………………………………… 萝藦科（Asclepiadaceae）
　　　　20. 叶为假轮生，具托叶 ………………… 茜草科（Rubiaceae）
　　　19. 叶具裂或叶缘具锯齿

22. 单叶，具掌状脉，具托叶 ················· 桑科（Moraceae）
　　22. 羽状复叶，具羽状脉，无托叶
　　　　　················· 毛茛科（Ranunculaceae）（铁线莲属）
 18. 叶互生
　23. 叶柄基部具叶鞘或托叶鞘
　　24. 具托叶鞘，花单被蓼科（Polygonaceae）
　　24. 叶柄基部具膜质叶鞘，花双被 ········ 鸭跖草科（Commelinaceae）
　23. 叶不具叶鞘或托叶鞘
　　25. 叶片盾状着生
　　　26. 叶片圆形，花具萼距 ················· 旱金莲科（Trapaeolaceae）
　　　26. 叶片五角形，花不具萼距 ············· 防己科（Menispermaceae）
　　25. 叶片不为盾状着生
　　　27. 茎、叶肉质，植物体具红色汁液 ········· 落葵科（Basellaceae）
　　　27. 茎、叶不为肉质
　　　　28. 复叶，具托叶
　　　　　29. 叶全缘，蝶形花冠，雄蕊10，荚果 ······ 蝶形花科（Fabaceae）
　　　　　29. 叶具裂或叶缘具锯齿，花不成蝶形花冠，雄蕊多数
　　　　　　　················· 蔷薇科（Rosaceae）
　　　　28. 单叶或叶为羽状裂，无托叶
　　　　　30. 花单被，结合成管状，心皮6，蒴果
　　　　　　　················· 马兜铃科（Aristolochiaceae）
　　　　　30. 花双被，心皮2-3
　　　　　　31. 花冠漏斗状，5数，植物体多少具乳汁
　　　　　　　　················· 旋花科（Convolvulaceae）
　　　　　　31. 花被离生，3数，无乳汁，蒴果具翅
　　　　　　　　················· 薯蓣科（Dissoreaceae）
 1. 植物体具卷须
　32. 单叶或掌状复叶
　　33. 木质藤本，两性花，卷须和叶对生，浆果 ······ 葡萄科（Vitaceae）
　　33. 草质藤本，单性花，卷须生于叶腋，瓠果
　　　　················· 葫芦科（Dissoreaceae）

79

32. 羽状复叶或三出复叶
　34. 具托叶，荚果 ························· 蝶形花科（Fabaceae）
　34. 无托叶，蒴果膀胱状 ········ 无患子科（Sapindaceae）（风船葛属）

（四）植物体肉质或旱生多浆植物
1. 植物体具刺，肉质茎棒形、球形、扁扇形、叶早落或退化
　2. 植物体具乳汁，杯状聚伞花序，心皮3，蒴果
　　　 ···························· 大戟科（Euphorbiaceae）（大戟属）
　2. 植物体不具乳汁，不成杯状聚伞花序，浆果
　　　 ·· 仙人掌科（Cactaceae）
1. 植物体不具刺
　3. 植物体具乳汁
　　4. 杯状聚伞花序，三心皮分果 ·········· 大戟科（Euphorbiaceae）
　　4. 花不成杯状聚伞花序，膏葖果 ······· 萝藦科（Aselepiadaceae）
　3. 植物体不具乳汁
　　5. 茎肉质，棒状，球形或扁平，绿色，叶退化或早落
　　　6. 具总苞的头状花序，聚药雄蕊 ·········· 菊科（Compositae）
　　　6. 花单生，雄蕊多数，分离 ············· 仙人掌科（Cactaceae）
　　5. 叶肉质，茎不成棒状，球形或不扁平，有时不显著
　　　7. 叶对生
　　　　8. 花瓣和雄蕊多数 ························· 番杏科（Aizoaceae）
　　　　8. 花瓣4-5，雄蕊8-10（5）
　　　　　9. 萼片2枚，心皮合生 ············ 马齿苋科（Portulacaceae）
　　　　　9. 萼片5，心皮3-6，离生 ·········· 景天科（Crassulaceae）
　　　7. 叶互生或基生成莲座状
　　　　10. 植物体具明显的茎
　　　　　11. 花3数 ································ 百合科（Liliaceae）
　　11. 花5数
　　　　12. 萼片2枚，花瓣5或成重瓣，雄蕊多数，蒴果盖裂
　　　　　 ································· 马齿苋科（Portulacaceae）

12. 萼片 4-5，花瓣 4-5，雄蕊 10，蓇葖果
　　 ································· 景天科（Crassulaceae）
10. 植物体无明显的茎，常成莲座状
　13. 花 4-5 数，雄蕊 10，蓇葖果 ········· 景天科（Crassulaceae）
　13. 花 3 数，雄蕊 6，蒴果或浆果
　　14. 子房上位 ···································· 百合科（Liliaceae）
　　14. 子房下位 ································ 石蒜科（Amaryllidaceae）

（五）植物体具刺（枝刺、托叶刺、皮刺、叶刺、总苞片刺状）
1. 水生植物，叶柄、叶面均具刺 ············· 睡莲科（Nymphaeaceae）
1. 陆生植物
　2. 叶具透明腺点 ································· 芸香科（Rutaceae）
　2. 叶不具透明腺点
　　3. 植物体具乳汁
　　　4. 头状花序，果为聚花果 ············· 桑科（Moraceae）（柘属）
　　　4. 杯状聚伞花序，果为三分果 ········· 大戟科（Euphorbiaceae）
　　3. 植物体不具乳汁
　　　5. 叶退化成刺状，茎肉质成棒状、球形或扁扇形
　　　　 ································· 仙人掌科（Cactaceae）
　　　5. 具正常叶
　　　　6. 具总苞的头状花序，聚药雄蕊 ············ 菊科（Compositae）
　　　　6. 不具总苞的头状花序
　　　　　7. 伞形花序，茎和叶柄均具刺 ·········· 五加科（Araliaceae）
　　　　　7. 不成伞形花序
　　　　　　8. 叶背具银灰色鳞片 ············ 胡颓子科（Elaegnaceae）
　　　　　　8. 叶背无银灰色鳞片
　　　　　　　9. 草本
　　　　　　　　10. 具托叶鞘，叶和茎具刺 ······· 蓼科（Amaranthaceae）
　　　　　　　　10. 不具托叶鞘
　　　　　　　　　11. 叶脉具刺 ···················· 苋科（Amaranthaceae）
　　　　　　　　　11. 茎、叶、果均具刺 ············ 茄科（Solanaceae）

9. 木本
　12. 茎上具分枝刺
　　13. 羽状复叶，荚果 ………… 苏木科（云实科）（Caesalpiniaceae）
　　13. 单叶，浆果 ………………………………… 小檗科（Berberidaceae）
　12. 茎上不具分枝刺
　　14. 单被花
　　　15. 翅果，植物体具枝刺 ………………… 榆科（Ulmaceae）刺榆属
　　　15. 坚果，壳斗具刺状苞片 ……………………… 壳斗科（Fagaceae）
　　14. 双被花
　　　16. 蝶形花冠，荚果 …………………………… 蝶形花科（Fabaceae）
　　　16. 花冠不成蝶形花冠，果不为荚果
　　　　17. 周位花，雄蕊无定数 ………………………… 蔷薇科（Rosaceae）
　　　　17. 上位花或下位花
　　　　　18. 雄蕊5，对着花瓣 ……………………… 鼠李科（Rhamnaceae）
　　　　　18. 雄蕊和花瓣互生或较花瓣为多
　　　　　　19. 雄蕊5，和花瓣互生，子房下位 … 虎耳草科（Saxifragaceae）
　　　　　　19. 雄蕊较花瓣为多，10-15枚，子房上位
　　　　　　　……………………………………… 蒺藜科（Zygophvllaceae）

（六）植物体具乳汁或有色液汁
1. 叶对生或轮生
　2. 心皮2，离生，蓇葖果
　　3. 具副花冠、合蕊冠及花粉块 …………… 萝藦科（Asclepiadaceae）
　　3. 不具副花冠和合蕊冠，也不形成花粉块
　　　………………………………………………… 夹竹桃科（Apocynaceae）
　2. 心皮3-5，合生，蒴果，花冠钟形 ……… 桔梗科（Campanulaceae）
1. 叶互生
　4. 植物体具红色液汁、叶微肉质，草质藤本 …… 落葵科（Basellaceae）
　4. 植物体不具红色液汁而具白色或黄色汁液
　　5. 具总苞的头状花序，聚药雄蕊 ……………… 菊科（Compositae）
　　5. 不具总苞的头状花序，雄蕊分离

6. 杯状聚伞花序 ·· 大戟科（Euphorbiaceae）
6. 花不排成杯状聚伞花序
  7. 单被花，聚花果 ·· 桑科（Moraceae）
  7. 双被花，蒴果
    8. 花瓣离生，侧膜胎座 ··························· 罂粟科（Papaveraceae）
    8. 花瓣合生，中轴胎座
      9. 花冠为漏斗形花冠，子房上位，每室 2 个胚珠
         ··· 旋花科（Convolvulaceae）
      9. 花冠为钟形花冠，子房下位，每室多数胚珠
         ·· 桔梗科（Campanulaceae）

（七）具单叶的木本植物
1. 单叶互生
 2. 常绿植物
  3. 心皮 3，蒴果，叶革质，倒卵形 ················ 黄杨科（Buxaceae）
  3. 心皮 1-2，浆果或核果
    4. 无花瓣，核果 ································ 瑞香科（Thymelaeaceae）
    4. 具合生的花冠，浆果 ································ 木樨科（Oleaceae）
 2. 落叶植物
  5. 植物体常被星状毛
    6. 花序柄上具披针形的舌状苞片，雄蕊结合成数束
       ································· 椴树科（Tiliaceae）（椴树属）
    6. 花序柄上不具披针形的舌状苞片
      7. 雄蕊分离，花药 2 室 ··········· 椴树科（Tiliaceae）（扁担杆属）
      7. 雄蕊为单体雄蕊
        8. 花药 1 室，花柱数条，心皮合生，蒴果 ··· 锦葵科（Malvaceae）
        8. 花药 2 室，花柱 1 条，蓇葖果 ············ 梧桐科（Sterculiaceae）
  5. 植物体不被星状毛
   9. 植物体具球形的头状花序
    10. 具叶柄下芽，老树皮剥落，植物体无乳汁
        ·· 悬铃木科（Platanaceae）

10. 不具叶柄下芽，树皮不剥落，植物体具乳汁 …… 桑科（Moraceae）
9. 植物体不具球形的头状花序
11. 叶撕破后具橡胶丝；翅果，具片状髓 …… 杜仲科（Eucommiaceae）
11. 叶撕破后，无橡胶丝
12. 坚果外具木质壳斗 …………………………… 壳斗科（Fagaceae）
12. 果外不具木质壳斗
13. 叶具三主脉
14. 叶全缘、早春开花、雌雄异株，具总苞的头状花序，瘦果具冠毛
…………………………… 菊科（Compositae）（蚂蚱腿子属）
14. 叶缘具锯齿或具裂
15. 小枝或叶被星状毛，雄蕊多数
16. 雄蕊分离，花药2室 ……………………… 椴树科（Tiliaceae）
16. 单体雄蕊，花药1室 ……………………… 锦葵科（Malvaceae）
15. 小枝及叶不被星状毛，单被花，雄蕊4-5枚
………………………………………………… 榆科（Uimaceae）
13. 叶不具三主脉
17. 叶全缘
18. 花两侧对称，假蝶形花冠，紫红色，荚果
……………………………………… 苏木科（Caesalpiniaceae）
18. 花辐射对称，不产生荚果
19. 枝具环状托叶痕、蓇葖果 ………… 木兰科（Magnoliaceae）
19. 枝不具环状托叶痕
20. 花药顶孔开裂 ……………………… 杜鹃花科（Ericaceae）
20. 花药不为顶孔开裂
21. 具托叶
22. 无花瓣，心皮3，合生，分果 … 大戟科（Euphorbiaceae）
22. 具花瓣，梨果 ……………… 蔷薇科（Rosaceae）（栒子属）
21. 不具托叶
23. 树皮剥落，花6数，花瓣皱缩具爪
……………………………… 千屈菜科（Lythraceae）（紫薇属）
23. 树皮不剥落，花常为4-5数，花瓣不皱缩

24. 花瓣合生，浆果 ·· 柿树科（Ebenaceae）
24. 花瓣离生，核果或三心皮的分果
　25. 花序上的不育花梗成羽毛状，心皮2，核果
　　　　·· 漆树科（Anacardiaceae）（黄栌属）
　25. 无羽毛状的不育花梗，心皮3，分果 ··· 大戟科（Euphorbiaceae）
17. 叶缘具锯齿或裂
　26. 坚果外具果苞或具叶状、管状总苞············ 桦木科（Betulaceae）
　26. 果外不具苞片或叶状、管状总苞
　　27. 无托叶
　　　28. 叶缘具锯齿，而不具裂片
　　　　29．核果，无翅 ································ 山矾科（Symplocaceae）
　　　　29．瘦果，具翅 ···················· 昆栏树科（Trochodedraceae）
　　　28. 叶3－5裂，干后不成黄绿色，核果，花萼宿存
　　　　　·· 八角枫科（Alangiaceae）
　　27. 具托叶（有时早落）
　　　30．叶具三出脉
　　　　31．无花瓣，翅果、核果，雄蕊与萼片对生········ 榆科（Ulmaceae）
　　　　31．具花瓣，雄蕊与花瓣对生 ················ 鼠李科（Rhamnaceae）
　　　30．叶具羽状脉或掌状脉
　　　　32．无花被或为单被花
　　　　　33．无花被，蒴果种子具毛，雌雄异株，雌雄花均成葇荑花序
　　　　　　　··· 杨柳科（Salicaceae）
　　　　　33．单被花，翅果或浆果
　　　　　　34．翅果（或为小坚果具翅）
　　　　　　　35．雌雄花均成葇荑花序，果外具果苞 ··· 桦木科（Bsetulaceae）
　　　　　　　35．花不成葇荑花序，果外不具果苞 ············ 榆科（Ulmaceae）
　　　　　　34．浆果 ··············· 大风子科（Flacourtiaceae）（山桐子属）
　　　　32．花具萼片和花瓣（双被花）
　　　　　36．具托叶
　　　　　　37．花两侧对称，具萼距，栽培
　　　　　　　·························· 牻牛儿苗科（Geraniaceae）（天竺葵属）

85

37. 花辐射对称，核果，梨果，不具萼距 ……… 蔷薇科（Rosaceae）
　　36. 不具托叶
　　　38. 心皮5、离生，子房上位，蓇葖果
　　　　　……………………………… 蔷薇科（Rosaceae）（绣线菊属）
　　　38. 心皮2、合生，子房下位，浆果
　　　　　……………………… 虎耳草科（Saxifragaceae）（茶藨子属）
1. 单叶对生
　39. 双翅果，叶缘具裂 …………………………… 槭树科（Aceraceae）
　39. 果不为双翅果
　　40. 具叶柄间的三角形托叶，花紫色 ……… 茜草科（Rubiaceae）
　　40. 不具叶柄间托叶
　　　41. 叶背脉腋具有黑色腺点，花冠二唇形，蒴果细长，种子具毛
　　　　　………………………………………… 紫葳科（Bignoniaceae）
　　　41. 叶背脉腋不具黑色腺点
　　　　42. 叶具星状毛或腺毛
　　　　　43. 叶具腺毛及星状毛，花冠唇形，雄蕊4枚
　　　　　　…………………… 玄参科（Scrophulariaceae）（泡桐属）
　　　　　43. 叶只具星状毛，雄蕊不为4枚
　　　　　　44. 冬芽裸露，枝中空
　　　　　　　45. 核果，子房下位 ……… 忍冬科（Caprifoliaceae）（荚蒾属）
　　　　　　　45. 浆果，子房上位 ……… 马鞭草科（Verbenaceae）（紫珠属）
　　　　　　44. 芽具芽鳞，蒴果 ……… 虎耳草科（Saxifragaceae）（溲疏属）
　　　　42. 叶不具星状毛和腺毛
　　　　　45. 子房下位或半下位
　　　　　　46. 雄蕊多数，萼筒成壶状，红色肉质，浆果状，叶具羽状脉
　　　　　　　……………………………………… 山茱萸科（Cornaceae）
　　　　　　46. 雄蕊4-5，如多数时，则花为白色，萼筒不成壶形
　　　　　　　47. 雄蕊多数，蒴果，叶具三出脉
　　　　　　　　…………………… 虎耳草科（Saxifragaceae）（山梅花属）
　　　　　　　47. 雄蕊4-5枚

48. 叶脉近弧形，顶生聚伞花序，边缘花放射状，不育
　　………………………………………… 山茱萸科（Cornaceae）
48. 叶脉不成弧形，无不育的边花 …………… 忍冬科（Caprifoliaceae）
45. 子房上位
49. 无被花或单被花
　50. 花蜡黄色，花托壶形，心皮多数，离生
　　　………………………………………… 腊梅科（Calycanthaceae）
　50. 花不具上述特征
　　51. 无花被，雄蕊3 ………………… 金粟科（Chloranthaceae）
　　51. 具单层花被
　　　52. 心皮3，花被离生，蒴果，具数粒种子 …… 黄杨科（Buxaceae）
　　　52. 心皮1，花被合生成管状，核果，具1粒种子
　　　　………………………………………… 瑞香科（Thymelaeaoeae）
49. 具萼片和花瓣
　53. 花瓣离生
　　54. 雄蕊对着花瓣 ……………………… 鼠李科（Rhamnaceae）
　　54. 雄蕊对着萼片
　　　55. 树皮剥落，花瓣常皱缩，具爪，种子无假种皮
　　　　………………………… 千屈菜科（Lythraceae）（紫葳属）
　　　55. 树皮不剥落，花瓣不皱缩，不具爪，种子具红色假种皮
　　　　………………………………………… 卫矛科（Celastraceae）
　53. 花瓣合生
　　56. 花辐射对称，雄蕊2枚 ……………… 木樨科（Oleaceae）
　　56. 花两侧对称，雄蕊4枚
　　　57. 子房每室具1-2个胚珠
　　　　58. 子房四深裂，花柱生于子房的基部，形成4个小坚果
　　　　　………………………………………… 唇形科（Labiatae）
　　　　58. 子房不四深裂，花柱顶生，蒴果或核果
　　　　　………………………………………… 马鞭草科（Verbenaceae）
　　　57. 子房具多数胚珠，蒴果 ……… 爵床科（Acanthaceae）

（八）具有复叶的木本植物
1. 复叶对生
　2. 三出复叶或羽状复叶
　　3. 双翅果 ··· 槭树科（Aceraceae）
　　3. 果不为双翅果
　　　4. 单翅果，奇数羽状复叶，雄蕊2枚 ··· 木樨科（Oleaceae）（梣属）
　　　4. 果不为单翅果
　　　　5. 雄蕊2枚 ··· 木樨科（Oleaceae）
　　　　5. 雄蕊4-5枚
　　　　　6. 三出复叶，蒴果膀胱状 ············ 省沽油科（Staphyleaceae）
　　　　　6. 羽状复叶，浆果 ····················· 忍冬科（Caprifoliaceae）
　2. 掌状复叶，聚伞花序或圆锥花序
　　7. 花两侧对称，核果 ························· 马鞭草科（Verbenaceae）
　　7. 花辐射对称，蒴果 ······················· 七叶树科（Hipocastanaceae）
1. 复叶互生
　8. 掌状复叶，掌状裂或单身复叶
　　9. 掌状复叶或掌状裂
　　　10. 掌状复叶，伞形花序，浆果 ················· 五加科（Araliaceae）
　　　10. 叶为掌状裂，圆锥花序下垂，外包以苞片 ······ 棕榈科（Palmae）
　　9. 叶为单身复叶，叶中具透明油腺点 ············· 芸香科（Rutaceae）
　8. 羽状复叶或三出复叶
　　11. 偶数羽状复叶
　　　12. 二回偶数羽状复叶，花序头状，荚果 ··· 含羞草科（Mlmoanceae）
　　　12. 一回偶数羽状复叶，核果 ··············· 漆树科（Amacardiaceae）
　　11. 叶为2-3回三出复叶或羽状复叶、三出复叶
　　　13. 叶为2-3回三出复叶，浆果，花药瓣裂
　　　　　··· 小檗科（Berberidaceao）
　13. 叶为羽状复叶或三出复叶
　　14. 翅果
　　　15. 双翅果，奇数羽状复叶，叶轴具翅、裸芽
　　　　　··· 胡桃科（Juglandaceae）（枫杨属）

15. 单翅果，奇数羽状复叶，叶轴不具翅，不为裸芽
　　　　　　　　　　　　　　　　　　　苦木科（Simaroubaceae）
14. 不为翅果
16. 植物体具片状髓，核果 ………………… 胡桃科（Juglandaceae）
16. 植物体不具片状髓
　17. 蝶形花冠，荚果 ………………………… 蝶形花科（Fabaceae）
　17. 不为蝶形花冠，不为荚果
　　18. 周位花、雄蕊多数 …………………… 蔷薇科（Rosaceae）
　　18. 雄蕊为定数
　　　19. 裸芽，核果 …………… 苦木科（Simaroubaceae）（苦木属）
　　　19. 芽具芽鳞
　　　　20. 顶端小叶常退化成偶数羽状复叶，全缘，核果
　　　　　　　　　………………… 漆树科（Anacardiaceae）（黄连木属）
　　　　20. 奇数羽状复叶，叶缘锯齿或具裂
　　　　　　21. 雄蕊离生 ………………… 无患子科（Sapindaceae）
　　　　　　21. 雄蕊结合成单体 …………………… 楝科（Meliaceae）

（九）草本双子叶植物，无被花或单被花
1. 植物体具托 ………………………………… 叶鞘蓼科（Polygonaceae）
1. 植物体不具托叶鞘
　2. 雄蕊 10 枚或更少
　　3. 叶片 4，生于茎顶，雄蕊 3，无花被 … 金粟兰科（Chloranthaceae）
　　3. 植物体不为上状
　　　4. 子房下位，叶互生 ………………………… 檀香科（Santalaceae）
　　　4. 子房上位
　　　　5. 短角果，圆扇形，萼片 4 枚，雄蕊 6 或 2-4 枚
　　　　　　　………………… 十字花科（Brassicaceae）（独行菜属）
　　　　5. 果不为短角果
　　　　　6. 花两性
　　　　　　7. 总状花序，心皮 8-10，合生或离生，浆果，叶全缘，互生，无托叶 ………………………………… 商陆科（Phytolaccaceae）

7. 植物体不为上述特征
 8. 花被管状，1心皮，1室，1胚珠
  9. 花具叶状或萼状总苞，萼片花瓣状，胚珠基生
   ………………………………………… 紫茉莉科（Nyctaginaceae）
  9. 花不具叶状总苞，胚珠顶生，核果 … 瑞香科（Thymelaeaceae）
 8. 花被不为管状，心皮2-3，胚珠1至多数
  10. 胚珠1个，基生，叶互生
   11. 萼片草质，雄蕊分离，植物体常具泡状粉
    ……………………………………………… 藜科（Chenopodiaceae）
   11. 萼片干膜质，雄蕊基部合生 ………… 苋科（Amaranthaceae）
  10. 胚珠多数，中轴胎座或特立中央胎座
   12. 叶互生，中轴胎座 ……………… 虎耳草科（Saxifragaceae）
   12. 叶对生或互生，特立中央胎座
    13. 萼片分离，雄蕊对萼片或较萼片为多
     ………………………………………… 石竹科（Caryophyllaceae）
    13. 萼片合生，雄蕊和萼片互生
     …………………… 报春花科（Primulaceae）（海乳草属）
 6. 花单性
  14. 花柱2条 ………………………… 桑科（Moraceae）（大麻属）
  14. 花柱1条，植物体常具螫毛 ………………… 荨麻科（Urticaceae）
2. 雄蕊多数
 15. 心皮3，合生，雌雄同株
  16. 叶基偏斜 ………………………………… 秋海棠科（Begoniaceae）
  16. 叶基不偏斜，叶片盾状着生，三分果 …… 大戟科（Euphorbiaceae）
 15. 心皮1至多数，离生 ………………………… 毛茛科（Ranunculaceae）

（十）草本双子叶植物，双被花，花瓣离生
1. 雄蕊多数
 2. 雄蕊分离或结合成数束
  3. 叶具透明腺点，叶对生，无托叶，心皮3-5，蒴果，中轴胎座
   ……………………………………………………… 藤黄科（Guttiferae）

第四章 植物界的分门和植物分类检索表

  3. 叶不具透明腺点
   4. 萼片2，蒴果盖裂，胚珠多数，特立中央胎座
       ………………………………………… 马齿苋科（Portulaccaceae）
   4. 果成熟时不为盖裂
    5. 周位花
     6. 叶对生，花瓣具细柄、边缘皱波状，蒴果
        ………………………………………… 千屈菜科（Lythraceae）
     6. 叶互生，花瓣不成皱波状
      7. 萼片2，花瓣4，蒴果 … 罂粟科（Papaveraceae）（花菱草属）
      7. 萼片4－5，果不为蒴果 ……………… 蔷薇科（Rosaceae）
    5. 下位花
     8. 心皮离生，无托叶，蓇葖果或瘦果 … 毛茛科（Ranunculaceae）
     8. 心皮合生，蒴果
      9. 无花盘，单叶，不裂，有时被星状毛 …… 椴树科（Tiliaceae）
      9. 具花盘，叶3－5全裂，裂片线状披针形或线形
        ………………………………………… 蒺藜科（Zygophyllaceae）
 2. 雄蕊花丝结合成单体，植物体常被星状毛
  10. 花柱1条，头状或具裂，花粉粒不具刺
    ………………………………… 梧桐科（Stercullaceae）（午时花属）
  10. 花柱分离，花粉粒具刺，托叶宿存 ………… 锦葵科（Malvaceae）
1. 雄蕊10枚或更少
 11. 花辐射对称
  12. 叶中具透明油腺点 ……………………………… 芸香科（Rutaceae）
  12. 叶中不具透明的油腺点
   13. 复伞形花序，双悬果，子房下位 ………… 伞形科（Umbelliferae）
   13. 不为伞形花序
    14. 子房下位，花4数，蒴果 ……………… 柳叶菜科（Onagraceae）
    14. 子房上位
     15. 子房1室或因假隔膜而成2室，侧膜胎座或特立中央胎座
      16. 叶对生，子房1室，特立中央胎座 … 石竹科（Caryophyllaceae）
      16. 叶互生，侧膜胎座

17. 萼片2，早落，花瓣4，雄蕊4，蒴果
　　　………………… 罂粟科（Papaveraceae）（角茴香属）
17. 萼片4，雄蕊6，蒴果或角果
　18. 雄蕊4长2短，四强雄蕊，无雌蕊柄，角果
　　　………………………………… 十字花科（Brassicaceae）
　18. 雄蕊等长，具雌蕊柄，蒴果 ……… 白花菜科（Capparaceae）
15. 子房2–5室，中轴胎座
　19. 羽状复叶或三出复叶
　　20. 具花盘，偶数羽状复叶、互生，蒴果具刺
　　　………………………………… 蒺藜科（Zygophyllaceae）
　　20. 无花盘，三出复叶 ……………… 酢浆草科（Oxalidaceae）
　19. 单叶
　　21. 蒴果具长喙 ……………………… 牻牛儿苗科（Geraniaceae）
　　21. 果不具喙
　　　22. 周位花
　　　　23. 雄蕊着生杯状花托边缘………… 虎耳草科（Saxifragaceae）
　　　　23. 雄蕊着生杯状或管状花托内侧……… 千屈菜科（Lythraceae）
　　　22. 下位花，雄蕊10，结合，子房10室，蒴果
　　　　………………………………………… 亚麻科（Linaceae）
11. 花两侧对称
　24. 花具距
　　25. 心皮3，合生
　　　26. 叶片盾状着生、圆形，无托叶 ……… 旱金莲科（Tropacolaceae）
　　　26. 叶基生或茎生，叶片不为盾状着生，具托叶
　　　　………………………………………… 堇菜科（Violaceae）
　　25. 心皮2或5，合生
　　　27. 心皮2，侧膜胎座，1室 … 罂粟科（Papaveraceae）（紫堇亚科）
　　　27. 心皮5，中轴胎座，5室 …………… 凤仙花科（Balsaminaceae）
　24. 花不具距
　　28. 心皮1，蝶形花冠，荚果具多数种子，具托叶
　　　………………………………………… 蝶形花科（Fabaceae）

28. 心皮2，蒴果，每室1种子，无托叶 …… 远志科（Polygalaceae）

（十一）草本双子叶植物，双被花，花瓣合生
1. 子房下位
 2. 具总苞的头状花序，胚珠单生
  3. 每花具1杯状小总苞，雄蕊4，分离，胚珠顶生
     ………………………………………… 川续断科（Dipsaceae）
  3. 每花不具小总苞，聚药雄蕊，胚珠基生 ……… 菊科（Compositae）
 2. 花不成具总苞的头状花序
  4. 雄蕊1-3，子房仅具1胚珠，连萼瘦果；常具翅
     ………………………………………… 败酱科（Valerianaceae）
  4. 雄蕊4-5，子房具2至数个胚珠
   5. 小草本，茎生叶仅具对生叶2枚，三出复叶，花小，5朵聚成头状，花辐射对称 ………………… 五福花科（Adoxaceae）
   5. 花序通常成聚伞状
    6. 具叶柄间托叶，有时叶状，子房2室，花辐射对称
       ………………………………………… 茜草科（Rubiaceae）
    6. 无托叶，子房3-5室，花常两侧对称，浆果
       ……………………… 忍冬科（Caprifoliaceae）（莛子藨属）
1. 子房上位
 7. 花辐射对称
  8. 花冠干膜质，4裂，雄蕊4，蒴果盖裂，叶基生，具弧形叶脉
     ………………………………………… 车前科（Plantaginaceae）
  8. 花不为上述特征
   9. 雄蕊与花瓣对生
    10. 胚珠1枚，基生胎座 …………… 蓝雪科（Plantaginaceae）
    10. 胚珠多数，特立中央胎座 …………… 报春花科（Pximulaceae）
   9. 雄蕊和花瓣互生，或与花瓣数目不等
    11. 叶对生
     12. 雄蕊与花瓣数目相等，4-5枚
      13. 侧膜胎座，子房1室，花4-5数 ……… 龙胆科（Gentianaceae）

93

13. 中轴胎座，子房2室，花常为4数
　　………………………………… 马钱科（Loganiaceae）（姬苗属）
12. 雄蕊较花瓣数为少，2枚
　　………………………………… 玄参科（Scrophulariaceae）（婆婆纳属）
11. 叶互生或基生
　14. 雄蕊10，花药孔裂，无托叶 ………… 鹿蹄草科（Pyrolaceae）
　14. 雄蕊与花冠裂片数目相等
　　15. 子房四深裂，形成4个小坚果 ………… 紫草科（Boraginaceae）
　　15. 子房不四深裂，每室具多数胚珠
　　　16. 子房3室，花冠卷旋状排列 ………… 花葱科（Polemoniaceae）
　　　16. 子房2室. 茄科（Solanaceae）
7. 花两侧对称
　17. 叶互生
　　18. 蒴果成长角状，种子具翅，花粉红色 …… 紫葳科（Bignoniaceae）
　　18. 蒴果不成长角状，种子不具翅 ………… 玄参科（Scrophulariaceae）
　17. 叶对生，至少下部的叶为对生，稀基生
　　19. 子房每室具多数胚珠
　　　20. 胚珠着生在钩状胎座上，栽培 …………… 爵床科（Acanthaceae）
　　　20. 胚珠不着生在钩状胎座上
　　　　21. 子房1室，侧膜胎座，叶常基生 …… 苦苣苔科（Gesneriaceae）
　　　　21. 子房2-4室，中轴胎座
　　　　　22. 植物体具腺毛，子房最后形成4室 …… 脂麻科（Pedaliaceae）
　　　　　22. 植物体不具腺毛，子房2室 ……… 玄参科（Scrophulariaceae）
　　19. 子房每室具1-2胚珠
　　　23. 子房四深裂，花柱生于子房基部，形成4个小坚果，茎常4棱
　　　　………………………………………………… 唇形科（Labiatae）
　　　23. 子房不四裂，花柱顶生
　　　　24. 子房1室，仅含1胚珠，萼具钩状牙齿，花在果时下弯
　　　　　………………………………………… 透骨草科（Phrymaceae）
　　　　24. 子房2-4室，每室1-2胚珠 ……… 马鞭草科（Verbenaceae）

(十二) 草本，平行叶脉或弧形叶脉，花常为3数—单子叶植物
1. 禾草状植物
 2. 具花被，聚伞花序成头状
  3. 花单性，成具总苞的头状花序，生于花葶上，叶基生，禾草状 ……………………………………………… 谷精草科（Eriocaulaceae）
  3. 花两性
   4. 花生于穗形的总状花序上，蒴果，熟时裂成3-6瓣，每果瓣内仅具1种子 ……………………… 水麦冬科（Juncaginaceae）
   4. 花序聚伞状，蒴果室背开裂成3瓣，内含多数至3枚种子 ……………………………………………… 灯心草科（Juncaceae）
 2. 花被特化成鳞片状、刚毛状，包于壳状的颖片内
  5. 秆圆形，中空，叶二列，互生排列，叶鞘常开口，颖果 ……………………………………………………… 禾本科（Grmineae）
  5. 秆三棱形、实心，叶三列，互生排列，叶鞘闭合，小坚果或囊果 …………………………………………… 莎草科（Cyperaceae）
1. 非禾草状植物
 6. 叶常为剑形，基部成套褶状排列，雄蕊3，子房下位 ………………………………………………………… 鸢尾科（Iridaceae）
 6. 叶基部不成套褶状
  7. 叶具柄，网状脉，肉穗花序，外围以佛焰苞 ……………………………………………………………… 天南星科（Araceae）
  7. 叶不具柄，花序外不具佛焰苞
   8. 叶具闭合叶鞘，花外常包以叶状苞片，雄蕊6或3，常具退化雄蕊 ………………………… 鸭跖草科（Commelinaceae）
   8. 叶不具叶鞘
    9. 子房上位，花序常成伞形，地下部分常具鳞茎、块茎和根状茎，蒴果或浆果 ……………………………… 百合科（Liliaceae）
    9. 子房下位或半下位
     10. 花辐射对称
      11. 雄蕊3，无退化雄蕊，叶基成套褶状 ………… 鸢尾科（Iridaceae）
      11. 雄蕊6

95

12. 花被两轮 2 形,外轮萼片状,内轮花瓣状,苞片明显,常具彩色
 ………………………………………… 凤梨科(Bromellaceae)
12. 花被同形,花瓣状
 13. 子房半下位,叶线形,浆果 ………… 百合科(Liliaceae)
 13. 子房下位,花序常成聚伞状伞形 …… 石蒜科(Amaryllidaceae)
10. 花两侧对称或不对称
 14. 花被萼片状,内轮中央 1 片成唇瓣,具合蕊柱和花粉块,能育雄蕊
  1-2 枚 ………………………………… 兰科(Orchidaceae)
 14. 外轮花被常成萼片状,不形成合蕊柱和花粉块,叶常成具中脉的侧
  出平行脉
  15. 后方 1 雄蕊不育,其余 5 个能育 ………… 芭蕉科(Musaceae)
  15. 后方 1 雄蕊能育,其余 5 个退化,或变成花瓣状
   16. 花药 2 室,萼片合生成萼筒状或成佛焰苞状
    ………………………………………… 姜科(Zingiberaceae)
   16. 花药 1 室,不育雄蕊成花瓣状美人蕉科(Cannaceae)

复习思考题

1. 植物界主要包括哪些基本类群?
2. 如何编制植物分类检索表。
3. 如何区分种子植物和孢子植物?
4. 为何将植物分为低等植物和高等植物?试用检索标分别区分其组成类群。
5. 裸子植物和被子植物的差异?对典型民族药材请分别举例。

第五章　中国少数民族药用植物的分类

第一节　孢子植物部分

我国少数民族药用植物种类繁多，本章开始将逐一介绍它们的分类和具有代表性的典型药用植物。相对于种子植物而言，孢子植物在药用植物资源中占据比例较小，因此将其各个类群合为一章进行介绍。孢子植物包括藻类、菌类、地衣、苔藓和蕨类，均以孢子进行繁殖。孢子为单细胞，异于种子植物具有多细胞结构的种子。

一、藻类植物（Algae）

藻类是最原始、最古老的一类真核植物，在自然界中分布极其广泛，主要生活在水中，其他潮湿的地方均能生长。藻类植物对环境要求不高，适应环境的能力极强，可在营养贫乏、光照强度微弱的环境中生长，甚至在地震、火山爆发、洪水泛滥后形成的新鲜无机质上，它们都是最先的居住者，因此被称为新生活区的先锋植物之一。有些藻类与真菌共生，形成共生复合体，例如地衣。

鉴别特征（Diagnostic features）：藻类植物构造简单，多为单细胞的、群体的或多细胞的叶状体，没有根、茎、叶的分化，生殖细胞多为单细胞，合子也不发育成多细胞的胚。藻类植物大都具有能进行光合作用的色素，属于自养型植物，所制造的养分和贮藏的营养物质会根据藻类植物的不同而有所区别。

藻类植物多通过细胞直接分裂进行营养繁殖。有些种产生游动或不动的孢子，进行无性生殖。某些高等藻类产生配子，进行有性生殖，但雌、雄配子的形态几乎完全一样，称为同配生殖，结合形成的合子均不发育成多细胞的胚。藻类植物具有世代交替现象，尤以同形世代交替为主。

根据藻类植物所含色素的种类，贮藏营养物质的类别，植物体的形态，细胞核的构造和细胞壁的成分，鞭毛的有无、数目、着生位置和类型，生殖方式及生活史类型等，通常将藻类植物分为8个门：裸藻门（Euglenophyta）、绿藻门（Chlorophyta）、轮藻门（Charophyta）、金藻门（Chrysophyta）、甲藻门（Pyrrophyta）、褐藻门（Phaeophyta）、红藻门（Rhodophyta）和蓝藻门（Cyanophyta）。

主要药用植物（Staple medicinal plants）：我国藻类植物估计有数千种，其中药用藻类资源共计42科、53属、114种，主要分属于蓝藻门、红藻门、绿藻门和褐藻门，其中褐藻门的尾藻科（Sargassaeae）是药用藻类中最大的科。

海带 *Laminaria japonica* Aresch. 属褐藻门海带科（Laminariaceae）。植物体（孢子体）多细胞，分为基部根状的固着器、茎状的柄和扁平叶状的带片3部分。分布于我国辽东和山东半岛的肥沃海区。能软坚散结，消痰利水。褐藻门翅藻科（Alariaceae）植物昆布 *Ecklonia kurome* Okam. 和裙带菜 *Undaria pinnatifida*（Harv.）Suringuarr 干燥叶状体也作海带药用。

海蒿子 *Sargassum pallidum*（Turn）C. Ag. 属褐藻门马尾藻科。固着器盘状，主干圆柱形，两侧有羽状分枝。小枝上的叶状带片形状各异，倒卵形、披针形至狭线形不等。分布于我国黄海、渤海沿岸。干燥藻体作"海藻"药用，习称为"大叶海藻"，能软坚散结，消痰利水。同属植物羊栖菜 *S. fusiforme*（Harv.）Setch. 叶状带片常呈棒状，干燥藻体也作"海藻"药用，习称为"小叶海藻"，功效同海蒿子。

藻类较重要的药用植物还有：美舌藻（鹧鸪菜）*Caloglossa leprieurii*（Mont.）J. Ag. 属红藻门红叶藻科（Deleseriaceae）。藻体叶状，中肋明显。干燥藻体能驱虫。念珠藻（葛仙米）*Nostoc commune* Vanch. 属蓝藻门念珠藻科（Nostocaceae）。丝状体念珠状，众多藻丝交织形成球形大群体。干燥藻体民间习称"地木耳"，能清热收敛，益气明目。石莼 *Ulva lactura* L. 属绿藻门石莼科（Ulvaceae）。干燥藻体能软坚散结，清热利水。

海带

【学　名】*Laminaria japonica*

【别　名】海带菜、昆布

【科　属】海带科

【形态特征】叶片似宽带，梢部渐窄，一般长2-4m，宽20-30cm（在海底生长的海带较小,长1-2m,宽15-20cm)。叶边缘较薄软,呈波浪褶,叶基部为短柱状叶柄与固着器(假根)相连。海带通体橄榄褐色,干燥后变为深褐色、黑褐色,上附白色粉状盐渍。

【分布及生境】我国辽宁、山东、江苏、浙江、福建及广东省北部沿海均有养殖。由于从北到南温差、光照等诸因素差异的影响,使海带的生长成熟期有早有迟,在同一海区或同一苗绳上的海带,其成熟期也有先后,所以,收获期从5月中旬延续到7月上旬。

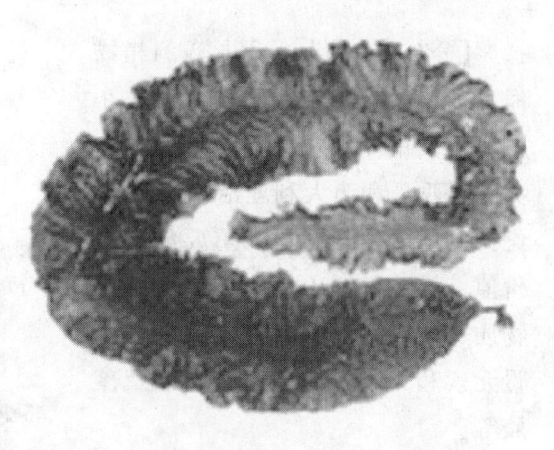

【入药部位及功效】海带是一种营养价值很高的蔬菜,每百克干海带中含:粗蛋白8.2g,脂肪0.1g,糖57g,粗纤维9.8g,无机盐12.9g,钙2.25g,铁0.15g,以及胡萝卜素0.57mg,硫胺素(维生素B_1)0.69mg,核黄素(维生素B_2)0.36mg,尼克酸16mg,能发出262千卡热量。与菠菜、油菜相比,除维生素C外,其粗蛋白、糖、钙、铁的含量均高出几倍、几十倍。海带是一种含碘量很高的海藻。养殖海带一般含碘3-5‰,多可达7-10‰。从中提制得到的碘和褐藻酸,广泛应用于医药、食品和化工。碘是人体必须的元素之一,缺碘会患甲状腺肿大,多食海带能防治此病。还能预防动脉硬化,降低胆固醇与脂的积聚。海带出口品种,其英文名为 sea belt,输往日本。

大叶海藻

【学　名】*Sargassum pallidum* (Turn.) C. Ag.

【别　名】海蒿子、海菜

【科　属】马尾藻科

【形态特征】大叶海藻皱缩卷曲,黑褐色,有的被白霜,长30-60cm。主干呈圆柱状,具圆锥形突起,主枝自主干两侧生出,侧枝自主枝叶腋生出,具短小的刺状突起。初生叶披针形或倒卵形,长5-7cm,宽约1cm,全缘或具粗锯齿;次生叶条形或披针形,叶腋间有着生条状叶的小枝。气囊黑褐色,球形或卵圆形,有的有柄,顶端钝圆,有的具细短尖。质脆,潮润时柔软;水浸后膨胀,肉质,黏滑。气腥,味微咸。

【分布及生境】为马尾藻科植物海蒿子（大叶海藻）和羊栖菜（小叶海藻）的全草。原产美国、加拿大、墨西哥和澳大利亚沿海，20世纪初人们才发现它也有重要的食用价值，不仅含有10多种氨基酸及矿物质、维生素等，而且还有许多微量元素和大量的碘、甘露醇以及藻胶等。

【入药部位及功效】海藻性味咸寒，具有清热、软坚散结的功效。脾胃虚寒者忌食用。软坚散结，消痰，利水。用于瘿瘤，瘰疬，睾丸肿痛，痰饮水肿。

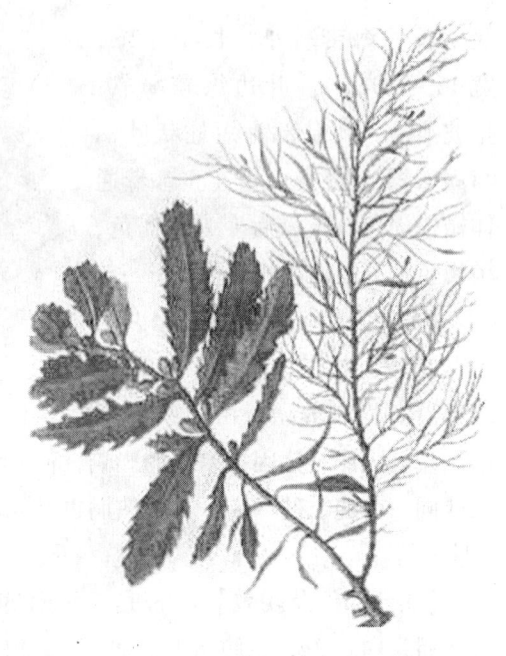

美舌藻

【学　名】*Caloglossa leprieurii* (Mont. J. Ag).

【别　名】乌菜、鹧鸪菜、鲁地菜、岩头菜、蛔虫菜

【科　属】红叶藻科美舌藻属

【形态特征】美舌藻藻体丛生，长1-4cm，紫色（干燥后黑色），叶状，扁平而窄细，不规则的叉状分歧，常自腹面的分歧点生出假根，借以附着于岩石上。节间为窄长椭圆形，节部缢缩。叶片的中央部位有长轴细胞，延伸至顶端，形成明显的中肋。中肋的分歧点常生出一些次生副枝。四分孢子囊集生于枝的上部。囊果球形，生于体上部腹面的中肋上。成熟期春、夏间。

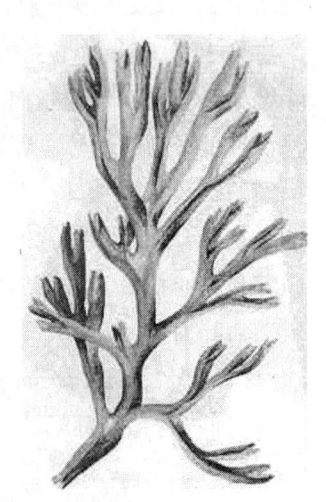

【分布及生境】繁生于温暖地区河口附近的中、高潮带的岩石上、防波堤以及红树皮的阴面。我国广东、福建、浙江沿海均有分布。

【入药部位及功效】以全草入药。夏秋采收，去杂质，洗净晒干。性咸，平。驱虫。用于蛔虫病，蛔虫性肠梗阻。

二、菌类植物（Fungi）

菌类包括细菌门、黏菌门和真菌门。中药资源所涉及的菌类只限于真菌，因此本章只介绍真菌门。

鉴别特征（Diagnostic features）：真菌的细胞既不含叶绿素，也没有质体，是一类典型的异养型生物。异养方式有多种，凡从活的动、植物吸取养料的称为寄生（parasitism）；从动、植物死体或其他无生命的有机物质吸取养料的称为腐生（saprophytism）；从活的有机体吸取养料，同时又提供该活体有利的生存条件的称为共生（symbiosis）。

真菌常由多细胞的菌丝构成，多结合紧密而构成一定形状的菌丝体（mycelium），细胞绝大部分均有细胞壁，其主要成分为几丁质（chitin）（少数低等植物为纤维素）。除大型菌外，真菌营养体细胞分化程度较低，多数由菌丝构成。菌丝可以贮藏和吸收养料。某些真菌在环境条件不良或繁殖时，菌丝体形成各自特有的形状。如木材腐朽菌的菌丝体密结呈绳索状，外形似根，称为根状菌索（rhizomorph）；茯苓的菌丝体密结成颜色较深、质地坚硬的核状体，大小不一，称为菌核（sclerotium）。菌核是真菌渡过不良环境的休眠体。此外，很多高等真菌在生殖时期形成有一定形状和结构，能产生孢子的菌丝体，称为子实体（sporophore）；基部容纳子实体的褥座，称为子座（stroma）。子座是真菌从营养阶段到繁殖阶段的一种过渡形式，由拟薄壁组织和疏丝组织构成。

真菌能产生孢子，其繁殖方式有营养繁殖、无性生殖和有性生殖三种。营养繁殖通过菌丝断裂、细胞分裂、出芽或个别细胞膨大产生新的菌丝体或孢子。无性生殖产生各种类型的无性孢子，如游动孢子、孢囊孢子和分生孢子等，在适宜的条件下萌发形成新个体。有性生殖比较复杂，方式多样，产生的雌、雄配子的形态可相同（同配生殖）或不同（异配生殖），但一般都经过三个阶段：第一是菌丝上发生的配子囊产生配子，通过质配形成双核阶段；第二是质配的两个细胞经核配开成双相核的合子；第三是合子经减数分裂形成单倍体的菌丝体。因此在真菌的生活史中，只有核相的交替，没有世代交替现象。

真菌门依据能动孢子的有无、有性阶段的有无及有性阶段的孢子类型分为5个亚门，即鞭毛菌亚门、接合菌亚门、子囊菌亚门、担子菌亚门和半知菌亚门。

亚门检索表

1. 有能动细胞（游动孢子），有性阶段的孢子为典型的卵孢子
   ·· 鞭毛菌亚门 Mastigomycotina
1. 无能动细胞
   2. 具有性阶段
      3. 有性阶段孢子为接合孢子 ················ 接合菌亚门 Zygomycotina
      3. 无接合孢子
         4. 有性阶段孢子为子囊孢子（由合子在子囊中分裂产生）
            ·· 子囊菌亚门 Ascomycotina
         4. 有性阶段孢子为担孢子（由合子在担子果中分裂产生）
            ·· 担子菌亚门 Basidiomycotina
   2. 无有性阶段 ································ 半知菌亚门 Deuteromycotina

主要药用植物（Staple medicinal plants）：我国药用真菌有41科、110属、298种，是药用低等植物中种数最多的一类。药用真菌中比较重要的是子囊菌纲和担子菌纲，担子菌纲尤为突出。

冬虫夏草菌 *Cordyceps sinensis*（Berk.）Sacc. 属子囊菌亚门麦角菌科（Clavicipitaceae）。寄生于蝙蝠蛾科昆虫绿蝙蝠蛾幼虫体内，冬季菌丝侵入虫体，吸取其养分，致使幼虫全体充满菌丝而死亡；夏季自虫体头部生出子座，细长如棍棒状，头部稍膨大，露出土外，柄基部留在土中与幼虫头部相连。幼虫细长圆柱形，有环节，腹部有足，形似蚕。分布于甘肃、青海、四川、云南和西藏等省的高寒地区。子座及幼虫尸体的复合体药用，能补肺益肾，止血化痰。虫草属（Cordyceps）其他真菌如蛹草菌 *C. militaris*（L.）Link.、凉山虫草 *C. liangshanensis* Zang. Hu et Liu、亚香棒虫 *C. hawkesii* Gray. 等的子座及幼虫尸体的复合体均与冬虫夏草有相似的功效，可作为其代用品。

茯苓 *Poria cocos*（Schw.）Wolf 属担子菌亚门多孔菌科（Polyporaceae）。菌核呈类球形、椭卿形、扁圆形或不规则团块，大小不一。表面粗糙，棕褐色至黑褐色，有明显的皱缩纹理。断面颗粒性，有的中间包有松根。全国大部分地区均有分布，多寄生于松科植物的根上。菌核药用，能利水渗湿，健脾宁心。

猪苓 *Polyporus umbellatus*（Pers.）FricS 属担子菌亚门多孔菌科。菌核呈条形、类圆形或扁块状，有的有分枝。表面黑色、灰黑色或棕黑色，皱缩或有

瘤状突起。断面类白色或黄白色，略呈颗粒状。菌核药用，能利水渗湿。

赤芝（灵芝）*Ganoderma lucidum* (Leyss. eX Fr.) Karst. 属担子菌亚门多孔菌科。子实体外形呈伞状。菌盖坚硬木质，肾形、半圆形或近圆形，黄褐色至红褐色，有光泽，具环状棱纹和辐射状皱纹，下方有众多小孔。菌柄圆柱形，侧生，少偏生。孢子细小，黄褐色。分布于我国大部分省区，腐生于栎及其他阔叶树的根部或枯干上。干燥子实体药用，能补气安神，止咳平喘。同属真菌紫芝 *G. sinense* Zhao Xu et Zhang 的干燥子实体也作"灵芝"药用。

雷丸 *Omphalia lapidescens* Schfoet. 属担子菌亚门白蘑科（Ticholomatacene）。腐生菌类，子实体寿命很短。菌核为类球形或不规则团块，表面黑褐色，有略隆起的网状细纹，内而为紧密交织的菌丝体。菌核药用，能杀虫消积。

脱皮马勃 *Lasiosphaera fenzlii* Reich. 属担子菌亚门马勃科（Lycoperdaceae）。子实体扁球形或类球形，包被灰棕色至黄褐色，纸质，成熟时破碎成块片状，或全部脱落，孢体紧密有弹性，内有灰褐色棉絮状的丝状物，触之则孢子呈灰土样飞扬。成熟孢子体药用称为"马勃"，能清肺利咽、止血。同科真菌大马勃 *Calvatia gigantean*（Batsch ex Pers）Lloyd 和紫色马勃 *Calvatia lilacina*（Mont. tet Berk.）Lloyd 的干燥子实体也作"马勃"药用。

白僵菌 *Beauveria bassiana*（Bals.）Vuillant 属半知菌亚门丝孢科（Hyphomycetaceae）。寄生于蚕蛾科昆虫家蚕 4-5 龄的幼虫体内，使家蚕病死。干燥尸体药用称为"僵蚕"，能祛风定惊，化痰散结。

子囊菌亚门真菌较重要的药用植物还有：蝉花菌 *Cordyceps sobolifera*（Hill）Berk. et Br. 属麦角菌科虫草属，子座及幼虫尸体的复合体能清热祛风，镇惊明目。麦角菌 *Claviceps purpurea*（Fr.）Tul. 属麦角菌科，菌核能收缩子宫，止血。竹黄 *Shiraia bambusicola* Henn. 属肉座菌科（Hypooreaceae），子座能清热泻火，祛风。

担子菌亚门真菌较重要的药用植物还有：木耳 *Auricularia auricular*（L.）Underw. 属木耳科（Auriculariaceae），子实体能补气血，润肺止血。银耳 *Tremella fuciformis* Berk. 属银耳科（Tremellaceae），子实体能补肺益气，养阴润燥，黑龙须菌 *Ptemella fuciformis* Bres. 属珊瑚菌科（Clavaraceae），菌丝体药用，习称为"树头发"，能止咳止痛，接骨消肿。硬皮地星 *Geastrum hygrometricum* Pers. 属地星科，（Grastraceae），子实体和孢子能清肺热，活血止血。苦白蹄 *Fomes officinalis* (Vill. ex Fr.) Ames 属多孔菌科，子实体药用，习称为"阿里红"或"落叶松茸"，能化痰平喘，祛风除湿，活血消肿，利尿，解蛇毒。桦菌芝 *Pyropolyporus fomentarius* L. ex Fr. 属多孔菌科，菌体能消积抗癌。小蜜环菌 *Armillaria mellea* (Vahl ex Fr.) Kummer 属白蘑科，是天麻的共生体，子实体食用飞称为"榛蘑"，药用能祛风活络，强筋壮骨。猴头菌 *Hericium erinaceus* (Bull.) Pers. 属齿菌科（Hydnaceae），子实体能利五脏，助消化，滋补和抗癌。

多孔菌科

茯苓

【学　名】*Poria cocos* (Schw.) Wolf.

【别　名】玉灵、茯灵、万灵桂、茯菟

【科　属】多孔菌科

【形态特征】菌核球形、长圆形、卵圆形或不规则团块。表面有深褐色、多皱的皮壳。子实体平伏在菌核表面，厚 3 – 8mm，白色，老熟干燥后变为淡褐色。管口多角形至不规则形，直径 0.5 – 2mm，孔壁薄，边缘渐变成齿状。孢子长文武、近圆柱形，壁光滑。

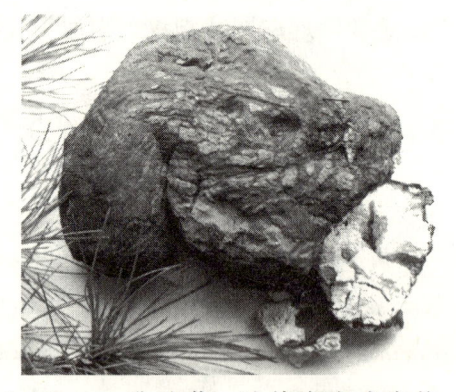

【分布及生境】生于砂质土壤、向阳山坡的松属植物的根际；有栽培。主产云南、安徽、湖北、河南。

【入药部位及功效】功能主治：利水渗湿，健脾宁心。用于水肿尿少，痰饮眩悸，脾虚食少，便溏泄泻，心神不安，惊悸失眠。化学成分：含茯苓酸（pachymic acid）、块苓酸（tumulosic acid）、齿孔酸（eburicoic acid）、松苓酸（pinicolic acid）、松苓新酸、茯苓聚糖（pachyman）等。性味：性平，味甘、淡。

紫芝

【学　名】*Ganoderma sinensis*

【别　名】灵芝草、菌灵芝、木灵芝、三秀、茵、芝

【科　属】多孔菌科

【形态特征】腐生菌，寄生于栎及其他阔叶树根部的蕈类。伞状，坚硬，

木质，菌盖肾形或半圆形，紫褐色有漆状光泽。

【分布及生境】产于湖南、浙江、江西、四川、福建、广西、广东等地，也有人工栽培。

【入药部位及功效】性味归经：甘，平。归心、肺、肝、肾经。主治虚劳、咳嗽、气喘、失眠、消化不良，恶性肿瘤等。动物药理表明实验：灵芝对神经系统有抑制作用，循环系统有降压和加强心脏收缩力的作用，对呼吸系统有祛痰作用，此外，还有护肝、提高免疫功能，抗菌等作用。化学成分：紫芝含麦角甾醇，有机酸为顺蓖麻酸，反丁烯二酸。此外，并含氨基酸、葡萄糖、多糖类、树脂及甘露醇。一般灵芝有生物碱、甾醇、内酯、香豆精、酸性树脂、氨基酸、油脂、还原性物质等反应。药理：据动物试验，对小白鼠有镇静、镇痛作用。可提高小白鼠耐寒、耐缺氧能力，并推迟其死亡时间。以灵芝为主配以白术、田七、川芎等中药，则能显著提高动物的存活率，并能帮助动物渡过放射病极期，而使白细胞较早恢复。受照射动物服用灵芝后可增进食欲，改善精神状态。正常人口服灵芝20g，能降低心率。

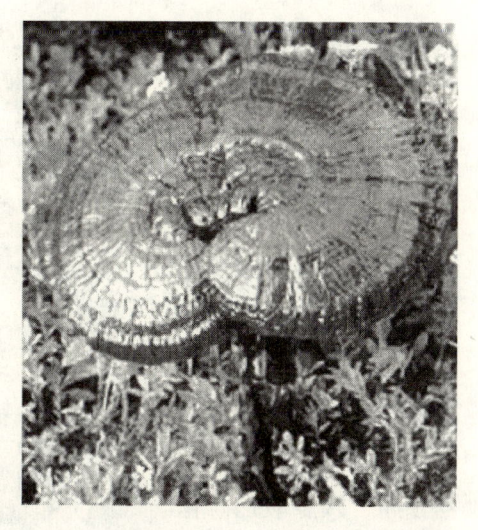

麦角菌科

冬虫夏草

【学　名】*Cordyceps sinensis*（Berk.）Sacc.

【别　名】虫草、冬虫草、夏草冬虫

【科　属】麦角菌科

【形态特征】子座单生，稀2-3个，从寄主头部生出，长4-11cm，基部直径1.5-4mm，向上渐狭细。头部膨大成近圆柱状，褐色，长1-4.5cm，直径2.5-6mm。子囊壳近表面生，基部稍陷于子座内，椭圆形至卵形。虫体似蚕，长3-5cm，直径3-8mm；头部红棕色，长有子座；胸腹部深黄色至黄棕色，胸节3，胸足3对，腹节10，腹足5对，中部4对明显；表面有环节20-30个；质脆，断面淡黄色。子座细长圆柱形，稍扭曲，长3-7（11）cm，直径1.5-4mm，表面灰棕色至棕褐色，有细纵皱纹，头部稍膨大；质柔韧，断面类白色，似纤维状。气微腥，味微苦。

【分布及生境】主产四川、云南。生于海拔3000－4000m高山草甸土层中。

【入药部位及功效】全草入药，功能主治：补肺益肾，止血化痰。用于久咳虚喘、劳嗽咯血、阳痿遗精、腰膝酸痛。化学成分：含粗蛋白、多种氨基酸、D－甘露醇即"虫草酸"、虫草菌素（3′－deoxyadenosin，cordycepin）、麦角甾醇、半乳甘露聚糖、尿嘧啶、腺嘌呤等。性味：性平，味甘。

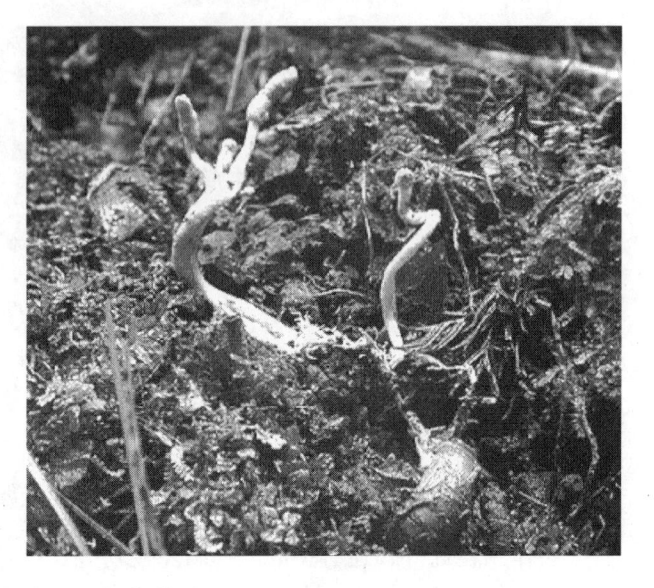

三、地衣（Lichens）

地衣是一类特殊的植物体，是由真菌和藻类高度结合形成的共生复全体。参与地衣共生的真菌是地衣的主导成分，地衣的子实体实际上正是真菌的子实体，地衣的形态特征几乎完全参与地衣共生的真菌所决定。组成地衣的真菌多数是子囊菌亚门的真菌，少数属于担子菌亚门；藻类多数为蓝藻和绿藻，以绿藻门的共球藻属Trebouxia、橘色藻属Trentepohlia和蓝藻门的念珠藻属Nostoc最为常见。并不是任何真菌和任何藻类都可以共生形成地衣，这些高度结合的菌、藻共生长物在漫长的生物演化过程中所形成的地衣物种具有高度的遗传稳定性。

地衣对营养条件要求不高，分布极为广泛。但是地衣对大气污染十分敏感，尤其是二氧化硫，在工业基地和大城市中心很难找到它们的存在，因此地衣可作为监测大气污染程度的指示性植物。

鉴别特征（Diagnostic features）：构成地衣的藻类被交织的菌丝组织所包围，利用菌丝吸收的水分和无机盐类行光合作用合成营养物质，而真菌则依赖于共生藻的光合作用提供的营养物质进行生长。当环境条件只利于一方生长时，菌、藻共生状态会发生不同程度的解体，解体后，藻类依靠光合作用可能生存下来，真菌则因缺少营养物质而死亡。

地衣体没有根、茎、叶的分化，根据形态的不同可分为壳状、叶状和枝状三种。壳状地衣菌丝与基质紧密连接，很难剥离，约占地衣总数的80%，如生于树皮上的文字衣属（Graphis）。叶状地衣叶片下部常生有假根附于基质上，较易剥离，如生于岩石或树皮上的梅衣属（Parmelia）。枝状地衣直立或下垂，仅基部附着在基质上，如悬垂分枝生于云杉、冷杉树枝上的松萝属（Usnea）。在这三种类型中还存在着一系列的中间类型，如标示衣属（Buellia）的地衣体由壳状到鳞片状。

不同类型的地衣其内部构造也不同，以叶状地衣为例，可分为上皮层、藻层、髓层、下皮层和假根。根据藻细胞在地衣体中的分布情况，可分为：藻细胞在上皮层以下聚集成1层，在藻层和下皮层之间由一些疏松的菌丝和藻细胞构成髓层，称为异层地衣（heteromerouslichen），如梅衣属（Parmelia）；藻细胞在髓层中均匀分布，不在上皮层之下集中排列成1层（即无藻层），称为同层地衣（homolomerous lichen），如猫耳衣属（Leptogium）。

地衣的繁殖方式由参与共生的真菌决定。最普通的繁殖方式是营养生殖；由子囊菌和担子菌参与形成的地衣进行有性生殖。

主要药用植物（Staple medicinal plants）：我国药用地衣植物共有9科、17属、71种。其中药地衣种数较多的有梅衣科 Palmeliaceae、松萝科 Usneaceae 和石蕊科 Cladoniaceae。

环裂松萝（节松萝）Usnea diffracta Vaill. 属松萝科。地衣体扫帚形，丝状，较粗壮。仅中部尤其近端有繁茂的细分枝，次生分枝成二叉式，全株有明显环状裂纹，使地衣体呈节枝状，节间长短不一。子囊盘稀见，浅碟形，侧生或假顶生；子囊棍棒状，内含8孢；孢子椭圆形或近圆形。同属植物长松萝（蚁蚣松萝）U. longissima Ach. 地衣体丝状，主轴单一细长，两侧密生细而短的侧枝，形似蜈蚣。以上两种植物的地衣体药用，称为"松萝"，能清热解毒，止咳化痰。

雀石蕊 Cladonia stellaris（Opiz.）Pouzar et Vezda 属石蕊科。枝中空，稍硬且脆，潮湿时膨胀成海绵状，呈球状团簇，分枝稠密，上部浅黄绿色，下部灰白色，无光泽，基部渐次腐烂。分生孢子器顶生，黑褐色，卵形，含红色黏液。子囊盘小型，褐色。分布于内蒙古、吉林、黑龙江、陕西等省，生于高寒山地、针叶林下腐殖质土或草地上，全株药用，能平肝潜阳，调经止血。

地衣类较重要的药用植物还有：石耳 *Gyrophora esculenta* Miyoshi 属石耳科（Umbili‑cariaceae），叶状体能清热止血，止咳化痰。同属植物白石花 *G. tinctorum* Despr. 叶状体药用能凉血解毒。石梅衣 *Parmelia saxatilis* Ach. 属梅衣科，叶状体药用称为"石花"，能清热利湿，止崩漏。

环裂松萝

【学　名】*Usnea diffracta* Vain

【别　名】中药名：松萝，蒙药名：阿拉坦—乌达苏—额布斯

【科　属】松萝科

【形态特征】地衣体悬垂，丝状，柔软，分枝稀少，仅中部尤其近端处有繁茂的细分枝，长15－50cm，淡灰绿色或淡黄绿色，基部长约3cm，坚硬，黄褐色，主枝长3－4cm，直径约2cm，龟裂而具凹陷，次生分枝规则或规则重复二叉分枝，大部分圆柱形，少数粗枝稍扁平或有棱角，具凹陷，全枝有明显环状裂纹，环裂间长1－2cm，裂缘凸起呈白色，分枝向末梢渐细至细毛状；皮层脆而易裂；髓层白色，致密；中轴细而坚韧，近圆柱形；子囊盘稀见，侧生或假顶生，浅碟形，具不规则裂口和缘毛；果托表面凹凸不平，盘面淡栗色或深栗色，平滑。

【分布及生境】我国黑龙江、吉林、辽宁、山西、山东、浙江、江西、台湾，日本、朝鲜。产量较少。

【入药部位及功效】全株入药。四季采收，除去杂质，晒干备用。含多种有机酸类成分破茎松萝酸（Diffractic acid）、去甲破茎松萝酸（Barbatic acid）、松萝酸（Usnic acid）、地钱酸（Evernic acid）、油酸、亚油酸、Salazic acid、Dehydrobarbatic acid 和地衣聚糖（Lichenin）；并含有挥发油，碳水化合物和不同于去甲松萝酸的另一种酸（3.6%），熔点189－190℃。松萝有很强的抗菌和抗原虫的作用。从松萝中提取制得的地衣酸钠盐，也具有很强的抗菌与抗原虫作用。在稀释度1:16000000－1:65000000即能抑制白喉杆菌，对于结核杆菌、枯草杆菌、马铃薯杆菌、蕈状杆菌、金黄色葡萄球菌、白色葡萄球菌、肺炎球菌、创伤性厌氧菌、分枝杆菌、八叠球菌、炭疽杆菌、链球菌等均有很强的抑制作用。地衣酸钠及其制剂，可应用于各种创伤的伤口感染，能促进化脓病灶或脓腔的坏死组织脱落。本品所含的松萝酸及挥发油亦有抑菌作用。中药味苦、甘，性平。止咳平喘，清热解毒，平肝明目，生肌止血。蒙药味苦，性凉、钝、软、柔。清热，解毒。主治慢性气管炎，咳嗽痰喘，肺结核，头痛，

目赤，角膜云翳，耳鸣，疟疾，瘰疬，白带，崩漏；外用治创伤感染，疮疖，化脓性中耳炎，乳腺炎，宫颈糜烂，阴道滴虫，烧伤。蒙药治毒热，肝热，肠热腹泻，脉热。

壳状地衣（茶渍衣属）

叶状地衣（梅衣属）

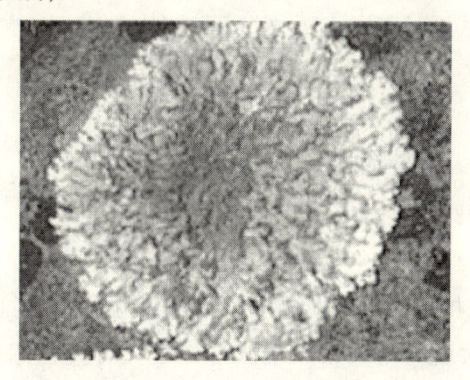

枝状地衣（松萝属）

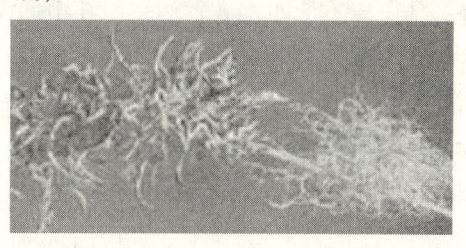

雀石蕊

【学　名】*Cladonia stellaris* (Opiz.) Pouzar et Vezda

【别　名】山岭石蕊、高山石蕊、岭石蕊、深山石蕊

【科　属】石蕊科

【形态特征】植物体两形。初生地衣体壳状或鳞片状，水平扩展，宿存或早期消失。次生地衣体（又称果柄、假果柄或子器柄）从初生地衣体上长出，直立，单一或分枝，呈圆柱状，中空，表面粗糙。顶端常膨大为喇叭状，称柱杯或杯。共生藻类为共球藻。子囊盘顶生或着生在杯的边缘。呈红色或暗褐色。

【分布及生境】分布广泛。常大片丛生在高山荒漠、苔原及极地的岩石表面或冰雪中。极耐干旱和寒冷。寒地动物驯鹿等秋冬两季的重要饲料"驯鹿苔"，主要为石蕊属中的石蕊（*C. rangiferina*）和雀石蕊（*C. stellaris*）。据《中国地衣植物图鉴》（吴金陵编著）记载，我国常见的石蕊属地衣有30种。

【入药部位及功效】石蕊为传统中药，在南北朝时，梁陶宏景所著《名医别录》中，已有石濡（即石蕊）"可明目益精气"的记载。在明李时珍著的《本草纲目》中，谓"石濡有生津润喉，解热化痰"之功效。由石蕊中提取的色素，是制作石蕊试纸的原料。另外，石蕊还可作提取抗菌物质松萝酸的原料。

石耳

【学　名】*Gyrophora esculenta* Miyshi

【别　名】石壁花、地耳、石木耳

【科　属】石耳科

【形态特征】原植体单叶，厚膜质，干燥时脆而易碎。幼小时近于圆形，边缘分裂极浅；长大后的轮廓大致椭圆形，最大时直径达18cm；不规则波状起伏，边缘有浅裂，裂片不规则形。脐背突起，表面皱缩成脑状的隆起网纹，或成数条肥大的脉脊；体上常有大小穿孔，假根由孔中伸向上表面。上表面微灰棕色至灰棕色或浅棕色，平滑或有剥落的麸屑状小片；有时有与母体相似的小叶片，直径达7mm。下表面灰棕黑色至黑色。脐青灰色，杂有黑色，直径达4-10mm。假根黑色，珊瑚状分枝，组成浓密的绒毡层或结成团块状，覆盖于原植体的下表面。子囊盘约数十个，黑色，无柄，圆形，三角形至椭圆形。

【分布及生境】分布于黑龙江、吉林、浙江、安徽、江西、江西、湖北、西藏等地。生于裸露的岩石上，尤喜生在硅质岩上。

【入药部位及功效】以叶状体入药。四季可采，晒干。性甘、平。清热止血，止咳化痰。主治吐血，衄血，崩漏，膀胱炎，肠炎，痢疾，支气管炎。外用治毒蛇咬伤,烧烫伤。

四、苔藓植物(Bryophyta)

苔藓植物是一类小型的多细胞的绿色自养型植物,一般生活在阴湿的环境中,是从水生到陆生过渡的代表性植物。

鉴别特征(Diagnostic features):简单的苔藓植物与藻类相似,呈扁平的叶状体;比较高级的种类,则有假根(由表皮突起的单细胞或1列细胞所组成)以及类似茎、叶的分化、类似输导组织的细胞群,但没有真根、中柱和真正的维管束。

苔藓植物的雌、雄生殖器官都由多细胞组成,分别称为颈卵器(archegoniuJn)和精子器(antherjdium)。精子器产生的游动精子和颈卵器产生的卵细胞受精形成合子,称为卵式生殖;合子在颈卵器中经分裂形成胚(embryo),并进一步发育成孢子体(由基足、蒴柄和孢蒴三部分)。孢子体通过吸取配子体的营养,孢蒴中的孢子成熟后散布于体外,在适宜的环境中萌发形成新的配子体。因此,苔藓植物具有明显的世代交替,从孢子萌发形成配子体,到配子体形成雌、雄配子(即卵细胞和精子)的阶段为有性世代;从合子发育成胚,再发育形成孢子体的阶段为无性世代。我们常见的是苔藓植物的配子体。配子体在世代交替中占优势,能独立生活,孢子体占劣势,且寄生在配子体上,是苔藓植物与其他陆生高等植物的最大区别。

苔藓植物具有颈卵器和胚,是适应生存环境的高级性状,因此苔藓植物和蕨类植物、种子植物一起均被列入高等植物范畴,合称为有胚植物。

根据植物体(配子体)形态结构的不同,苔藓植物可分为苔纲和藓纲两大类。苔类植物的植物体(配子体)是有背腹之分的叶状体,少数种类有茎、叶的分化;假根由单细胞构成;茎没有中轴分化,常由同形细胞构成;叶多为一层细胞,无中肋;孢子体的蒴柄延伸在孢蒴成熟之后,每一孢子萌发的原丝体仅产生一个植物体(配子体)。藓类植物的植物体有茎、叶的分化,多为无背腹之分的茎叶体;假根由单列细胞构成,常有分枝;有些种类的茎具有中轴分化,植物体呈辐射对称;孢子体构造比苔类复杂,蒴柄延伸常在孢蒴成熟之前,每一孢子萌发的原丝体常产生多数植株。

主要药用植物(staple medicinal plants):我国药用苔藓植物有21科、33属、43种(包括2个变种)。其中,苔类4科、5属、6种;藓类17科、28

属、37种。药用种数比较多的有泥炭藓科（Sphagnaceae）和金发藓科（Polytrichaceae）。苔藓植物是唯一缺乏商品药材的药用植物。

地钱 *Marchantia polymorpha* L. 属苔纲地钱科（Marchantincene）。叶状体扁平，深绿色，多为二歧分枝，边缘呈波曲状。贴地生长，有背腹之分，上面常有杯状无性芽孢杯；腹面具紫色鳞片，假根多数，平滑或有突起。雌雄异株，各具雌、雄生殖托，生殖托均有柄，着生于叶状休分义处；雄生殖托圆盘状，7-8波状浅裂，雌生殖托扁平，9-11深裂成指状。广布全国各地。全株药用，能清热解毒，祛瘀生肌。

苔纲植物药用的还有：蛇苔 *Conocephalum conicum*（L.）Dumorter 属蛇苔科。叶状体平卧，上面有略呈六角形的气室，中央各有一气孔。全株药用，称为"蛇地钱"，能清热解毒，消肿止痛。

大金发藓 *Polytrichum commune* Htedw. 属藓纲金发藓科。多年生草本，常密集成大片群落。植株体粗壮，深绿色，老时黄褐色。茎直立单一，常扭曲。叶在茎上部密集丛生，向下渐疏而小，基叶鳞片状。叶基部鞘状，上部窄长披针形，叶尖卷曲，边缘有密锐齿，腹部有多数栉片。雌雄异株。孢子体生于雌株顶端，蒴柄长，孢蒴帽上密被红棕色毛。广布于全国各地。全株药用，称为"土马"，能清热解毒，凉血止血。

暖地大叶藓 *Rhodobryum giganteum*（Schwaegr.）Par. 属真藓科（Bryaceae）。根状茎横走，暗红色，有多数毛状假根。茎多枝自根状茎生出，下部叶紫红色，细小膜质，鳞片状贴生于茎上；茎顶叶绿色，较大，多层集生成莲座状。全株药用，称为"回心草"，能养心安神，清肝明目。

藓纲植物药用的还有：平珠藓 *Plagiopus oederi*（Gunn.）Limpr. 属珠藓科（Bartramiaccae），全株约用，称为"太阳针"，能镇静定惊。山毛藓 *Oreas martiana*（Hopp. et Hornsch.）Brid 属曲尾藓科（DiCranaceae），全株能养阴清热，养血安神。

地钱

【学　名】*Marchantia polymorpha* linn.

【别　名】巴骨龙、脓痂草、米海苔、地梭罗、龙眼草

【科　属】地钱科地钱属

【形态特征】配子体为扁平的绿色叶状体。多次二叉状分枝，枝宽1-2cm，每个分枝前端凹入，生长点位于此处。叶状体背面可见很多菱形网纹，

每个网纹即为内部的1个气室,每个气室中央有个气孔。叶状体腹面有紫色鳞片和单细胞假根。假根有两种类型,平滑假根和舌状(或疣状)假根。地钱有营养繁殖,在叶状体背面有杯状结构叫做胞芽杯,其内产生很多胞芽。胞芽脱落后就可在湿地上萌发,产生叶状体。

【分布及生境】地钱多生长在阴湿的墙角、溪边,或温室的潮湿地面上。为世界广布种,体内含金鱼草素、柠檬酸和糖类,可药用。

【入药部位及功效】植物全株入药。清热,生肌,拔毒。主治烫火伤、刀伤、骨折、创伤溃烂久不收口,癣、黄水疮。

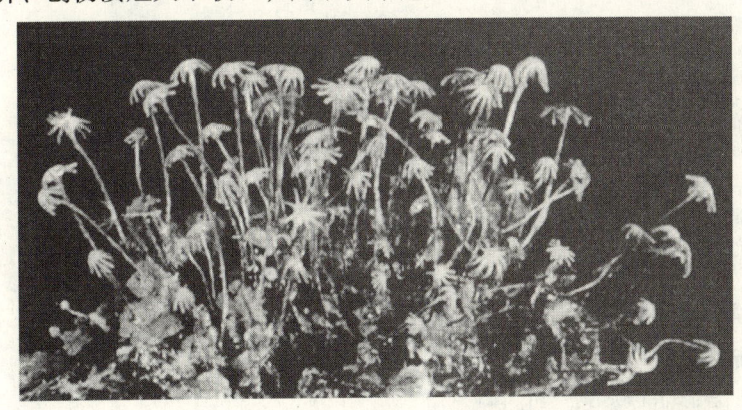

暖地大叶藓

【学　名】*Rhodobryum giganteum*(schwaegr.)par.

【别　名】茴心草、茴薪草、铁脚一把伞、岩谷伞

【科　属】真藓科大叶藓属

【形态特征】真藓科大叶藓属植物。体矮而形大,鲜绿色,略具光泽,成片散生。茎横生,匍匐伸展,直立茎下部叶片小而呈鳞片状,覆瓦状贴茎,顶部叶簇生呈大型花苞状,长倒卵形或长舌形,锐尖;叶边分化,上部具齿,下部略背卷;中肋单一,长达叶尖;叶细胞薄壁,六角形,基部细胞长方形。雌雄异株。蒴柄着生直立茎顶端,单个或多个簇生。孢蒴圆柱形,平列或重倾。

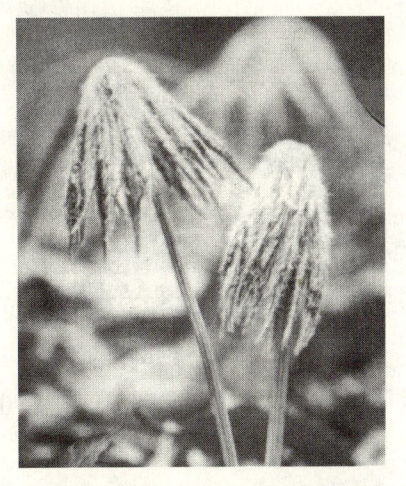

113

【分布及生境】溪边碎石间或潮湿林地。习生于长江流域以南中山林地，小溪边或滴水岩边亦可生长。日本、朝鲜及南亚地区也有。

【入药部位及功效】全草入药。全年可采，鲜用或阴干。止血、生肌、收敛。全株含挥发油和氨基酸等，可增加动物冠脉流量，临床对降血压和心绞痛有效。性辛、苦、平。主治外伤出血、刀伤、烫伤、创伤溃烂、痈疮溃烂、黄水疮等。

大金发藓

【学　名】*Polytrichum commune* L. ex Hedw.

【别　名】土马骔

【科　属】金发藓科

【形态特征】草本，高10－30cm，丛生。茎直立，单一，常扭曲，下部密生假根，上部深绿色，老时呈棕红色或黑棕色。叶丛生于上部，向下叶渐小而渐疏，上部叶较大，具长卵形明显鞘部，叶片骤狭，长披针形，尖端卷曲，边缘具密锐齿，中肋强，突出成刺状；背面前部中央具微齿，腹面具多数枥片。雌雄异株；雄株稍短，顶端生雄器，状如花苞，常于雄器中央继续茁生斩枝；雌株较高大，顶生孢蒴；蒴柄强劲，长达10cm，棕红色；孢蒴初直立，成熟时平列或垂倾，棕红色，四棱短方形；蒴帽覆盖全蒴，具棕黄色毛；蒴盖扁平，具短喙；托部盘状；蒴齿单层。孢子小，圆形，黄色，平滑。

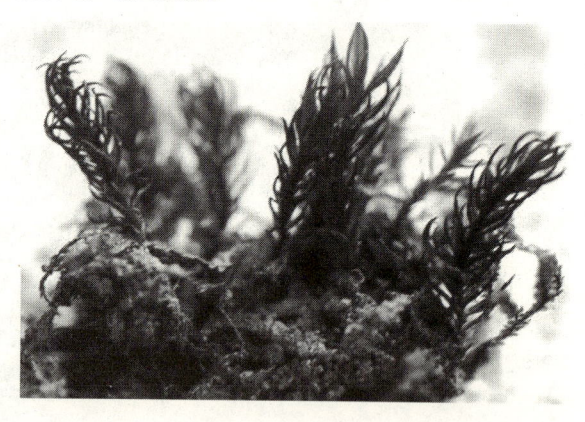

【分布及生境】生山野阴湿土坡，分布我国南北各地。

【入药部位及功效】含皂甙、脂类和色素。滋阴补虚。治肺病咳嗽、吐血、盗汗。①《贵州草药》：性甘、寒。滋阴敛汗、止咳、止血。②《四川常用中草药》：性淡、平。补脾、止血、润肠。主治漏症，内伤咳嗽，子宫脱垂，吐血。

五、蕨类植物（Pteridophyta）

蕨类植物介于苔藓植物和种子植物之间的一个大类群。蕨类植物和苔藓植物一样具有明显的世代交替现象，但蕨类植物的孢子体和配子体均能独立生活，且孢子体远比配子体发达，并有根、茎、叶的分化，异于苔藓植物。蕨类植物和种子植物一样具有维管组织，但蕨类植物只产生孢子，不产生种子，有别于种子植物；且蕨类植物的孢子体和配子体都能独立生活，而种子植物的配子体则完全寄生在孢子体上。因此，蕨类植物既属于高等的孢子植物，也是低等的维管植物。

鉴别特征（Diagnostic features）：蕨类植物的孢子体发达，一般为多年生草本，陆生或附生，有一年生或水生。多数生有不定根和根状茎，少数种类具有地上茎，有些原始的种类或具有假根，或兼有气生茎和根状茎。茎上还具有众多具有保护功能的毛茸和鳞片。

维管系统贯穿于蕨类植物的茎轴、叶等各部，形成了一个连续不断的输导系统。茎或根中心的全部维管组织和维管组织内的所有组织称为中柱（stele），不同排列方式的维管组织形成了多种类型的中柱。中柱类型可用以判断植物类群之间的亲缘关系。蕨类植物的中柱类型主要有原生中柱（protostele）、管状中柱（siphonostele）、网状中柱（dictyostele）和真中柱（custele）等。其中原生中柱是最简单、最原始的中柱类型，又分为单中柱、星状中柱和编织中柱。管状中柱包括外韧管状中柱和双韧管状中柱，这两类中柱在蕨类植物中普遍存在。真中柱多存在于蕨类的木贼属、多数裸子植物及被子植物。散生中柱则多存在于被子植物的单子叶植物纲。网状中柱、真中柱和散生中柱是演化到最高级的中柱类型。不同类型的蕨类植物，茎的中柱和由此发生的叶痕的形状是不同的，可作为蕨类植物系统分类的一个依据。如贯众类药材中，紫萁 *Osmunda japonica* Thunb 的叶柄横切而具 U 字形维管束 1 个，而狗脊蕨贯众 *Woodwaridia japonica* (L. f) 横切而具肾形维管束 2 - 4 个，排成半圆形。

蕨类植物的叶幼时多呈拳曲状，根据形态的不同，可分为小型叶（microphyll）和大型叶（macrophyll）两类：小型叶较原始，没有叶隙（leaf gap）（即维管组织在叶着生点上面的断裂）和叶柄（stipe），只有一个单一不分枝的叶脉（vein），如石松的叶；大型叶有叶柄、维管束，叶隙有或无，叶脉多分枝，如真蕨类植物。根据功能的不同，可分为营养叶（foliage leaf）和孢子叶（sporophyll）两类：营养叶又称不育叶（sterile frond），能进行光合作用；孢子叶又称能育叶（fertile fond），能产生孢子囊和孢子；若营养叶和孢子叶两者的形态和功能均没有区分，称为同型叶（homomorphic leaf），如粗茎鳞毛蕨；若两者形态完全不同，则称为异型叶（heteromorphic leaf），如紫萁。在系统演化过程中，同型叶向异型叶的方向发展进化。

孢子囊是蕨类植物特有的生殖器官。孢子囊着生的部位根据不同的科、属而有变化。在较原始的小型叶蕨类中，孢子叶集生在枝顶，形成球状或穗状，称为孢子叶球（StrobiluS）或孢子叶穗（sporophyll spike），孢子囊多单生于叶片边缘或接近叶缘。较进化的真蕨类，孢子囊通常成群生于叶片下面或集生在一个特化的孢子叶上，称为孢子囊群或孢子囊堆（sorus）。水生蕨类的孢子囊群生于特化的孢子果（sporocarp）（或称孢子荚）内。

多数蕨类产生的孢子形状、大小均相同，称为同型孢子（isospory）；卷柏属（Selaginella）植物和少数水生蕨类的孢子有大、小之分，称为异型孢子（heterospory），其中大孢子进一步发育形成雌配子体，小孢子发育形成雄配子体。由同型孢子至异型孢子是一种进化的表现。配子体产生的精子和卵，通过受精产生受精卵，进一步发育成胚，幼胚寄生在配子体上，长大后配子体死亡，孢子体则进行独立生活。

分类（Classification）：蕨类植物的分类原则既不同于种子植物的分类原则，在很大程度上也不同于苔藓或藻类植物的分类原则。蕨类植物的分类原则较多，主要依据下列特征：

1. 茎、叶的种类、外部形态和内部结构（包括中柱类型）；
2. 植物体表皮附属物（如毛茸和鳞片）的形态；
3. 孢子和孢子囊的形态；
4. 孢子囊群囊群托、囊群盖的有无和形状；
5. 孢子囊的环带有无、位置和发育顺序。

我国蕨类植物学家秦仁昌先生将蕨类植物分为5个亚门，即松叶蕨亚门、石松亚门、水韭亚门、楔叶蕨亚门和真蕨亚门，各亚门的区别见检索表。

亚门检索表

1. 叶退化或细小，远不如茎发达；孢子囊不聚生成囊群，而是单独生于叶的基部上面或腋间，或生于枝顶的孢子叶球内。（小型叶蕨类）

  2. 茎直立，无真正的叶；孢：广囊多数，生于盾状能育叶的下面，在枝顶形成单独的椭圆形孢子叫球 ………………………… 楔叶蕨亚门 Sphenophytina

  2. 茎分枝或块茎状，具有真正的叶；孢子囊生于能育叶的基部上面。

    3. 植物体形似韭菜，茎略呈扁圆形，肉质，块茎状；叶长钻形，略扁

第五章 中国少数民族药用植物的分类

圆，覆瓦状簇生于块状茎上；孢子囊深藏于每叶的膨大基部上侧的穴内；孢子异型；浅水或沼泽植物，水韭亚门 lsoephytina

3. 茎二歧分枝；叶退化为无叶绿素的二叉小钻形，或为正常的鳞片形或小钻形，分布于茎和枝的全长；孢子囊生于能育叶的基部上表面（腋里）；陆生植物。

4. 植株无根；枝三角形，多回等位二歧分枝；叶二叉小钻形，几无叶绿素；孢子囊近球形，3室；孢子同型 ················ 松叶蕨亚门 Psilophytina

4. 植株具根，枝圆形，一至多回二歧分枝，等位或不等位；叶小而正常，鳞片形、钻形、线形至披针形；孢子囊扁肾形，1室 ·······················
··· 石松亚门 Lycophytina

1. 叶远较茎发达，单叶或复叶；孢子囊生于正常叶的下面或边缘，或特化叶的下面或边缘，聚生成圆形、长形或条形的孢子囊群或孢子囊穗，或满布于叶片下面。（大型叶蕨类）················ 真蕨亚门 Filicophytina

主要药用植物（Staple medicinal plants），我国有蕨类植物52科，204属、2600科，多分布在西南地区和长江流域以南各省及台湾省，仅云南省就有1000多种，在我国有"蕨类王国"之称。蓟用蕨类资源有49科、117属、455种，包括12个变种、5个变型，绝大部分属于真蕨亚门和石松亚门。真蕨是现代最繁盛的蕨类植物，药用种类最多。蕨类药用资源居孢子植物之首，在药用植物中占有重要地位。

石松 *Lycopodium japonicum* Tunb. 属石松亚门石松科（Lycopodiaceae）。多年生草本。匍匐茎长而弯曲，细圆柱形，横走，二歧分枝。叶多列密生茎上，螺旋状排列，线形至针形，先端具长芒，易落；孢子叶卵状三角形，边缘有不规则锯齿。孢子囊穗状，单生或2－64－生于总梗上。广布于全国各地。全草药用称为"伸筋草"，能祛风除湿，舒筋活络。

卷柏 *Selaginella tamariscina*（Beauv.）Spring 属石松亚门卷柏科（Selaginellaceae）。多年生常绿草本，全株莲座状，干后内卷如拳。须根棕色或椿褐色，散生或聚生。枝丛生，扁而有分枝，向内卷曲，枝上密生鳞片状小叶，先端具长芒。中叶（腹叶）两列，卵状矩圆形，斜向上排列，叶缘有不规则的细锯齿；侧叶（背叶）背部的膜质边缘常呈棕黑色。孢子叶卵状三角形，孢子囊圆肾形。广布于我国各地。全草药用，能活血通经。同属植物垫状卷柏 *S. pulvinata*（Hook. et Grev.）Maxim. 须根多散生。主茎短，分枝多而密。中

117

叶直向上排列，叶缘厚，全缘。全草也作"卷柏"药用。

木贼 Equisetum hiemale L. 属石松亚门木贼科（Equisetaceae）。多年生常绿草本。根茎粗壮，横生地下，节上轮生黑褐色根。地上茎单一不分枝，长40-60cm，直径0.2-0.7cm，有18-30条纵棱，棱上有多数细小光亮的疣状突起；中空有节，节上着生筒状鳞叶，基部和顶端黑棕色，中部淡棕黄色。孢子囊穗顶生，紧密，顶部有尖头，无柄。全国大部分地区均有分布。地上部分药用，能散风热，退目翳。同属植物节节草 E. ramosissimum Desf. 全草药用，能清热利尿，明目退翳，祛痰止咳。

问荆 Equisetum arvense L. 茎二型。孢子茎早春生出，不分枝，无叶绿素，孢子囊穗顶生，长圆形；孢子叶六角形，盾状着生，螺旋排列。孢子茎枯萎后，于夏季生出营养茎，有棱脊6-16条，小枝实心，轮生；叶退化，下部成鞘。全草药用，能利尿止血。

粗茎鳞毛蕨 Dryopteris crassirhizoma Nakai 属真蕨亚门鳞毛蕨科（Dryopteridaceae）。根茎直立，连同叶柄基部密生褐棕色、卵状披针形的大鳞片。叶柄残基扁圆形，表面有纵棱线。根茎与叶柄残基断面均棕色，有黄白色维管束5-13个，环列；每个叶柄残基的外侧常有3条须根。叶簇生，基部以上直达叶轴密生棕色条形至钻形窄鳞片；叶片倒披针形，二回深羽裂，羽片近长方形，两面有纤维状鳞毛，侧脉羽状分叉。孢子囊群仅分布于叶片中部以上的羽片上，生于小脉中部以下，每裂片2-4对，囊群盖圆肾形。广布于东北和河北东北部。根茎及叶柄残基药用称为"绵马贯众"，能清热解毒，驱虫。

紫萁 Osmunda japonica Thunb. 属真蕨亚门紫萁科（Osmtmdaceae）。叶柄残基扁圆柱形，斜向上生长，断面维管束呈U形。叶二型，营养叶三角状广卵形，羽状复叶边缘有匀密的细锯齿；孢子叶小羽片极窄，条形而卷缩，沿中肋两侧背面密生孢子囊，成熟后枯死。根茎及叶柄残基在江苏、浙江、河南、四川等省作"贯众"药用。

真蕨亚门的多种植物均可作中药"贯众"使用。贯众的品种历来混乱，全国各地习惯使用的商品"贯众"主流品种有4大类，至少来源于9科17属49种植物。鳞毛蕨科植物粗茎鳞毛蕨为我国北方地区习用，称为"绵马贯众"，为2000年版药典记载的唯一的贯众药材来源。紫萁科植物紫萁在我国南方地区使用较多，习称"紫萁贯众"。其他常作为贯众药用的还有鳞毛蕨科植物贯众 Cyrtomium fortunel J. Sm.、乌毛蕨科（Blechnaceae）植物单芽狗脊蕨

Woodwardia unigemmata (Makino) Nakai 和狗脊蕨 *Woodwardia japonica* (L f.) Sm.、苏铁蕨 *Brainea insignis* (Hook.) J. Sm.、乌毛蕨 *Blechnum orientale* L.、球子蕨科（Onocleaceae）植物荚果蕨 *Matteuccia struthiopteris* (L.) Todaro 等。

海金沙 *Lygodium japonicum* (Thunb.) Sw. 属真蕨亚门海金沙科（Lygodiaceae）。多年生草质藤本，根状茎横走，根须状。叶多数，对生于茎的短枝两侧，二型，纸质，被疏短毛。营养叶尖三角形，二回羽裂，边缘有不整齐的细钝锯齿；孢子叶卵状三角形，小羽片边缘生流苏状的孢子囊穗。孢子表面有小疣。分布于我国华东、中南、西南地区及陕西、河南等省区。成熟孢子药用，能清利湿热，通淋止痛。

金毛狗脊 *Cibotium barometz* (L.) J. Sm. 属真蕨亚门蚌壳蕨科（Dicksoniaceae）。多年生树型蕨，高达3m。根状茎粗大，木质。叶柄粗壮，其基部和根状茎上均有密的金黄色长茸毛，形似金毛狗头。叶片大型，阔卵状三角形，三回羽裂。孢子囊群生于边缘的侧脉顶端，囊群盖2裂，形如蚌壳。分布于我国华东、华南、西南地区及四川省。根茎药用，能补肝肾，强腰膝，祛风湿。

庐山石韦 *Pyrrosia sheareri* (Bak.) Ching 属真蕨亚门水龙骨科（Polypodiaceae）。多年生草本。植株高 30-60cm。根茎粗短，横走，密被披针形鳞片。叶簇生，披针形，先端渐尖，基部耳状偏斜，边缘常内卷，上表面黄绿色，散布黑色圆形的小凹点，下表面密生分枝短阔的纤棕色星状毛，叶柄具四棱，长 10-20cm，直径 1.5-3cm。孢子囊群小，棕色圆点状，在下表面侧脉间排成多行，无盖。分布于长江以南各省区。叶用，能利尿通淋，清热止血。同属植物石韦 *P. lingua* (Thunb.) Farwell 叶片披针形或长圆披针形，基部楔形，对称，叶柄长 5-10cm，直径约 1.5cm，孢子囊群生于侧脉间，排列紧密而整齐；有柄石韦 *P. petiolosa* (ChriSt) Ching 叶片长圆形或卵状长圆形，基部楔形，对称；叶柄长 3-12cm，直径约 1cm；下表面侧脉不明显，且布满孢子囊群。以上两种植物的叶也均作"石韦"药用。

槲蕨 *Drynarla fortunei* (Kunze) J. Sm. 属真蕨亚门水龙骨科。多年生附生草本。根茎粗壮肉质，长而横走，密被棕黄色钻状披针形有睫毛的小鳞片。叶二型，营养叶多数，广卵形，无柄，上部羽状浅裂，裂片三角形；孢子叶矩圆形，短柄有翅，羽状深裂，裂片披针形，叶脉明显，呈长方形网眼状。孢子囊群圆形，沿中肋两旁各 2-4 行，每长方形网眼内 1 枚，无囊群盖。分布于西南、中南和江西、浙江、福建、台湾等省区。根茎药用，能补肾强骨，续伤止痛。

中国蕨科　Sinopteridaceae

银粉背蕨

【学　名】*Aleuritopteris argentea*（Gmel.）Fee

【别　名】五角叶粉背蕨、铁杆草、阿瓦

【科　属】中国蕨科

【形态特征】中、小形多年生旱生植物，植株高 15－25cm。根状茎直立或斜升，被有亮黑色披针形鳞片。叶簇生，厚纸质；叶柄长 6－20cm，栗棕色，有光泽，基部疏被鳞片；叶片五角形，长 5－6cm，宽约相等，上面暗绿色，下面有乳白色或淡黄色粉粒生出；基部一对羽片最大，长 2－5cm，宽 2－3.5cm，近三角形，羽状；小羽片 3－5 对，条状披针形或披针形，羽轴下侧的小羽片较上侧的大，基部下侧 1 片特大，长 1－3cm，宽 5－15cm，浅裂，其余向上各片渐小，全缘或稍浅裂；裂片三角形或条形，钝头，全缘；叶脉羽状，侧脉 2 叉，不明显。孢子囊群生于小脉顶端，成熟时会合成条形，沿叶边连续；囊群盖棕色，条形连续，膜质。孢子球形。

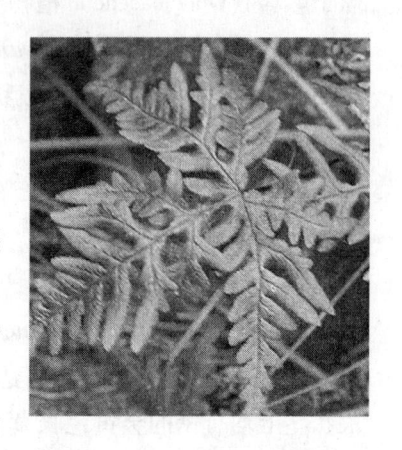

【分布及生境】内蒙古各地，广布东北、华北、西北、西南各省区；日本、朝鲜、蒙古、俄罗斯也有。生于干旱石灰岩石缝中。

【入药部位及功效】全草入药。化学成分：含粉背蕨酸（Alepterolic Acid）、蔗糖。经预试，全草有还原性物质、鞣质、皂甙、黄酮甙的反应。性味功能：中药味淡、微涩，性平。活血调经，补虚止咳。蒙药味微苦，性平。愈伤，明目，止咳，止血。主治：中药治月经不调，经闭腹痛，赤白带下，肺痨咳嗽，咯血。蒙药治骨折损伤，金伤，视力减退，目赤，肺痨，咳嗽，吐血。

凤尾蕨科　Pteridaceae

蕨

【学　名】*Pteridium aquilinum*（L.）Kuhu var. *latiusculum*（Desv.）Underw

【别　名】如意菜、蕨萁

【科　属】凤尾蕨科蕨属

【形态特征】多年生蕨类，高 1m。根状茎长而横走，有黑褐色茸毛。叶远生,近革质,小羽轴及主脉下面有疏毛,其余无毛;叶片阔三角形或矩圆三角形,长30-60cm,宽20-45cm,3回羽状或4回羽裂;末回小羽片或裂片矩圆形,圆钝头,全缘或下部的有1-3对浅裂片或呈波状圆齿。侧脉二叉。孢子囊群生于小脉顶端的联结脉上,沿叶缘分布;囊群盖条形,有变质的叶缘反折而成的假盖。

【分布及生境】广布于全国各地。生于林缘及荒坡。

【入药部位及功效】全草、根茎入药。夏、秋季采收。微涩,平。全草:驱风湿、利尿解热,又可用驱虫剂。根茎:收敛止血,治痢疾、外伤出血、高热神昏、五脏虚损、气滞经络、筋骨疼痛。煎服9-15g。外用适量,捣敷。嫩叶作蔬菜及饲料。根茎可提取淀粉,供食用。新鲜根茎中含有多量的绵马素,秋后更多,连续食用易中毒。应用如下:1. 根茎捣敷,解疮毒。2. 配红糖煎服,治泻痢腹痛。

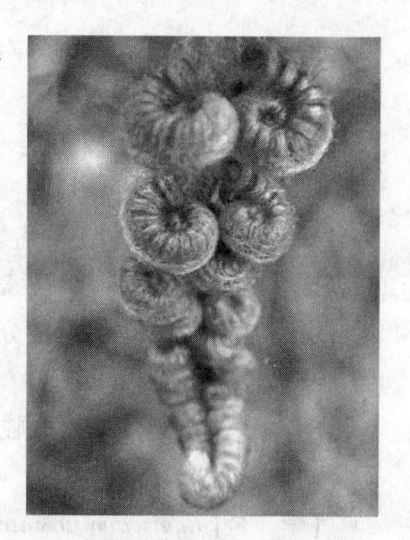

蕨菜

【学　名】*Pteridum aquilinum* var. *latiusculum*.

【别　名】龙爪菜、锯菜

【科　属】凤尾蕨科

【形态特征】多年生草本,高约1m。根茎斜生,被有浅棕色至棕色短鳞毛,老时部分脱落。叶柄长15-24cm,稍有棱线,基部棕色,被有浅棕色长约1.5cm的鳞毛。叶为2-3回羽状复叶,革质,轮廓呈阔卵状至三角形;叶轴上端及羽轴上均被鳞毛;羽片互生,为狭卵状长三角形,长9-18cm;小羽片互生,线状披针形,长约4cm;末次羽片对生,狭三角形或卵状三角形,稍上弯;上面草绿色,稍有光泽,下面灰绿而带棕色,密被白色绒毛。袍子囊群棕色,沿末次羽片边缘着生。

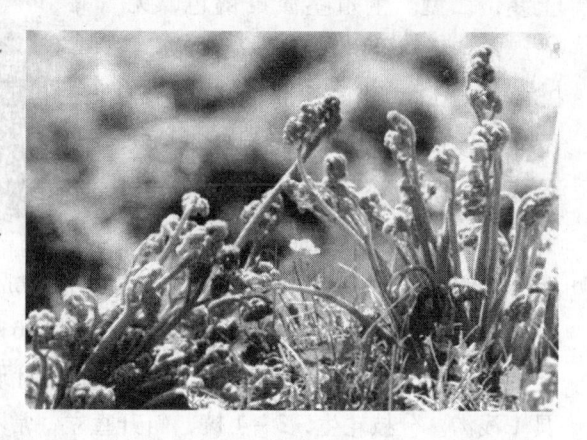

【分布及生境】生于山坡草丛中及路边，多分布于稀疏针阔混交林。分布云南。

【入药部位及功效】根茎入药，功效：清热解毒，安神利尿。主治：痢疾，脱肛，解疮毒。化学成分：胡萝卜苷、山奈酚-3-O-（6-O-反-对羟基苯丙烯酰基）-β-D-葡萄糖苷、腺嘌呤核苷、蕨素-3-O-β-D-葡萄糖苷、牛膝甾酮、芦丁、蕨素A、坡那甾酮A和槲皮素。其中腺嘌呤核苷和牛膝甾酮为首次从该种植物中分离得到。性味：甘、寒涩、无毒。归经：入大肠、膀胱。

木贼科 Equisetaceae

问荆

【学　名】*Equisetum arvense* L.

【别　名】节节草、接续草、苦朱格

【科　属】木贼科木贼属

【形态特征】多年生草本。根状茎匍匐地下，具球茎，向上生出地上茎，二型。生殖茎淡黄褐色，无叶绿素，早春生出，不分枝，高8-25cm，具10-14条浅肋棱；叶鞘筒漏斗形，长5-17cm，叶鞘齿3-5，棕褐色，质厚，每齿由2-3小齿连合而成；孢子叶球有柄，长椭圆形；孢子叶六角盾形，下生6-8个孢子囊。孢子成熟后，生殖茎枯萎。营养茎由同一根茎生出，绿色，高25-40cm，具肋棱6-12，沿棱具小瘤状突起；中央腔径约1cm；叶鞘筒长7-8cm，鞘齿条状披针形，黑褐色，具膜质白边，背部具1浅沟。分枝轮生，3-4棱，斜升直立，常不再分枝。

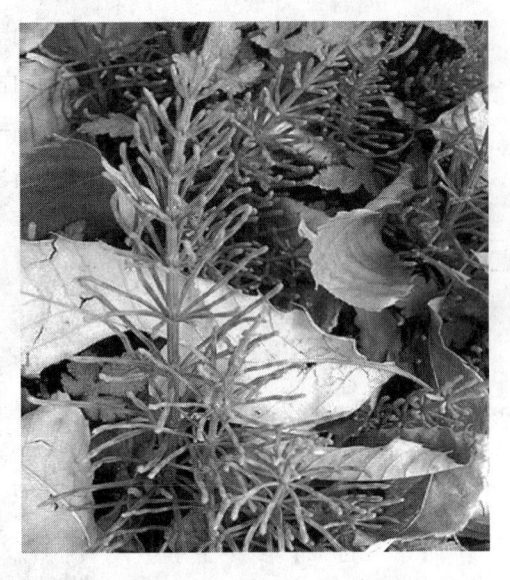

【分布及生境】内蒙古和全国大部分地区均有分布；北半球温带和寒带其他地区也有。生于草地、河边、沙地。

【入药部位及功效】全草入中药。地上部分入蒙药。化学成分：全草含黄酮甙，皂甙，微量生物碱，有机酸，氨基酸等。药理作用：新鲜全草醇溶性成分、流浸膏有利尿作用，但不强。水煎剂则未能证实利尿。大鼠实验证明其利尿比速尿和健肾茶（直管草）的作用强，可促进动物机体内铅的排出，故可用于铅中毒的治疗。乙醇提取物利尿作用的有效成分是异槲皮甙、木樨草素、问荆甙等。水煎剂（1:2）静注于兔、犬可引起血压下降及反射性呼吸兴奋。降压作用不受阿托品影响，降压成分溶于水而不溶于醇及氯仿。小剂量新鲜水煎剂对离体蛙心，可增加心肌收缩力，大量则抑制之。临床用于治疗糖尿病，但动物实验未证明。对痔疮、子宫出血时，也有用作止血剂的。所含犬问荆碱，对马有毒而对人无害。在家兔实验中，证明本品有轻微的降压作用。性味功能：中药味苦，性平。清热，止血，利尿，止咳。蒙药味苦、涩，性平。利尿，破痞，止血，生津。主治：中药治咯血，鼻衄，月经过多，便血，痔疮出血，淋病，小便不利，咳嗽气喘；外用治外伤出血，跌打损伤。蒙药治水肿，尿闭，石淋，尿道灼痛，月经过多，创伤出血，鼻出血，吐血，病后体虚。

节节草

【学　名】*Equisetum ramosissimum* Desf.

【别　名】土木贼、草麻黄、萨格拉嘎日－西伯里、萨格拉嘎日－呼呼格

【科　属】木贼科

【形态特征】多年生草本。根状茎匍匐地下，黑褐色，地上茎直立，灰绿色，粗糙，高25－75cm，粗1.5－4.5cm，中央腔径1－3.5cm。节上轮生侧枝1－7，或仅基部分枝，侧枝斜展。主茎具肋棱6－16条，沿棱脊有小瘤状突起1列；槽内气孔2列，每列具2－3行气孔。叶鞘筒长4－12cm，鞘齿6－16枚，披针形或狭三角形，背部具浅沟，先端棕褐色，具长尾，易脱落。孢子叶球顶生，无柄，矩圆形，长5－15cm，径3－4.5cm，顶端具小突尖。

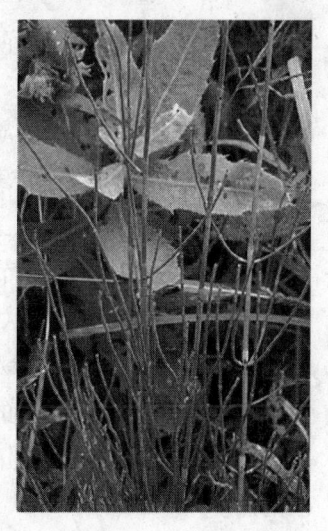

【分布及生境】科尔沁、辽河平原、赤峰丘陵、阴南、鄂尔多斯、东阿拉善、西阿拉善。广布于全国各地；亚洲、欧洲、非洲北部及北美洲。生于沙石地、草原。

【入药部位及功效】全草入药。中药治目赤肿痛，角膜云翳，肝炎，支气管炎，咳嗽喘促，淋浊，小便涩痛，尿血。蒙药治水肿，尿道灼痛，尿闭，石淋，创伤出血，月经过多，鼻出血，吐血，体虚。化学成分：含有犬问荆碱、

菸碱等生物碱，还含有黄酮类成分山柰2酚-3-槐糖甙-7-葡萄糖甙、山柰酚-3-槐糖甙、木樨草素-5-葡萄糖甙。尚含豆甾醇、β-谷甾醇、葡萄糖、果糖、廿八烷、卅烷、卅三烷等。另含无机元素铅、锑、锶、锌、铜、砷、镍、钴等。药理作用：25%节节草水煎剂和节节草粗提物分别给小白鼠灌胃均有止咳作用。节节草皂甙、节节草水煎剂及节节草粗提物分别给小白鼠灌胃均有祛痰作用。性味功能：中药味甘、微苦、性平。清肝明目，祛痰止咳，利尿通淋。蒙药味苦、涩，性平。利尿，破痞，止血，生津。

海金沙

【学　名】*Lygodium japonicum* (Thunb.) Sw.

【别　名】铁线藤、左转藤

【科　属】海金沙科海金沙属

【形态特征】多年生攀援草本，长可达4m。生于溪边或林中杂草灌丛中，根状茎细长，横生，生黑褐色有节的毛。叶纸质；2-3回羽状复叶；叶有两种，一种为营养叶；一种为孢子叶，外形通常相同，但孢子叶小，羽片较小，有深缺刻。夏末孢子囊在叶背面生出；孢子囊单生，沿裂片的中脉两行排列成穗状穗长约5cm。

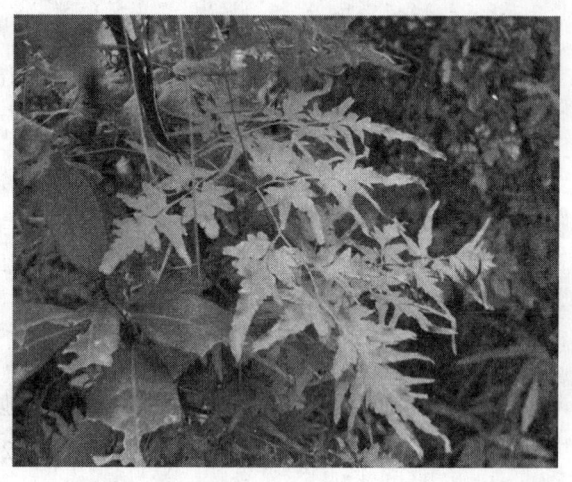

【分布及生境】生于山坡草丛或灌木丛中。主产广东、浙江，全国大部地区均产。

【入药部位及功效】为海金沙科植物海金沙的孢子入药。化学成发：孢子含海金沙素、棕榈酸、油酸、亚油酸、（十）-8-羟基十六酸［（十）-8-hydroxyhexadecanoic acid］和脂肪油。性味归经：寒、甘、咸；归小肠、膀胱经。功能主治：清利湿热，通淋止痛。用于热淋、砂淋、血淋、膏淋、尿道涩痛。海金沙全草有抗菌、利尿作用。用于上呼吸道感染、流行性腮腺炎、尿路感染等。

第二节 种子植物部分

一、裸子植物门（Gymnosperms）

在植物系统发育史上，裸子植物是介于蕨类植物和被子植物之间的一个自然类群。裸子植物具有劲卵器，与蕨类植物特点一致；裸子植物具胚珠，形成种子，与被子植物特点一致。与被子植物不同的是，胚珠和种子是裸露的，没有心皮包被，不形成子房，因此称为裸子植物。

1. 裸子植物的主要特征

胚珠和种子裸露，不包被于子房之中，是裸子植物最主要的特征，也是和被子植物最大的区分依据。种子的形成是植物系统发育上的巨大转折，有利于植物的繁殖和分布，使裸子植物取代蕨类植物，而在陆生植被中占有一定的优势地位。大孢子（心皮）和小孢子叶（雄蕊）多数聚生为球果状（Strobiliform），称为孢子叶球。大孢子叶常变态为珠鳞（松柏类），珠座（银杏），珠托（红豆杉），套被（罗汉松）和羽叶状（苏铁）。

孢子体特别发达，常为多年生单轴分枝的高大乔木，分枝常有长枝与短枝之分。网状中柱，并生型维管束，具形成层，有次生生长；木质部大多有管胞，无导管（仅买麻藤纲具导管）；韧皮部只有筛胞而无伴胞。叶为针形、条形、鳞片形，极少数为扁平的阔叶，在长枝上螺旋状排列，在短枝顶部簇生。

配子体微小，完全寄生在孢子体上。雄配子体为萌发期的花粉；雌配子体为成熟期的胚囊，近珠孔端生有2至多个颈卵器。受精后，雌配子体的大部分成为种子的胚乳，为单倍体组织，与被子植物双受精产生三倍体的胚乳组织大不相同。由于多个颈卵器的卵细胞同时受精，或一个受精卵发育过程中，胚原组织分裂为几个胚，就产生了裸子植物的多胚现象，前者称为简单多胚现象，后者称为裂生多胚现象。

裸子植物的花粉常由风力传播，花粉经珠孔直接进入珠心上方的花粉室，萌发时，花粉产生花粉管，进入胚囊，使精子和卵细胞结合完成受精过程。花粉管的产生，使受精作用摆脱对水的依赖，从而使裸子植物在系统发育上跨越了一大步。

裸子植物的花粉粒为单沟型，没有3沟、3孔沟或多孔的花粉粒。

19世纪中叶以前，人们还没有认识到种子植物和蕨类植物有系统发育上的联系，在生殖器官的描述上有两套不同的形态术语并用或混用。到1851年，法国植物学家荷夫马斯特（Hofmeister）把蕨类植物和种子植物的生活史统一起来，人们才认识到裸子植物的球花与蕨类植物的孢子叶球同源，前者是后者发展而来的。两套名词对应如下：花（球花）-孢子叶球；雄蕊-小孢子叶；花粉囊-小孢子囊；花粉母细胞-小孢子母细胞；花粉粒（单核期）-小孢子；花粉管和内含精核-雄配子体；心皮-大孢子叶；珠心-大孢子囊；胚囊母细胞-大孢子母细胞；肝囊（成熟期）-雌配子体；胚乳（裸子植物）-部分雌配子体。

2. 裸子植物的分类

裸子植物在植物分类系统中，通常作为一个自然类群，称为裸子植物门（gymnospermao）。裸子植物门通常分为5纲：苏铁纲（Cycadopsida）、银杏纲（Ginkgopsida）、松柏纲（球果纲）（Coniferopsida）、红豆杉纲（紫杉纲）（Taxopsida）和买麻藤纲（倪藤纲）（Gnctopsida）［盖子植物纲（Chlamydospermopsida）］。《中国植物志》第七卷分为4纲，即红豆杉类不独立成纲，包括于松柏纲之内。本书现代裸子植物分类采用5纲系统，包括9目，12科，71属，800多种。我国是裸子植物种类最多、资源最丰富的国家，有5纲，8目，11科，41属，近300种，其中1科，7属，51种为引种栽培。我国裸子植物有不少是第三世纪的孑遗植物，被称为"活化石"植物，如银杏、水杉等。已知药用的有10科25属100余种，以松科最多。

分纲检索表

1. 乔木或灌木或呈棕榈状，花无假花被，次生木质部无导管。
   2. 植物体为常绿的棕榈状，大型羽状复叶聚生于树干或块茎上部，树干短，常不分枝 ································· 苏铁纲 Cycadopsida
   2. 植物常绿或落叶，单叶，树干分枝。
     3. 叶扇形，有多数二叉状并列的细脉，有长柄；花粉萌发时产生2个有纤毛，能游动的精子 ····················· 银杏纲（Ginkgopsida
     3. 叶针形或鳞形，不为叉状脉；花粉萌发时不产生能游动的精子
       4. 大孢子叶（珠鳞）两侧对称，常聚生成球果状；种子有翅或无翅
       ································· 松柏纲 Coniferopsida

4. 大孢子叶特化成近辐射对称的套被或珠托, 杯状、囊状、盘状或漏斗状, 不形成球果; 种子有肉质假种皮 ……… 红豆杉纲 Taxopsida
1. 木质藤本或小灌木; 花具假花被; 次生木质部具导管
………………………………………………………… 买麻藤纲 Gnetopsida

苏铁纲 Cycadopsida

常绿木本植物, 树干粗壮, 圆柱形, 常不分枝。大型羽状复叶集生茎顶或块状茎上。雌雄异株, 球花顶生 (或有大孢子叶羽状不形成球花的)。精子具多数纤毛能游动。

现仅存1目1科11属, 约240余种, 分布于热带和亚热带地区。我国仅有苏铁属 (Cycas), 约22种。

苏铁科 CyCadaceae

属的数目 (Number of genera): 11

种的数目 (Number of species): 约240

分布 (Distribution): 南北两个半球的热带和亚热带地区。

经济价值 (Economic uses): 观赏和药用。

苏铁科植物是常绿木本植物, 所具的特点表明该科是较自然的古老类群。

我国的分布 (Distribution in China): 分布于东南、华南及西南部。

鉴别特征 (Diagnostic features): 常绿木本植物, 茎干粗壮常不分枝。营养叶常一回羽状复叶, 集中螺旋状排列于茎顶或球状块茎上。雌雄异株, 球花单生于茎干顶端; 小孢子叶 (雄蕊) 鳞片状或盾状螺旋排列, 在下部着生多数小孢子囊 (对花囊), 小孢子萌发时产生两个具多纤毛能游动的精子; 大孢子叶 (雌蕊) 扁平, 上部羽状分裂或不裂, 2-10枚胚珠着生在中下部的叶柄两侧。种子核果状, 外种皮肉质, 中果皮木质, 内果皮膜质。染色体: X = 11。

分类 (Classification): 一些学者把苏铁类植物作为一种 (Cycadaceae) 来处理, 如《中国植物志》。现也有学者将其分为三科: 苏铁科 (Cycadaceae), 托叶铁科 (Stangeriaceae) 和泽m铁科 (Zamiaceae)。我国仅有苏铁科苏铁属 (Cycas), 约22种。

主要药用植物 (Staple medicinal plants):

苏铁 (铁树) *Cycas revoluta* Thunb. 常绿棕榈状乔木。树干圆柱形, 常高约2m, 或更高, 有明显螺旋状排列的菱形叶柄残基。一回羽状复叶, 革质,羽状裂片条形，边缘向下反卷，上面中央微凹，凹槽内有稍隆起的中脉，下面中脉显著隆起。大孢子叶扁平，羽状，具密褐色宿存的绒毛，顶生裂片与侧生裂片同为钻形。种子核果状，熟时朱红色。种子平肝，降血压；口食止血止痢；根祛风活络补肾。

银杏纲　Ginkgopsida

落叶乔木，树干顶端有分枝，并有长、短枝之分。叶扇形，有长柄，先端2浅裂或有波状缺刻，有多数二叉状并列细脉，叶在长枝上互生，在短枝上簇生。球花单性，雌雄异株。精子多鞭毛。种子核果状。

本纲现仅存1目1科1属1种，我国特产，为世界著名的孑遗植物，国内外广泛引种栽培。

银杏科 Ginkgoaceae

属的数目（Number of genera）：1

种的数目（Number of species）：1

分布（Distribution）：我国浙江天目山有野生状态的树木，国内外栽培很广。

经济价值（Economic uses）：可用观赏树和行道树，叶和种子药用。

银杏为中生代残遗的物种，因此又被称为活化石，银杏叶形常被作为中国植物的标志图案。

我国的分布（Distribution in China）：中国浙江天目山有自然分布，国内外其他地方的银杏均为栽培。

鉴别特征（Diagnostic features）：除和纲的特征一致外，球花单性异株，生于短枝顶端鳞憝状叶的腋内，簇生状；雄球花具梗，柔荑花序状，雄蕊多数，各具2花药；雌球花具长梗，梗端常分为2叉，叉顶有杯状珠座（心皮），各生一直立胚珠，常只1个发育。种子核果状，具长梗，成熟时外种皮肉质橙黄色，中果皮白色，骨质，内果皮红色，膜质。染色体：$X = 12$。

分类（Classification）：为单科种，但长期以来在我国培育出10多个优良品种，如江苏苏州洞庭山有"洞庭皇"等4个品种，江苏泰兴有"佛指"，浙江诸暨有"卵果佛手"等4个品种，广西兴安有"橄榄佛手"等3个品种。

主要药用植物（Staple medicinal plants）：

银杏（白果，公孙树）*Ginkgo biloba* L. 种子药用，有润肺止咳、强壮之效。叶敛肺平喘，活血化瘀，止痛，用于肺虚咳喘，冠心病，心绞痛，高血脂。

松柏纲 Coniferopsida

常绿或落叶乔木，稀为灌木，茎多分枝，常有长短枝之分，具树脂道。叶为针形、钻形、刺形或鳞片形，稀为条形。孢子叶常排成球果状，单性，同株或异株。精子无鞭毛。

松柏纲是现代裸子植物中数目最多，经济价值最高，分布最广的类群。该纲分为松科（Pinaceae）、杉科（Taxodiaceae）、柏科（Cupressaceae）和南洋杉科（Araucariaceae）4科，有44属，约400余种，南北半球都有分布，特别在北半球温带、寒温带的高山地带构成大面积的森林。我国是松柏类植物最古老的起源地，也是松柏植物最丰富的国家，有许多特有属种和孑遗植物，共有3科，23属，约150种，引种1科，7属，50种。

1. 松科 Pinaceae

属的数目（Number of genera）：10

种的数目（Number of genera）：约230

分布（Distribution）：主要分布在北半球。

经济价值（Economic uses）：经济用材，造林树种，化工原料，食用和药用。

本科是松柏纲植物中最大，经济上最重要的一科。

我国的分布（Distrbution in China）：我国分布丰富，几乎均为高大乔木，在东北、华北、西北、西南及华南高山地带形成广大森林。

鉴别特征（Diagnostic features）：常绿乔木，少为灌木状，稀为落叶性。叶针形或条形，在长枝上螺旋状排列，在短枝上簇生。球花单性同株，雄球花穗状，由多数螺旋状排列的雄蕊组成。各具2花药室，花粉粒有气囊；雌球花由多数螺旋状排列的珠鳞和苞鳞组成，每个珠鳞腹面基部有两个倒生的胚珠，珠鳞和苞鳞分离。球果常开裂，种鳞木质，基部有2粒种子。种子常有单翅，胚具2-16枚子叶。染色体：$X = 12$、13、22。

分类（Classification）：松科有3亚科，10属，即冷杉亚科 Abietoideae（6属）、落叶松亚科 Laricoideae（3属）和松亚科 Pinoideae（1属），共约230种。我国有10属113种29变种，占世界松科种类的1/2左右，特有属如金钱松属（Pseudolarix）、银杉属（Cathaya）都是单种属，为孑遗植物。油杉属（Keteleeria）共有11种，除2种产于越南，其余9种均为我国特有。

主要药用植物（Staple medicinal plants）：

马尾松 *Pinus massoniana* Lamb. 常绿乔木。针叶柔软，2针一束，长12-20cm；树脂管4-7个，边生。种鳞鳞盾不隆起，鳞脐无刺。分布于淮河流域和汉水流域以南。松节能祛风除湿、活络止痛；松花粉能燥湿，收敛止血，用于湿疹、黄水疮、皮肤糜烂、脓水淋漓、外伤止血、尿布性皮炎；松节油为皮肤刺激药，用于治疗肌肉痛和关节痛。

油松 *P. tabulaeformis* Carr. 常绿乔木。针叶粗硬，2针一束，长10-15cm；树脂管约10个，边生。种鳞鳞盾肥厚隆起，鳞脐有短刺。油松是我国特有种，主要分布于北方各省，四川也有。药用部位及功效同马尾松。同属药用植物还有红松 *P. koraiensis* Sieb. etZucc. 叶五针一束，产于东北；云南松 *P. yunnanensis* Franch. 叶三针一束，分布于西南。

金钱松 *Pseudolarix amabilis* (Nelson) Rehd. 落叶乔木，隶属落叶松亚科。叶15-30在短枝上簇生，平展排成圆盘状，秋天金黄色，形似金钱。根皮和近根树皮称为土荆皮，能杀虫、止痒，用于疥癣瘙痒。

2. 杉科 Taxodiaceae

属的数目（Number of genera）：10

种的数目（Number of species）：16

分布（Distribution）：东亚、北美和澳洲塔斯梅尼亚岛。

经济价值（Economic uses）：经济用材树种，水松可用作固堤。

杉科为裸子植物的中小科，药用植物种类不多，但多有系统进化上重要和珍稀的种类。

我国的分布（Distribution in China）：我国所产分布于长江流域及秦岭以南地区。

鉴别特征（Diagnostic features）：常绿或落叶乔木。叶披针形、钻形、条形或鳞形，同株有叶2型或1型，螺旋状排列或交互对生（水杉属 Metasequoia）。球花单性同株，雄蕊和珠鳞均螺旋状排列或少为对生；雄球花小，顶生或腋生，有时排成圆锥花序状，雄蕊有花药3-4个（稀达9个），花粉粒无气囊；雌球花顶生，每个珠鳞腹面基部有胚珠2-9个，珠鳞和苞鳞半合生或合生，有时苞鳞退化。球果当年成熟开裂，木质或革质，种子小，2-9枚，常有翅，子叶2-9枚。染色体：$X=11$、33。

分类（Classification）：杉科分为10属，16种。国外名种有巨杉 *Sequoiadendron giganteum* (Lindl.) Buchholz. 和北美红杉 *Sequoia sempervirens*

（Larab.）lindl. 为世界巨树，高达 100m，胸径最宽达 10m，均产自美国加利福尼亚州。我国产 5 属，即杉木属 *Cunninghamia*、台湾杉属 *Taiwania*、水松属 *Glyptostrobus*、柳杉属 *Cryptomeria* 和水杉属 *Metasequoia*，共 7 种。

主要药用植物（Staple medicinalplants）：

水杉 *Metasequoia glyptostroboides* Huet Cheng 该种于 1941 年在我国万县磨刀溪发现，最高一株高达 35m，为我国特有，是第四纪冰川后子遗植物，为水杉属仅存的一种，称为活化石。落叶乔木，小枝对生或近对生，叶条形交互对生，基部扭转成 2 列，冬季与侧生小枝一同脱落。球果种鳞交互对生，能育种鳞有种子 5-9 枚，种子周围有窄翅。由于水杉叶和种鳞交互对生，在分类学位置上被认为是杉科和柏科的中间类群。有文献记载叶可止痛，外用治痈疮肿毒。

另有记载水松 *Glyptostrobus pensilis*（Lamb.）K. Koch 的叶治疗风湿性关节炎、皮炎和高血压，树皮治烫伤。

3. 柏科 Cupressaceae

柏科为裸子植物第二大科，有重要经济价值。

我国的分布（Distribution in China）：国产种几乎遍布全国。

鉴别特征（Diagnostic features）：常绿乔木或灌木。叶鳞形或刺形，或同株兼有两型叶，交互对生或轮生。球花单性，同株或异株；雄球花椭圆状球形，有 3-8 对交互对生的雄蕊，每雄蕊有 2-6 花药，花粉粒无气囊；雌球花有 3-16 枚交互对生或 3-4 枚轮生的珠鳞，全部或部分珠鳞有 1 至多数胚珠，珠鳞和苞鳞合生。球果木质或革质，开裂，有时浆果状，不裂。染色体：$X=11$。

分类（Classification）：柏科共 22 属约 150 种，分为 3 个亚科：侧柏亚科 Thujoideae、柏木亚科 Cupressoideae 和圆柏亚科九 Juniperoideae。我国产 8 属 29 种 7 变种，引种 1 属 15 种。

主要药用植物（Staple medicinal plants）：

侧柏（扁柏）*Platycladus orientalis*（L）Franco 常绿乔木，小枝扁平，排成一平面；鳞形叶交互对生，长 1-3cm。雌雄同株；雄球花黄绿色，有 6 对交互对生的雄蕊；雌球花球形，蓝绿色，有白粉。球果成熟时木质，红褐色，开裂，种鳞 4 对，背部近顶端有反曲的尖头，中部的种鳞有种子 1-2 枚。种子卵圆形或长圆形，无翅或稍有棱翅。本属仅一种，为我国特产，也是柏科最常见的代表树种。侧柏叶能凉血止血，生发乌发；柏子仁能养心安神，止汗润肠，用于虚烦失眠，心悸怔忡，阴虚盗汗，肠燥便秘。

红豆杉纲 Taxopsida

常绿乔木，多分枝。叶多为条形针或披针形，稀为鳞形、钻形或阔叶状。孢子叶球单性异株，稀同株。红豆杉纲曾置于松柏纲，但由于红豆杉纲植物的大孢子叶球特化成鳞片状的珠托或套被，不形成球果，种子有肉质的假种皮或外种皮，应该自成一纲。

红豆杉纲分为罗汉松科（Podocarpaceae）、三尖杉科（CephalotaXaceae）和红豆杉科（Taxaceae）3科，包括14属，约162种。本纲3科在系统发育上紧密相关，可能有共同的起源。

我国的分布（Distribution in China）：我国长江以南各省区及台湾。

鉴别特征（Diagnostic features）：常绿乔木或灌木。叶互生，稀对生，条形、披针形、椭圆状卵形或鳞形。球花单性异株，稀同株；雄球花单生或聚成柔荑花序状，雄蕊螺旋状排列，花药2室，花粉粒有2个气囊或多；雌球花具多数至少数螺旋状着生的大孢子叶，通常下部的大孢子叶内无胚珠，顶端的至数枚变形成囊状或杯状的套被，内常有1胚珠，倒生或半倒生。种子核果状或坚果状，全部或部分为肉质或革质的假种皮所包，种皮骨质，常着生在肉质（或非肉质）的种托上。染色体：$X = 9 - 13$、15、17、19。

分类（Classification）：罗汉松科共8属约130余种。我国产2属14种，其中罗汉松属（*Podocarpus*）13种，陆均松属（Dacryditlm）仅1种，分布于长江以南各省区。

主要药用植物（Staple medicinal plants）：

罗汉松 *Podocarpus macrophyllus* (Thunb.) D. Don 常绿乔木。叶片条状披针形，长6-10cm，宽7-8cm，中脉两边突起。雌雄异株；雄球花穗状，3-7簇生；雌球花单生叶腋，有梗。种子卵圆形，先端钝圆，肉质套被紫色，种托圆柱形，红色。根皮能活血止痛，杀虫；具假种皮的种子能益气补中，治心胃气痛。

竹柏 *P. nagi* (Thunb.) Zoll. et Mor. 主要分布于华南，叶卵圆形，有多数并行的细脉，无中脉，种托不肉质。叶能止血，接骨消肿，治骨折，外伤出血；根和树皮能祛风除湿，治风湿痹痛。

2. 三尖杉科（粗榧科）Cephalotaxaecae

三尖杉科为单属科，仅亚洲有分布。

我国的分布（Distribution in China）：我国秦岭至山东鲁山以南及台湾。

第五章 中国少数民族药用植物的分类

鉴别特征（Diagnostic features）：常绿乔木或灌木。小枝近对生或轮生。叶条形或披针状条形，交互对生或近对生，在侧枝上基部扭转成两列，上表面中脉突起，背面有两条白色气孔带。球花单性异株，稀同株；雄球花6-11个聚成头状，每个球花由4-16个小孢子叶组成，各具2-4（多为3）个药室，花粉粒无气囊；雌球花序有长柄，由数对交互对生的大孢子叶组成，顶端数对腋内有2枚直立胚珠，基部苞片变态成囊状珠托，花后仅一枚胚珠发育成种子。种子核果状，圆球形或长圆形，全部包于由珠托发育成的肉质假种皮中，胚具子叶2枚。染色体：X=12。

分类（Classification）：本科仅1属9种。我国产7种3变种。三尖杉属在系统发育上与罗汉松属的原始类型密切相关。

主要药用植物（Staple medicinal plants）：

三尖杉 Cephalotaxus fortunei Hook. f. 常绿乔木，树皮褐色或红褐色，片状脱落。叶排成2排，披针状条形，长4-13cm，宽3.5-4.5cm。雄球花有明显的总梗，梗长6-8cm。种子能驱虫；枝叶内含三尖杉总生物碱，对淋巴肉瘤、肺癌有较好疗效。

粗榧 C. sinensis（Rehd. et WilS.）Li 我国特有的第三世纪孑遗植物。常绿小乔木。叶较短，长2-5cm，宽约3cm。雄球花总梗长约3cm。药用部位及功效类似三尖杉。

同属药用植物还有海南粗榧 C. hainanensis Li，篦子三尖杉 C. oliveri Mast.，台湾三尖杉 C. wilsoniana Hayata。

3. 红豆杉科（紫杉科）Taxaceae

属的数目（Number of genera）：5

种的数目（Number of species）：23

分布（Distribution）：主要分布于北半球，南半球仅1属1种。

经济价值（Economic uses）：用材和庭院树种，香榧种子食用或榨油。

我国的分布（Distrilmtion in China）：我国为本科的分布中心。

鉴别特征（DiagnostiC featlurcs）：常绿乔木或灌木。叶条形或披针形，螺旋状排列或交互对生，叶柄扭转而多少成2列，叶背山脉凸起，两侧各有一条气孔带。球花单性异株，稀同株；雄球花通常单生，或少数成柔荑花序状集生于枝顶；雄蕊多数，各有39个花药，辐射状或偏向一侧，花粉粒无气囊；雌球花序具短梗或无梗，单生或成对生于叶腋或苞腋，基部具多数覆瓦状或交互对生的苞片，顶端具1枚直立胚珠，基部具辐射对称的盘状或漏斗状的珠托。种子核果状或浆果状，部分或全部包于肉质鲜艳的假种皮中。染色体：X=11、12。

分类（Chlssification）：本科有5属23种。我国产4属，即红豆杉属 *Taxus*、榧树属 *Torreya*、白豆杉属 *Pscudotaxus* 和穗花杉属 *Amcntotaxus*，共12种。其中白豆杉属和穗花杉属为我国所特有。

主要药用植物（Staple medicinal plants）：

东北红豆杉 *Taxus cuspidata* Sieb. et Zucc. 常绿乔木。叶螺旋状着生，呈不规则2列，条形，通常直，排列紧密，与小枝成45°斜展，长15-3.5cm，宽2.5-3cm，先端骤尖。雌雄异株。种子上部有3-4条盾纵脊，种脐三角形或近方形。枝和叶能利尿、通经，治疗肾病、糖尿病；树皮和枝叶可提取紫杉醇，有抗癌功效。

榧树 *Torreya grandis* Fort. 常绿乔木。小枝近对生或轮生。叶小而坚硬，通常直，先端急尖，基部圆。种子全部被肉质假种皮所包，淡紫红色。我国特有树种。种子药用，能驱虫、消积、润燥，治疗蛔虫病、钩虫病、小儿疳积、便秘、痔疮。栽培种称香榧 *Torreya grandis* Fort. CV. Merrillii，种子为著名干果，炒后味美香酥，能补肾强壮、杀虫消积、润肠通便。

买麻藤纲（倪藤纲）Gnetopsida

盖子植物纲　（Chlamydospermopsida）

灌木或木质藤本，稀乔木或草本状小灌木。次生木质部有导管，无树脂道。叶对生或轮生，鳞片形或阔叶。球花单性，异株或同株，或有两性痕迹，并有类似花被的盖被（称之为假花被），精子无鞭毛。胚珠具有1-2层珠被，具珠被管（micropylar tube）。颈卵器极其退化或无。种子包于由盖被发育而成的假种皮中，胚具有2枚子叶。这些特征是裸子植物中最进化类群的性状。

买麻藤纲共有3科，即麻黄科（Ephedraceae）、买麻藤科（Gnetaceae）和百岁兰科（Welwitschiaceae），各科都仅包括1属，它们之间缺乏密切的亲缘关系，各成孤立的科和目。

百岁兰科仅1属1种，即百岁兰 *Welwitschia bainesii*（Hk. f.）Cart.，分布于非洲西南部近海岸的沙漠地带，植物形态奇异，茎粗短块状，根圆锥状，终身仅有一对大型带状叶，长2-3m，宽约30cm，能生存百年以上而得名。

1. 麻黄科 Ephedraceae

属的数目（Number of genera）：1

种的数目（Number of species）：40种左右

分布（Distribution）：亚洲、美洲、欧洲东南部非洲干旱、荒漠地区。

经济价值（Economic uses）：固沙保土和药用。

该科所有植物都是典型的旱生植物。

我国的分布（Distribution in China）：我国西北部、西部地区和云南、四川等地。

鉴别特征（Diagnostic features）：灌木、亚灌木或草本状。小枝对生或轮生，绿色，节明显，节间有细纵槽。次生木质部有导管。叶对生或轮生，鳞片状，基部多少合生成鞘状。球花单性异株；雄球花穗状，具膜质苞片数对，每苞片内有1雄花，外有假花被2-4裂，雄蕊2-8，花丝合生成1-2束，花1-3室；雌球花由多数苞片组成，仅顶端1-3苞片内有雌花，各生胚珠1枚；胚珠外有假花被包围，具膜质珠被，珠被上部延长成珠被管，伸出假花被之外。花后苞片增厚成肉质，红色，稀膜质；假花被发台成革质假种皮；种子1-3粒，子叶2枚。染色体：$X=7$。

分类（Classification）：本科仅麻黄属（Ephedra）1属，分为3组。找闽有膜果麻黄组和麻黄组2组，共12种及4变种；分布较广，以西北各省区及内蒙古、四川、云南等地种类较多。

主要药用植物（Staple medicinal plants）：

草麻黄 *Ephedra sinica* Stapf 草本状灌木，高30-70cm。小枝节间长2-6cm，直径1.2-2cm。叶鳞片状，膜质，先端2裂。雌雄异株；雄球花多成复穗状，雄蕊7-8枚，花丝合生成一体；雌球花有苞片4对，雌花2。种子2枚，包于肉质红色的苞片内。草质茎能发汗散寒，宣肺平喘，利水消肿，用于风寒感冒、胸闷喘咳、风湿浮肿，和支气管哮喘；根能止汗，用于自汗盗汗。

中麻黄 *E. intermedia* Schrenk ex Mey 和木贼麻黄 *E. equisetina* Bunge 的草质茎与草麻黄功效相同。中麻黄的根也有止汗作用。三种麻黄的茎都可用于提取麻黄碱，其中木贼麻黄较高，草麻黄次之，中麻黄较低。

2. 买麻藤科 Gnetaceae

属的数目（Number of genera）：1

种的数目（Number of species）：30余种

分布（Distribution）：亚洲、美洲、南美洲的热带和亚热带地区。

经济价值（Economic uses）：茎皮纤维可用于编织、药用，种子可食用。

135

该科植物的叶椭圆形或卵形，具网状脉，外形与被子植物极相似。

我国的分布（Distribution in China）：我国福建、广西、贵州、云南、江西和湖南等省区，最北分布在福建的北纬 26.6°，也是该属植物在全世界已知的最北纪录。

鉴别特征（Diagnostic features）：常绿木质藤本、稀乔木或灌木。枝有膨大的节。木质部有导管。单叶对生，椭圆开或卵形，全缘，羽状网脉。球花单性异株，稀同株；球花序伸长成穗状，具多轮浅杯状总苞，由多数苞鳞愈合而成，花序单生或数个组成顶生或腋的聚伞序状；雄球花序紧密排成 2-4 轮，每轮总苞内有雄花 20-80，具杯状肉质假花被，上部宽平，下部渐细，雄蕊 2-1 枚，花丝合生或半合生，花药 1 室；雌球花序每轮总苞内有雌花 4-12，胚珠外包有囊状假花被，珠被 2 层，内珠被顶端延伸成花被管，从假花被顶端开口伸出，花后珠被与假花被合生成肉质的假种皮。种子核果状，子叶 2 枚，染色体：$X=7$。

分类（Classification）：本科仅买麻藤属（Gnetum）1 属，共 30 余种，分为买麻藤组和柱穗组。前者排球花的各轮杯状总苞相互疏离，花序轴外露；后者各轮杯状总苞紧密排列，不露花序轴。我国所产均属柱穗组，共 7 种。

主要药用植物（Staple medicinal plants）：

小叶买麻藤（麻骨风）*Gnetum parvifolium*（Warb.）C. Y. Cheng 常绿缠绕藤本。叶较小，长 4-10cm，宽 2.5-4cm。雄球花序不分枝或一次分枝，杯状总苞 5-12 轮，每轮总苞内有雄花 40-70；雌球花序一回三出分枝，每轮总苞内有雌花 5-8。种子无柄，熟时假种皮红色。藤、根、叶入药，能祛风活血，消肿止痛，化痰止咳。

买麻藤 *G. montanum* Markgr. 形态与小叶买麻藤相似，但叶较大，长 10-20cm，宽 4.5-11cm；雄球花 1-2 回三出分枝；种子有短柄，长 2-5cm，假种皮黄褐色或红褐色，被有亮银色鳞斑。与小叶买麻藤同等入药。

3. 裸子植物的起源与进化

裸子植物的起源和发展历史渊远，最初的代表种类出现于古生代，中生代最繁盛，到现代大多数种类已灭绝，现仅存有 800 种左右。根据化石资料推断，裸子植物产生前有一个前裸子植物阶段。

前裸子植物（Progymnospermae）在 3.45 亿年以前的泥盆纪中期发现了无脉蕨（Anetlrophyton）和古蕨属植物（Archaeopteris）。二者均为乔木，既具有蕨类植物的特征，如外形和叶类似蕨类植物，没有形成种子，仍用孢子繁殖；又具有裸子植物解剖学上的特征，如茎干具有次生组织，木质部有具缘纹孔的管胞。基于这些特点，它们被认为是原裸子植物或前裸子植物。原裸子植物从裸蕨植物演化而来，由它们演化成原始裸子植物，但自身在泥盆纪晚期完全绝灭。

裸子植物（Gymnospermae）原始的裸子植物最早发现在泥盆纪，主要特征是具有胚珠和种子。如种子蕨类（Pteridospermae），最早出现于晚泥盆世，石炭纪、二叠纪极盛，早白垩纪后灭绝。最有代表性的是1903年英国发现的凤尾松蕨（*Lyginopteris oldhamia*）多回羽状复叶，种子小型，外有杯状包被，上具腺体；珠心顶端有一突出的喙，珠被一层。石炭纪和二叠纪是种子蕨的繁盛时期。有学者认为种子蕨由原裸子植物演化而来，种子蕨继续演化成具有两性孢子叶球的本内苏铁类（Bennettitinae），它和苏铁类相似，茎顶有一丛羽状复叶，但有两性孢子叶球，在白垩纪灭绝。苏铁类也由种子蕨演化而来，可能起源于石炭纪，繁盛于中生代，延续至今，为现代裸子植物最原始的类群，尚有240种左右。

另一类原始的裸子植物为科得狄类（Cordaitinae）。这类植物出现于石炭纪，被认为在裸子植物的起源和系统发育上具有重要意义。植物体具有全缘的单叶，大小孢子叶球分别组成松散的孢子叶球序。有学者认为它来源于原裸子植物，也有人认为来源于种子蕨。有学者推测由科得狄演化出松杉类和银杏类，也有人推测银杏类来源于原裸子植物。银杏类出现于二叠纪早期，现在中国仅存一种，被称为活化石植物。松杉类植物出现于晚石炭纪，中生代繁盛，也是现代种类最多、分布最广的一类裸子植物。

买麻藤类植物在现代裸子植物中是相对孤立的一群，与其他纲的裸子植物缺乏联系。从形态和明显的分节，被认为与木贼类植物有联系，从具有两性孢子叶球可认为起源于本内苏铁类，为本内苏铁类植物强烈退化和特化的后裔；但是该纲植物又具有被子植物的高级性状，如具有导管、精子无纤毛、颈卵器趋于消失等。综上所述，该纲的历史难以推测，还不明了。

苏铁科　银杏科　松科　柏科　粗榧科　红豆杉科　麻黄科　买麻藤科

卷柏科　Selaginellaceae

卷柏

【学　名】*Selaginella tamariscina*（Beauv.）Spring

【别　名】还阳草、长生不死草、敖初斯仁-德日木、麻特日音-好木苏

【科　属】卷柏科

【形态特征】多年生草本。主茎极短，直立，顶端丛生多数小枝，高5-10cm，呈莲座状，平时内卷如拳。叶4列，厚革质，交互对生，覆瓦状排列；腹叶2列，卵状矩圆形，斜展，不排成2平行线，长约2cm，宽约1cm，具膜质狭边，有微齿，先端具白色长芒；背叶2列，长卵圆形，斜展超出腹叶，长2.5-3cm，宽1-1.5cm，外侧具膜质狭边，有微齿，内侧具膜质宽边，近于全缘或具不明显微齿，先端具白色长芒。孢子囊穗生于小枝顶端，四棱形；长5-15cm，粗约1cm；孢子叶卵状三角形，背部具龙骨状突起，锐尖，具膜质白边，有微齿；孢子囊肾形，孢子异形。

【分布及生境】赤峰丘陵。全国各地，俄罗斯、朝鲜、日本。生于山坡岩面、峭壁石缝。

【入药部位及功效】全草入药。中药治经闭，痛经，癥瘕，跌打损伤，哮喘；炒炭治咯血，吐血，子宫出血，便血，尿血，外伤出血，脱肛。蒙药治尿闭，淋病，创伤出血，鼻出血，月经不调，产褥热，滴虫病。化学成分：全草含黄酮类，酚性成分，氨基酸，多糖类（海藻糖类），少量鞣质。叶及全草含双黄酮类成分：阿曼托黄素（Amentoflavone）、苏特黄素（Sotetsuflavone）、芹菜素、异柳杉素（Isocryptomexin）、扁柏双黄酮（Hinokiflavone）、穗花杉双黄酮、苏铁双黄酮等。药理作用：卷柏。100%煎剂体外试验，对黄色葡萄球菌有抑制作用。柏炭可明显缩短出血时间和凝血时间。性味功能：中药味辛，性平。活血通经，炒炭止血。蒙药味辛，性平，利尿，止血，凉血，杀虫。

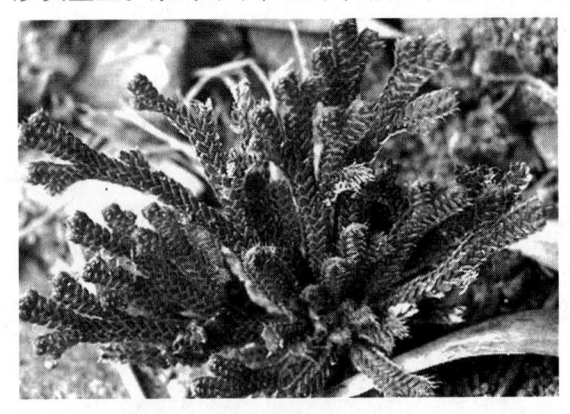

苏铁科　Cycadaceae

苏铁

【学　名】*Cycans revoluta* Thunb.

【别　名】凤尾蕉、避火蕉、金代、铁树

【科　属】苏铁科

【形态特征】苏铁为常绿木本，秆为圆柱形，有显著之落叶痕迹，全株呈伞形，叶丛生茎端，为大型羽状复叶，长可达2-3m，由数十对乃至百对以上细长小叶组成；小叶线形，初生时内卷，成长后扯直刚硬，深绿色，有光泽。花顶生，雌雄异株，雄球花圆柱形，黄色；雌球花头状扁球形，密生褐色绒毛。种子倒卵形，略扁，棕红色。花期6-7月，种子10月成熟。

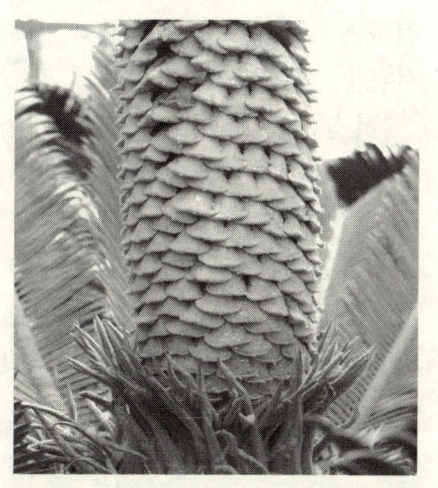

【分布及生境】苏铁为热带及亚热带南部树种，全国各地有栽培。云南、广东、福建、台湾、四川等省，多露地栽培于庭院中；江苏、浙江及华北各省多栽于大盆中，冬季置于温室中越冬。

【入药部位及功效】叶、根、花及种子入药，叶：收敛止血，解毒止痛。用于各种出血，胃炎，胃溃疡，高血压，神经痛，闭经，癌症。花：理气止痛，益肾固精。用于胃痛，遗精，白带，痛经。种子：平肝，降血压。用于高血压。根：祛风活络，补肾。用于肺结核咯血，肾虚牙痛，腰痛，白带，风湿关节麻木疼痛，跌打损伤。

罗汉松科　Podocarpaceae

罗汉松

【学　名】*Podocaarpus macrophyllus* (Thunb.) D. Don

【别　名】罗汉杉、土杉

【科　属】罗汉松科

【形态特征】常绿乔木，高达20m。枝干开展密生，树冠广卵形。树皮灰褐色，呈薄片状脱落。叶线状披针形，螺旋状互生，基部楔形，先端突尖或钝尖，两面中脉明显而隆起，表面浓绿色，有光泽，背面淡绿色，有时被白粉。叶形变化较大，有小叶罗汉松、短叶罗汉松、狭叶罗汉松等变种。花期5月，雄球花穗状，单生或2-3簇生叶腋，有短梗。种子单生叶腋，卵圆形，8-9月成熟，深绿色有白粉，着生于肉质的种托上，种托紫红色。

【分布及生境】产于云南、浙江、福建、安徽、江西、湖南、四川、江苏、贵州、广西、广东等省区，在长江以南各省均有栽培。日本也有分布。喜光，能耐半阴。喜温暖、湿润环境，耐寒力稍弱，耐修剪。适生于排水良好、深厚肥沃的湿润土壤。

【入药部位及功效】罗汉松实（种子及花托）入药，治血虚面色萎黄，心胃痛，补肾，益肺，治血虚面色萎黄。

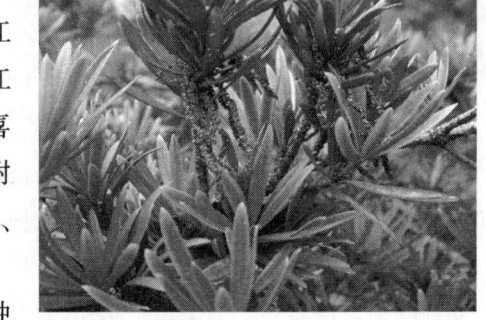

柏科　Cupressaceae

圆柏

【学　名】*Sabina ehinensis*（L.）Ant.

【别　名】刺柏、柏树、术各巴

【科　属】柏科

【形态特征】常绿乔木，高达20m；树皮灰褐色，纵裂条片脱落；树冠塔形。叶二型，刺叶3叶交叉轮生，长6-12cm，先端渐尖，基部下延，上面微凹，有两条白粉带，下面拱圆；鳞叶交叉对生或三叶轮生，菱状卵形，排列紧密，长1.5-2cm，先端钝，下面近中部具椭圆形腺体。球果近圆球形，成熟前淡紫褐色，成熟时暗褐色，径6-8cm，肉质被白粉，微光泽，有2-4粒种子；种子卵圆形，黄褐色，微光泽，长6cm，具棱脊。花期5月，果期次年10月。

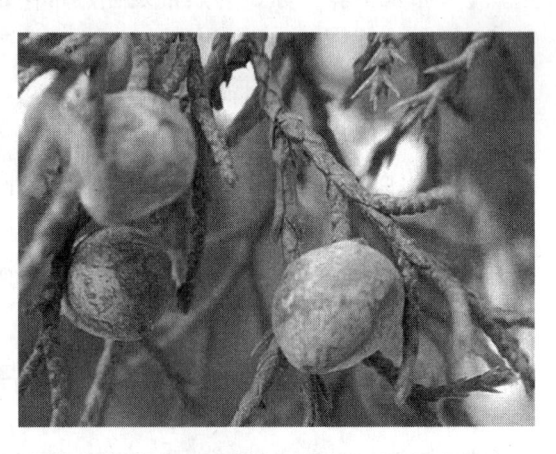

【分布及生境】阴山、阴南丘陵、鄂尔多斯。我国华北、西北、华东、华中、华南、西南；朝鲜、日本。生于1300m以下的山坡丛林中。

【入药部位及功效】枝、叶入药。化学成分：叶含穗花杉双黄酮、扁柏双黄酮、扁柏双黄酮甲醚和芹菜素。根枝含挥发油（为雪松醇、蒎烯等）、树脂。果实含赤霉素样物质。种子含脂肪油和甾醇。药理作用：其碾碎之粉末加水蒸馏1小时得强烈香味的蒸馏液，在试管中3%浓度可抑制许兰氏黄癣菌、铁锈色毛癣菌；5%可抑制红色表皮癣菌、黄癣菌蒙古变种；10%对石膏样小孢子菌有作用，但对白色念珠菌及申克氏孢子丝菌全无抑制作用。性味功能：中药味苦、辛，性温。祛风散寒，活血消肿，解毒利尿。蒙药味苦、涩，性糙、轻、钝、凉。清热利尿，燥"希日乌素"，愈伤，消肿，止血。主治：中药治风寒感冒，风湿关节痛，肺结核，尿路感染，荨麻疹，肿毒初起。蒙药治肾脏损伤，尿血，膀胱热，尿闭，浮肿，"发症"，痛风，游痛症，"希日乌素"症，创伤。

杜松

【学　名】*Juniperus rigida* Sieb. et Zuce.

【别　名】崩松、刚松、术格刺日、乌日格苏图－阿日查

【科　属】柏科

【形态特征】常绿小乔木或灌木，高达11m，树冠塔形或圆柱形；树皮褐灰色，纵裂成条片状脱落；幼枝三棱形，无毛，小枝常下垂。叶三枚轮生，条状刺形，质厚，挺直，长12－22cm，宽约1.2cm，先端锐尖，上面具深槽，槽内有白粉带，下面有纵脊，横断面成"V"形。雌雄异株，雄球花着生于1年生枝的叶腋，椭圆形，黄褐色；雌球花亦生于1年生枝的叶腋，球形，绿色或褐色。球果圆球形，径6－8cm，成熟前紫褐色，成熟时蓝黑色，被白粉，内有种子2－3粒；种子近卵圆形，顶端尖，有4条钝棱，具树脂槽。花期5月，果期次年10月。

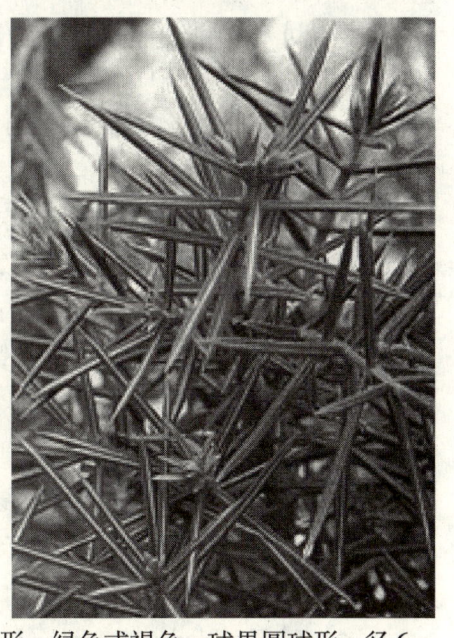

【分布及生境】呼－锡高原、阴山、阴南丘陵、鄂尔多斯和贺兰山。我国东北、河北、山西、陕西、甘肃及宁夏；朝鲜、日本。生于海拔1200－2200m的山阴坡、半阴坡或山顶、山坡石缝中。

【入药部位及功效】果实入中药。枝叶入蒙药。化学成分：球果含挥发油，

其中有α-蒎烯36.3%、月桂烯12.9%、△3-蒈烯0.8%、柠檬烯1.6%、对聚伞花素（P-cymene）0.9%、β-榄香烯2%、石竹烯0.4%、荜草烯0.4%、γ-荜澄茄烯0.2%、松油烯醇0.02%、龙脑和香茅醇0.2%、茴香醚0.05%等。枝叶含挥发油，其组成与果实挥发油相似。叶含穗花杉双黄酮、竹柏双黄酮A、少量扁柏双黄酮。心材含各种萜类化合物，其中δ-荜澄茄烯、α-和β-雪松烯约占70%，其他有二氢白菖考烯、叩巴萜、β-榄香烯、金合欢烯、石竹烯、荜草烯、甜没药烯（β-bisabolene）、β-芹子烯（β-selinene）、α-姜黄烯、罗汉柏烯、α-和β-白菖考烯、α-、β-、γ-和δ-菖蒲二烯、α-、β-菖蒲烯醇、3β-羟基山达海松酸、弥罗松酸、柳杉酚（sugiol）、柳杉树脂酚（cryptojaponol）、△6-去氢弥罗松酚、6，12-二羟基-5，8，11，13-松香四烯7-酮、12-甲氧基-松香-8，11，13-三烯-7β，11-二醇、12-甲氧基-6，8，11，13-松香四烯-11-醇、7β，12-二甲氧基-8，11，13-松香三烯-11-醇、7β-乙氧基-12-甲氧基-8，11，13-松香三烯-11-醇、黄桧醇（xanthoperol）以及卓酚酮倍半萜化合物努特卡醇（nootkatinol）等。药理作用：杜松种子石油醚提取物（经化学测定为松香酸abietic acid）在试管内对金黄色葡萄球菌有抑制作用，稀释至1:1600仍能制止细菌发育。将石油醚浸膏依次用3%碳酸氢钠、3%碳酸钠、3%氢氧化钾处理，发现由氢氧化钾液所得到的部分有抗菌作用（大肠杆菌、伤寒杆菌及志贺氏痢疾杆菌除外），稀释至1:12800亦有作用。将此物减压蒸馏所得蒸馏液对金黄色葡萄球菌在稀释至1:12800时亦有抗菌作用。性味功能：中药味辛，性温，发汗，利尿，镇痛。蒙药味苦、涩、性糙、轻、钝、凉。清热，利尿，燥"希日乌素"，愈伤，止血。主治：中药治风湿关节痛，小便淋漓涩痛，布氏杆菌病。蒙药治肾脏损伤，尿血，膀胱热，尿闭，浮肿，"发症"，痛风，游痛症，"希日乌素"症，创伤。

侧柏

【学　名】*Platycladus orientalis* (L.) Franco.

【别　名】柏叶、术格巴、阿日琴-那布其、阿日查

【科　属】柏科

【形态特征】常绿乔木，高达20m，树冠圆锥形；树皮淡灰褐色，纵裂成条片；有鳞叶的小枝直展扁平，排成一平面。叶鳞形，长1-3cm，先端微钝，交叉对生，小枝中央叶的露出部分近菱形，背面中间有条状腺槽，两侧叶船形。球果近卵圆形，长1.5-2cm，成熟前近肉质，蓝绿色，被白粉，熟时种鳞张开，

木质，红褐色；种鳞倒卵形或椭圆形，鳞背顶端下方有一向外弯曲尖头；种子卵圆形或近椭圆形，顶端微尖，灰褐色或紫褐色，长4－8cm，无翅或极窄的翅。花期5月，果期10月。

【分布及生境】阴山、阴南丘陵、鄂尔多斯。我国南北各省区（除荒漠区和台湾、海南岛外）；朝鲜。生于海拔1700m以下向阳山坡、岩缝。

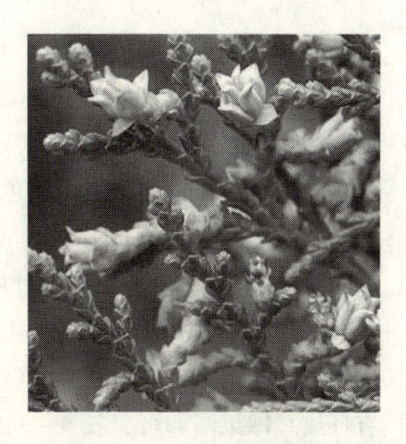

【入药部位及功效】枝叶（侧柏叶）及种子（柏子仁）入中药。化学成分：叶含挥发油0.6%－1%，其中有侧柏烯（thujene）、侧柏酮（thujone）、小茴香酮、蒎烯、石竹烯等。黄酮类中有香橙素、槲皮素、杨梅树皮素、扁柏双黄酮（hinokiflavone）、穗花杉双黄酮（amentoflavone）等。尚含鞣质、树脂、维生素C等。种子含皂甙、少量挥发油及大量脂肪油。药理作用：侧柏提取物有镇咳、祛痰作用，所含的醇性皂甙祛痰作用较强，其镇咳成分可能为一种酚性甙。对戊巴比妥钠的麻醉有协同作用，可舒张离体肠平滑肌，明显解除乙酰胆碱及组织胺所致肠痉挛。明显扩张兔耳血管，降低麻醉猫的血压。侧柏醇浸剂（1∶180000）在试管内抑制结核杆菌的生长并与异烟肼有协同作用。对肺炎球菌、卡他球菌也有抑制作用。侧柏时、叶冬青复方对肺炎双球菌、流感杆菌、金黄葡萄球菌等也有抑制作用。其水煎剂LD_{50}为15.2g/千g，水煎剂醇沉淀后的制剂LD_{50}为30.5g/千g（小鼠、腹腔注射），小鼠口服60g/千g，观察72小时未见死亡。性味功能：中药侧柏叶：味苦、涩，性寒。凉血止血，生发乌发，清肺止咳。柏子仁：味甘，性平。养心安神，润肠通便。蒙药味苦、涩，性糙、轻、钝、凉。清热，利尿，燥"希日乌素"，愈伤，消肿，止血。主治：中药侧柏叶：治吐血、衄血、咯血、尿血、便血、崩漏下血，血热脱发，须发早白、咳喘。柏子仁：治虚烦不眠，心悸怔忡，阴虚盗汗，肠燥便秘。蒙药治肾脏损伤，膀胱热，尿血，淋病，尿闭，浮肿，"发症"，游痛症，痛风，"希日乌素"症，创伤。

松科　Pinaceae

油松

【学　名】*Pinus tabulaeformis* Carr.

【别　名】油松节、松郎头、若恩兴

【科　属】松科

【形态特征】常绿乔木，高达25m；树皮灰褐色，裂片鳞片状不规则较厚，裂缝红褐色。一年生枝较粗，淡灰黄色或淡红褐色，幼时微被白粉；冬芽圆柱形，顶端尖，红褐色，芽鳞边缘有丝状缺裂。针叶2针一束，长6.5-15cm，径1.5cm，不扭曲，边缘有细锯齿，两面有气孔线；叶鞘淡褐色，宿存，有环纹。球果圆卵形，长4-9cm，绿色，成熟时灰褐色，留存树上数年不落；种鳞木质、厚、宿存，上部鳞盾扁菱形，横脊显著，鳞脐有刺，不脱落；种子褐色，卵圆形，长6-8cm，径4-6cm，连翅长15-18cm。花期5月，果期次年9-10月。

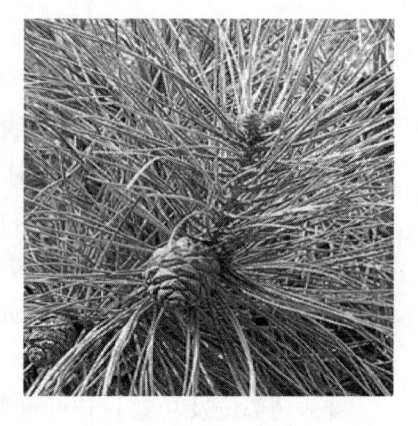

【分布及生境】燕山北部、阴山、阴南丘陵、鄂尔多斯、贺兰山。我国辽宁、河北、山东、河南、山西、宁夏、甘肃、青海、四川。生于海拔800-1500m山地阴坡和半阴坡。

【入药部位及功效】结节（松节）、叶（松叶）、球果（松球）、花粉（松花粉）及树脂入中药。结节、树脂入蒙药。化学成分：松节主要含纤维素、木质素、少量挥发油（松节油）和树脂，挥发油含α-蒎烯及β-蒎烯约90%以上，另有少量l-莰烯。树皮含鞣质6.6%和树脂酸：新松香酸、左双酯酸、右松脂酸、棕榈酸、松香酸、异右双脂酸等。花粉含异鼠李素和槲皮素。性味功能：中药松节，味苦，性温。祛风燥湿，活络止痛。松叶：味苦，性温。祛风活血，明目，安神，杀虫，止痒。松球：味苦，性温。祛风散寒，润肠通便。松花粉：味甘，性温。燥湿，收敛止血。松香：味苦、甘，性温。祛风燥湿，排脓拔毒，生肌止痛。蒙药松节：味甘、苦，性温、燥、糙、腻。祛"巴达干赫依"，燥寒性"希日乌素"，消肿，止痛。松香：味甘、苦，性温。燥"希日乌素"，止痛。主治：中药松节，治风湿关节痛，腰腿痛，大骨节病，脚气痿软，鹤膝风，跌打肿痛。松叶：治流行性感冒，风湿痿痹，跌打损伤，夜盲症，失眠，湿疮，疥癣，冻疮。松球：治风痹，肠燥便秘，痔疮；外用治白癜风。松花粉：治胃、十二指肠溃疡，咳血；外用治皮肤湿疹，黄水疮，皮肤糜烂，脓水淋漓，外伤出血。松香：治疗疮肿毒，疥癣，痔瘘、湿疹，扭伤，风湿关节痛。蒙药松节：治关节疼痛，屈伸不利，寒性"希日乌素"症，白癜风，疮疡，湿疹，浮肿。松香：治"希日乌素"症，疥癣，疮疡。

麻黄科　Ephedraceae

中麻黄

【学　名】*Ephedra intermedia* Schrenk ex C. A. Mey.

【别　名】麻黄，泽都木（蒙古族）

【科　属】麻黄科 Ephedraceae

【形态特征】（1）植株：灌木，高 0.8 - 1.2m（2）枝条：茎直立，老枝灰褐色，外皮常呈片状剥落，幼枝绿色或黄绿色，具粗糙的条纹，节间长 3 - 6cm，直径 2 - 3cm。（3）叶：叶退化成膜质鞘状，上部约 1/3 分裂，裂片通常 3 个，三角形，白色膜质，或背部中间加厚成红色（4）花：雄球花多数，密集生于节上成团状，苞片 5 - 7 对，交互对生或轮生，雄花内有 4 - 8 个雄蕊，完全合生或大部分为二束；雌球花 2 - 3 朵生于节上，苞片 3 - 5 对，轮生或交互对生，仅先端 1 轮或 1 对苞片生有 2 - 3 朵雌花；珠被管长达 3cm，常螺旋状弯曲。雌球花成熟时红色，肉质，常被白粉。（5）种子：种子 2 - 3 粒，长 5cm，一面凹，一面凸，栗色。花期 6 月，果期 8 - 9 月。

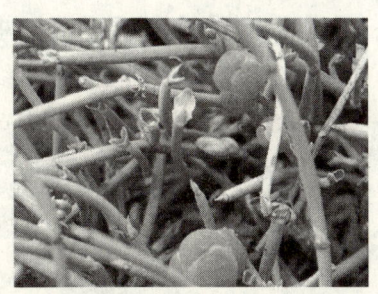

【分布与生境】分布于我国甘肃、青海、新疆、西藏、内蒙古等省区也有生长。多生长在山麓冲积扇上部或低山带砾石质坡地上。

【入药部位及功效】：绿色茎枝和根入药。麻黄（绿色茎枝）能平喘，解热，止咳祛痰，利尿，发汗。治支气管哮喘，外感风寒，关节痛，浮肿。麻黄根能收敛止汗，治自汗、盗汗。有效成分：含麻黄（l - ephedrine，$C_{10}H_{15}ON$）、其次为伪麻黄碱（d - pseudoephedrine，$C_{10}H_{15}ON$），此外尚含有微量的甲基麻黄碱（l - N - methyl - ephedrine，$C_{11}H_{17}ON$）、甲基伪麻黄碱（d - N - methyl - pseudo - ephedrine，$C_{11}H_{17}ON$）、去甲基麻黄碱（l - nor - ephwseinw，$C_9H_{13}ON$）、去甲基伪麻黄碱（d - nor - pseudoephedrine，$C_9H_{13}ON$）、麻黄定碱（ephedine，$C_8H_{18}O_3N_2$）及挥发性盐基苄基甲胺？（benzyl - methyamine）等。其中以麻黄碱为主要有效成分，占总生物碱的 40% 以上，以秋季含量最高，可达 1.3%。另含挥发油，油中含 I - a 萜品醇（I - a - terpineol，$C_{10}H_{18}O$）。

红豆杉科

榧

【学　名】*Torreya grandis* Fort.

【别　　名】野杉、香榧、玉榧、木榧、野极子

【科　　属】红豆杉科

【形态特征】常绿乔木。树皮灰褐色；小枝近对生或近轮生。叶坚硬，螺旋状着生，基部据曲呈两列，线状披针形，长1.2-2.5cm，宽2-4mm，先端骤尖如针，下面沿中脉两侧有黄白色狭气孔带。花单性异株，雄球花单生于叶腋，椭圆形，具柄；雌球花成对生于叶腋，通常只有1朵发育，基部有数对交互对生的苞片，胚珠1。种子椭圆形、倒卵形或卵形，假种皮肉质，熟时紫赤色，种皮坚硬。花期4-5月，果期次年8-9月。

【分布及生境】生于向阳山坡，或有栽培。产于浙江、江苏、安徽、湖南、江西、福建。

【入药部位及功效】为红豆杉科植物香榧的种子。采制：秋季种子成熟时采收，除去肉质假种皮，洗净，晒干。性状：种子卵圆形或长圆形，长2-3.5cm，直径1.3-2cm。表面灰黄色或淡黄棕色，有纵皱纹，一端钝圆，可见椭圆的脐，另端稍尖。内种皮质硬，厚约1mm。种仁表面皱缩，外胚乳灰褐色，膜质；内胚乳黄白色，肥大，富油性。味微甜而涩。化学成分：含脂肪油，油中主为亚油酸、硬脂酸、油酸，并含麦朊（gliadin）、甾醇、草酸、多糖、挥发油等。性味：性平，味甘。功能主治：杀虫消积，润燥通便。用于钩虫、蛔虫、绦虫病，虫积腹痛，小儿疳积，大便秘结。

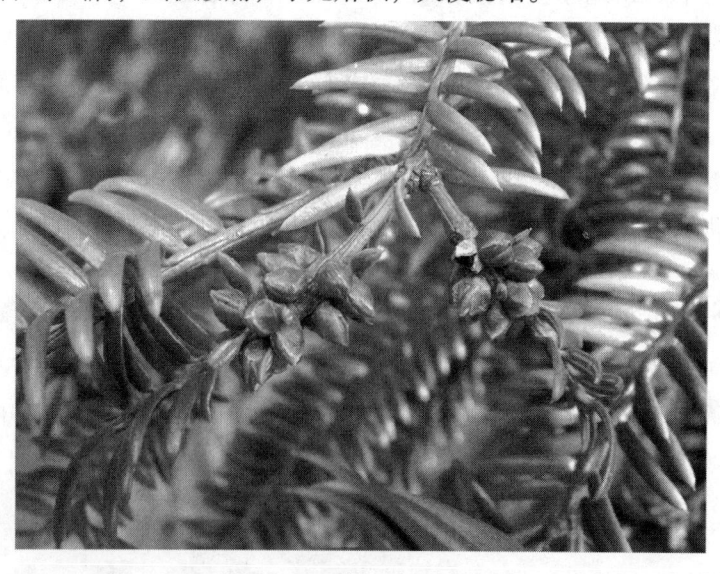

杉 科

柳杉

【学　名】*Cryptomeria fortunei* Hooibrenk

【别　名】长叶柳杉、宝树、沙罗树、孔雀杉

【科　属】杉科柳杉属

【形态特征】乔木，高达50m，树皮赤褐色。叶直伸，先端微向内曲，长1-1.5cm，果枝上的叶长不足1cm。雄球花长约0.5cm，黄色；雌球花淡绿色。球果近球形，径1.8-2cm，深褐色；种鳞约20片，苞鳞的尖头和种鳞顶端的缺齿较短，每种鳞有2种子；种子三角状长圆形，长约4cm。花期4月，球果10-11月成熟。

【分布及生境】产于浙江天目山、福建南屏三千八百坎及江西庐山等处海拔1100m以下地带，浙江、江苏南部、安徽南部、四川、贵州、云南、湖南、湖北、广东、广西及河南郑州等地有栽培，生长良好。

【入药部位及功效】根皮入药，功能主治：解毒杀虫。用于癣疮。化学成分：柳杉含0.12%扁柏双黄酮，同属植物日本柳杉的杉材含挥发油，其中含有δ-荜澄茄醇、β-桉叶醇、异柳杉醇、柳杉酮、隐海松酸和山达海松醇。杉材的树脂中含有酚性双萜，名为杉树脂酚。杉叶含柳杉素A、柳杉素B、榧双黄酮、金松双黄酮等双黄酮类化合物和栲利烯。性味归经：苦，寒。

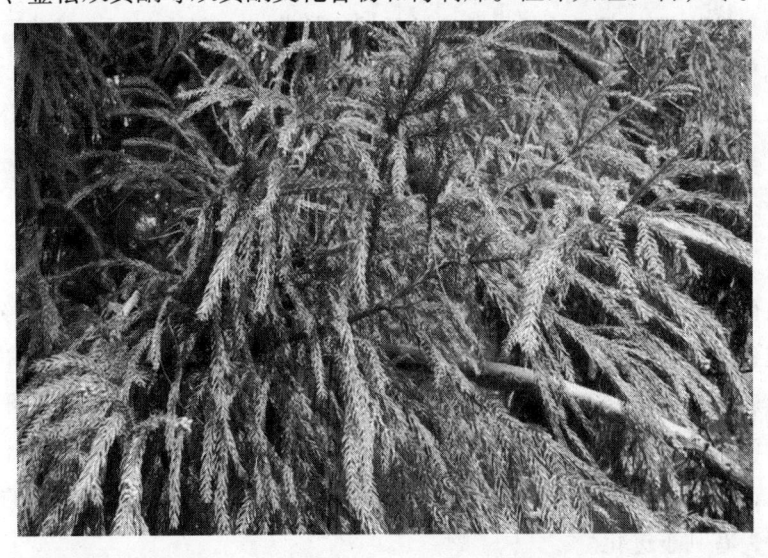

二、被子植物门（Angiosperms）

被子植物又称有花植物（flowering plants）、雌蕊植物（gynoeciatae）或显花植物（anthophyta）。这里的显花特别指的是一个狭义概念，不包括裸子植物的孢子叶球（球穗花）（strobile）。被子植物是植物界中演化水平最高的类群，广泛分布于各种生境（山地、平原、沙漠、江河、湖泊及沼泽），有各种习性（乔木、灌木、多年生草本、一年生草本和藤本）、各种生活方式（自养、寄生、腐生和附生）、各种体态（小到浮萍，大到参天古树），有的甚至还产生不寻常的捕虫结构，在方方面面都体现出多样性。全世界已知的被子植物有1万多属，20多万种，占世界植物总数一半以上；我国共2700多属，约3万多种，是世界上生物多样性最丰富的国家之一。

1. 被子植物的主要特征

被子植物的产生仅有6500万年至1.3亿年的历史，早于化石记录的晚侏罗纪或早白垩纪，与藻菌类30多亿年的历史相比明显短暂，却在生存竞争和自然选择的进化过程中占据绝对的优势，这是和它们的结构（特别是繁殖器官和生殖过程）的复杂化、完善化和多样化分不开的。以下列出被子植物的4个主要特征，这些特征是与裸子植物相比较而言的。

(1) 具有真正的花

被子植物具有真正的花。典型被子植物的花由花萼、花冠、雄蕊群、雌蕊群4部分组成，各个部分称为花部。各部的位置相对固定，如心皮（雌蕊）总是位于花轴的最上面。花也可以简化为一个心皮或一个雄蕊组成的单性花。花的各部在数量上，形态上有多样的变化，以适应虫媒、风媒、鸟媒或水媒的传粉过程，使种群得以扩大、有利于生存竞争。

(2) 心皮组成雌蕊，子房包藏胚珠

在被子植物中，心皮（大孢子叶）闭合形成了雌蕊，雌蕊由子房、花柱和柱花3部分组成。胚珠被包藏于子房内，避免或减少了昆虫的咬噬和水分的丧失，这是被子植物独有的特征。子房在受精后以育成果实。果实可以是单果，也可能是复果；可有多种开裂方式，也可以不开裂；可以具有不同的色、香、味；常具有各种钩、刺、翅、毛等附属物。这些特征有利于种子的成熟后的传播，有利于进化。

(3) 具有双受精现象

被子植物成熟的雌配子体是具有 8 核的 7 个细胞的胚囊（内含 1 个卵细胞、2 个助细胞、具 2 个极核的中央细胞和 3 个反足细胞）。雄配子体是萌发状态的花粉粒（内含 2 个精细胞和 1 个营养细胞）。受精过程中，2 个精子进入胚囊，1 个精子和卵细胞结合形成合子，另一个精子和 2 个极核结合形成 3n 染色体的胚乳，胚乳为幼胚提供营养，使新的植物体矛盾加大，增强了生活力。双受精现象为被子植物所特有，在其他植物类群中没有发现，这是被子植物有共同祖先的证据。

（4）孢子体高度发达，配子体极度简化

在被子植物的生活史中，孢子体占绝对的优势，配子体终生寄生在孢子体中。如本节开始部分所述，被子植物的孢子体在形态、结构、生活型等方面都呈现出多样性，在解剖构造上，次生木质部有导管，韧皮部有筛管和伴胞，输导组织的完善使水分、无机盐和营养物质的运输畅通和高效，并加强了孢子体机械支撑力量，增强了其他生理过程如光合作用的效能以及抵御灾害气候的能力。但也有例外情况存在，如裸子植物的麻黄和买麻藤类也有导管，某些被子植物也具有无导管的木质部。所以具有导管是就被子植物的总体特征而言的。

被子植物的配子体极度简化，形态较小。雄配子体由单核花粉发育而成，成熟时为仅具 2 核或 3 核萌发状态的花粉粒；雌配子体为胚珠内近成熟的胚囊，通常只有 8 个细胞核（即近珠孔端的 1 个卵细胞，2 个助细胞，具 2 个极核的中央细胞和远珠孔端的 3 个反足细胞，其中助细胞和卵细胞合称卵器，被认为是颈卵的残余）。雌、雄配子体无独立生活的能力，寄生于孢子体上，结构上比裸子植物更加简化，而这种简化无疑具有进化意义。

2. 被子植物的分类原则和演化趋势

现存的被子植物已知有 20 多万种，要建立一个能反映亲缘关系的分类系统，并给每个种准确的系统位置，存在着种种困难，主要原因是化石记录的材料不充分、不完整。被子植物从白垩纪突然大量兴起，经过 1-3 亿年地理和气候变化，有些种类消亡了，一些新种陆续产生，但至今为止所获得的化石材料都是片断的，缺乏连续性；同时分类主要依据花的特征，但花的组织较软，不易化石化，因此几乎找不到花的化石。然而，人们为了探讨植物进化，还是根据已有的化石资料、现有的"活化石"植物和现在世界各地的植物，归纳和总结出判断性状"初生的、原始"和"次生的、进化"的分类原则，对植物进行分类，以求尽可能反映出它的起源、演化关系和演化趋势（表 5-1）

表 5-1 被子植物的性状演化规律

	初生的、原始的性状	次生的、进化的性状
茎	1. 木本 2. 直立 3. 无导管只有管胞 4. 具环纹、螺纹导管	1. 草本 2. 缠绕 3. 有导管 4. 具网纹、孔纹导管
叶	5. 常绿 6. 单叶全缘 7. 互生（螺旋状排列）	5. 落叶 6. 叶型复杂化 7. 对生或轮生
花	8. 花单生 9. 有限花序 10. 两性花 11. 雌雄同株 12. 花部呈螺旋状排列 13. 花的各部多数而不固定 14. 花被同型。不分化为萼片和花瓣 15. 花部离生（离瓣花、离生雄蕊、离生心皮） 16. 整齐花 17. 子房上位 18. 花粉粒具单沟 19. 胚珠多数 20. 边缘胎座、中轴胎座	8. 花形成花序 9. 无限花序 10. 单性花 11. 雌雄异株 12. 花部呈轮状排列 13. 花的各部数目不多，有定数（3、4或5） 14. 花被分化为萼片和花瓣，或退化为单被花、无被花 15. 花部合生（合瓣花，各种形式结合的雄蕊，合生心皮） 16. 不整齐花 17. 子房下位 18. 花粉粒具3沟或多孔 19. 胚珠少数 20. 侧膜胎座、特立中央胎座及基底胎座
果实	21. 单果、聚合果 22. 真果 23. 种子有发育的胚乳 24. 胚子、直伸，子叶2	21. 聚花果 22. 假果 23. 无胚乳，种子萌发所需的营养物质贮藏在子叶中 24. 胚弯曲或卷曲，子叶1
生活型	25. 多年生 26. 绿色自养植物	25. 一年生 26. 寄生、腐生植物

使用这些原则判断各个分类群的系统位置时，不能孤立地、片面地依据一二个性状就下结论，而应该对性状进行全面的分析综合，才能使结论相对准确。主要原因有以下几条。

（1）各种性状在分类时的价值不是等同的，一般认为生殖器官的性状要比营养器官重要，前者的性状就获得加权。

（2）同一种性状，在不同植物中的进化意义不是绝对的。如两性花，胚珠多数，胚小是原始性状，而在兰科的这些性状反而是进化标志。

（3）植物进化过程中存在着趋同进化的情况。如大戟科的一些沙漠种外形很相似于仙人掌科植物，但它们却是两个不同亚纲植物。萝摩科和兰科植物都有花粉块的构造但它们分属于双子叶植物和单子叶植物。

（4）同一种植物的各个器官进化不是同步的。如唇形科植物花冠合瓣，两侧对称，雄蕊2-4枚，适于昆虫传粉，这是和昆虫协同进化的结果，但是子房上位又是较原始的性状。

3. 被子植物的分类系统

依据进化的思想，按照植物的亲缘关系对被子植物进行分类，建立一个真正反映系统发育的分类系统，是分类学家和系统学家追求的共同目标，也对他们构成了种种挑战。近两个世纪（如从 Jussieu 系统算起）以来，为建立被子植物自然分类系统，各国学者依据当时能够得到的植物各分支学科提供的证据，建立和发展了各自的分类系统。一些系统随着科学技术的进步在逐渐完善，一些不正确的观点被修正。现今，影响较大的分类系统有恩格勒（Engler）系统、哈钦松（Hutchinson）系统、塔赫他间（Takhtajan）系统和克朗奎斯特（Cronquist）分类系统。

建立自然分类系统，首先要解决的问题是现存的被子植物中，哪些是原始类群。围绕着这个被称之为分类系统的"根"问题，不同的植物学家提出了两种不同的假说，即真花学说（euanthium, theory）和假花学说（Pseudoanthium theory）。以上所述四个分类系统以及近代所发展的一些分类系统都是以这两上学说为理论基础的。

假花学说由恩格乐学派建立。假花学说认为被子植物的花是由高等裸子植物的花序（球穗花）简化而来的，原始买麻藤木（Gnetales）产生原始的柔荑花序。由于买麻藤类以单性花为主，所以原始的被子植物必然是单性花，即无花瓣的单性花是原始的而不是简化的花。根据此理论。现代被子植物的原始类群是单性花的柔荑花序植物，而木兰科、毛茛科植物被看成是比较进化的类型，例于无被花、单被花之后，单子叶植物列在双子叶植物之前。

真花学说认为被子植物是由原始的据有两性孢子叶球的本内苏铁木（Bennepites 已灭绝），特别是拟苏铁类（Cycadeoidea）演化而来的。依据假说，本内苏铁的两性孢子叶球与被子植物的两性花同源。被子植物的花被由两性包子叶球下部的覆瓦状排列的包片演化而来；雄蕊由羽状分裂或不分裂的小包子叶演变而来，雌蕊（心皮）由大包子叶演变而来，包子叶球轴缩短为花轴。从本质上看，花来源于一个分枝。由此设想，无瓣花与单性是由两性花简化而来的，花部分离比联合原始，螺旋状排列比轮状排列原始，两性花比单性花原始，根据此理论，现代被子植物的多心皮类，特别是木兰木应为较原始类群，单子叶植物起源于毛茛木，应列于双子叶植物之后。

假花学说不被大多数学者所承认。假花学说所提出的一些论点，如柔荑花序的单性花、无被花或单被花、风媒传粉、合点受精和单株被等原始性状，都可看成进化过程中简化现象的反映，应属于进化的类群的性状。另外柔荑花序类的次生木质部有导管，花粉粒三沟型也比某些仅具管包和单沟花粉的木兰木植物更为进化。同样，单子叶植物由于1枚子叶的退化而置于双子叶之后。真花学说有很多合理的内涵，不足之处是木兰木植物实际上不可能由本内苏铁类植物演化而来。

当今多数学者接受木兰木为现代被子植物较原始类群的观点，这是因为木兰木具有公认的原始被子植物的一些特点，如：①长绿木本；②次生木质部仅有管包而无导管；③单花顶生，花轴伸长，花部离生，螺旋状排列，辐射对称；④雄蕊叶片状，无花丝分化，具三条脉；⑤花粉无结构层，表面光滑，具单蒙发沟；⑥雌蕊上未明显分化为柱头、花柱和子房，柱头即为腹缝线的肥厚边缘。

影响较大的四个分类系统概述如下。

1. 恩格勒系统

该系统是德国植物学家恩格勒（A. Engler）和帕兰特（K. Prantl）和著23卷巨著《植物自然分科志》（Die Naturichen Pflanjen/familien）（1887-1915）所采用和发表的。这是分类史上第一个比较完整的自然分类系统，包括了整个植物界。该系统将植物界分为13门，第13门为种子植物门，被子植物是该门的亚门。被子植物亚门分为双子叶植物和单子叶植物两个纲，共45目，280科；单子叶植物放在双子叶植物之前，以柔荑类植物为最原始的类型。

恩格勒系统几经修订，在《植物分科志要》（Syllabus der pfllanjen/famlien）第十二版（1964）中，把单子叶植物放到了双子叶植物之后，植物界分为17门，被子植物独立成门，包括2纲62目243科。

在系统发育观点上，恩格勒系统受到批评，主要指向柔荑花序类是原始类群和科的线形系统排列的方面。前者被认为没有正确辨别"简化"在进化中的意义，把"简化"与"简单的"、"原始的"相提并论，犯一个本质的错误；后者把复杂的进化过程简单的线性化，也不大符合进化的过程。还有一个错误就是把单子叶植物放到双子叶植物之前，不过后来系统修订时已将顺序颠倒过来。尽管如此，由于《植物自然分科志》这部巨著的内容丰富、全面、系统，对植物学界产生的影响很大，至今世界上除英法以外的许多国家仍在采用该系统。《中国植物志》、《中国高等植物图鉴》和我国许多地方植物志，以及中国国家标本馆和许多科研教学机构的标本馆，大都仍然采用恩格勒系统。

2. 哈钦松系统

英国著名植物学家哈钦松（J. Hutchinson）在1926年和1934年先后出版了包括两卷的《有花植物科志》（The families of flowering plant）一书，发表了他的被子植物系统。此书在1959年和1973年分别修订出版了第二版和第三版，由原来的105目332科增至111目411科。

哈钦松系统建立在花由两性孢子叶球演化而来的真花学说基础上，和美国植物学家柏施（Bessey, 1910）的观点相同的是认为被子植物是单元起源的。该系统还有一些主要观点的：①木本双子叶植物起源于木兰木，草本双子叶植物起源于毛茛木，木兰木和毛茛木由假设的原始被子植物演化而来。②单子叶植物起源于双子叶植物毛茛科。③单子叶植物按照花被特征分为萼花群（Calyciferae）、冠花群（Corolliflorae）和颖花群（Glumiflorae）三个类群，各代表三条演化路线。

哈钦松系统为多心皮学派奠定了基础，其著作内容相当丰富，对科的检索、特征描述和插图、分布地图以及经济用途都作出了贡献。他的不幸错误是把双子叶植物进化人为的分成了木本和草本两支且平行进化，这不符合双子叶植物演化的情况，致使亲缘关系很近的科，如五加科和伞形科、马鞭草科和唇形科、紫金牛科和报春花科等均被分别放在木本和草本两大类中（相当于亚纲地位）。这个系统发表以后，世界很少采用，但受到了我国有些学者的重视，如中国科学院昆明植物研究所、华南植物研究所的标本馆均采用这个系统排列科的顺序；《广州植物志》、《海南植物志》、《广西植物志》、《云南植物志》、《江西植物志》以及《中国树木志》也都采用了这个系统。

3. 塔赫他间系统

苏联植物学家塔赫他间（A. Takhtajan）在1954年出版的《被子植物起

源》(Qrigins of the Angiospermous Plant) 中正式发表他的系统,以后又多次修订 (1959、1966、1980、1986、1987、1997),在1980年修订的分类系统中包括2纲,10亚纲,28超目,92目,410科,经过1987年和1997年的两次修订,亚纲以下等级都有增加,已增至17亚纲,71超目,232目,591科。

塔赫他间系统是在哈钦松系统的基础上发展起来的。深入研究分析裸子植物的各类群后,他认为只有种子蕨才可能是被子植物的祖先,否定了灭绝的本内苏铁、科得狄类和现存的裸子植物是被子植物祖先的可能性。根据被子植物极为简化的雌、雄配子体,独有的双受精现象等特征,认为被子植物是单元起源,反对多元起源的观点。他认为草本植物是由木本植物演化而来;木兰目是最原始的被子植物类群,由木兰目发展出毛茛目和睡莲目;单子叶植物起源于水生、具单沟花粉的睡莲目莼菜科;柔荑花序类起源于金缕梅目等。在分类等级中,该系统在亚纲和目之间又插入了"超目(superoder)"一级,还首先打破了把双子叶植物纲分成离瓣花亚纲和合瓣花亚纲的传统,增加了亚纲数目,使分类安排更为合理。批评意见认为,该系统对有些分类群的定义过于狭窄,以致某些密切相关的分类群被不必要的分开,由此科的数目增至591科,加之增设"超目"一级分类单元,显得复杂了许多,不利于教学使用。

4. 克朗奎斯特系统

这一系统是美国分类学家格朗奎斯特(Cronquist)于1957年在《双子叶植物目、科新系统纲要》(Outline of a new system of families and orders of dicotyledons) 中发表的,以后于1968年所所著的《有花植物分类和演化》(The evolution and Classilication of flowering plant) 和1981年所著的《有花植物分类的整合系统》(An integrated system of Classification of flowering plants) 又进行了两次修订。修订后的系统把被子植物(木兰植物门)分为木兰纲(双子叶植物)和百合纲(单子叶植物),前者包括6个亚纲,64目,318科,后者包括5亚纲,19目,65科,合计11亚纲,83目,383科。

克朗奎斯特系统采用了零点花学说和被子植物单元起源的观点,认为:①有花植物起源于一类已灭绝的种子蕨;②现代所有生活的被子植物各亚纲,都不可能从现存其他亚纲植物进化而来;③木兰亚纲是有花植物基础的复合群,木兰目是被子植物的原始类型;④柔荑花序各目起源于金缕梅目;⑤单子叶植物来源于类似现代睡莲目的祖先,并认为泽泻亚纲是百合亚纲进化线上近基部的一个侧枝。

第五章　中国少数民族药用植物的分类

克朗奎斯特系统与塔赫他间系统系统有相似之处，但在个别类单元安排上存在较大差异，如对亚纲的设置，对大花草目、大戟目、香蒲目的安排，以及姜目独立成亚纲，木兰亚纲和毛茛亚纲合并成一个亚纲（木兰亚纲），取消"超目"等级，压缩科的数目，科的范围大小适度等等。克朗奎斯系统综合了植物学各分支学科的研究资料，仅引证文献就有3000多篇，内容较翔实可信，因此该系统发表后受到普遍的重视，美国植物分类学教材多采用此系统。在我国，吴国芳等编写的高等师范校使用的《植物学》和傅立国主编的《中国高等植物》采用本系统；辽宁大学生物系、浙江林业大学标本室也采用了本系统。为了使学生了解当代较新的分类系统，也为了方便教学，本教材被子植物分类采用克朗奎斯特系统，仅在个别地方做了适当调整，如将豆目的三个科仍作为豆科的三亚科处理等。

2 双子叶植物纲的特征，离瓣花亚纲的特征，合瓣花亚纲的特征

离瓣花亚纲包括：桑科（桑属、榕属）、马兜铃科（马兜铃属、细辛属）、蓼科（蓼属、大黄属、酸模属）、毛茛科（毛茛属、乌头属、黄连属、铁线莲属）、芍药科、小檗科（小檗属、十大功劳属、淫羊藿属）、木兰科（木兰属、含笑属、五味子属、南五味子属）、樟科（樟属）、十字花科（芸薹属、菘蓝属）、蔷薇科（四个亚科、蔷薇属）、豆科（三个亚科）、芸香科（黄柏属、花椒属、柑橘属）、大戟科（大戟属）、五加科（人参属、五加属）、伞形科（当归属、柴胡属）。

合瓣花亚纲包括：木樨科、马钱科、夹竹桃科、罗摩科、龙胆科（龙胆属）、马鞭草科（马鞭草属）、唇形科（益母草属、黄芩属、鼠尾草属）、爵床科、茄科（曼陀罗属、枸杞属）、玄参科（玄参属、婆婆纳属）、茜草科（茜草属、栀子属）、忍冬科（忍冬属）、葫芦科（栝楼属、雪胆属）、桔梗科（桔梗属、党参属）、菊科（两个亚科）。

3 单子叶植物纲的特征

单子叶植物纲包括：禾本科（禾、竹亚科）、天南星科（天南星属、半夏属、菖蒲属）、百合科（百合属、贝母属、黄精属）、石蒜科、鸢尾科、姜科、兰科。

桑科　Moraceae

桑

【学　名】*Morus alba* L.

155

【别　名】桑葚子

【科　属】桑科

【形态特征】落叶灌木或小乔木。根皮红黄色至黄棕色，纤维性甚强。茎皮孔明显。叶互生，具柄；叶片卵圆形，先端尖或长尖，基部近心形，边缘有粗锯齿，下面脉上疏毛，基出3脉。花单性，雌雄异株，均为穗状花序，腋生；雄花花被片4，雄蕊4，中央有不育雌蕊；雌花花被片4。瘦果外被肉质花被，多数密集成卵圆形聚合果，初绿色，成熟后变肉质，黑紫色。花期4-5月，果期6-7月。

【分布及生境】全国各地有栽培。

【入药部位及功效】入药部位有果穗、叶、嫩枝、根皮。药名依次叫桑葚子、桑叶、桑枝、桑白皮。4-6月果实变红时采收；叶春、夏季采收；枝春末夏初采收；根皮冬季采收。桑葚子：甘、寒。补肝肾、息风生津。桑叶：苦、甘，微寒。疏散风热、清肝明目、凉血止血。桑枝：苦，平。祛风通络、利水消肿。桑白皮：甘、寒。泻肺平喘、行水消肿。煎服10-30g。应用如下：①桑葚子，治肝肾阴亏、便秘等。②叶煎服，治发热、头痛、口渴、肺热咳嗽等。③桑枝煎服，治风寒湿痹、四肢拘挛等。④桑白皮煎服，治肺热喘咳、水肿、小便不利等。

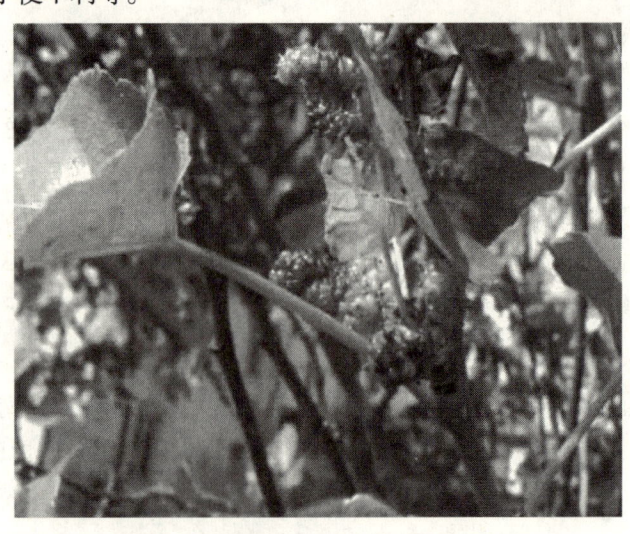

马兜铃科　Aristolochiaceae

马兜铃

【学　名】*Aristolochia debilis* Sieb. et Zucc.

【别　名】青木香、天星藤、天仙藤、三百两银药、独行根

【科　属】马兜铃科　Aristolochiaceae

【形态特征】多年生缠绕草本，基部木质化，全株无毛。根细长，在土下延伸，到处生苗。叶三角状椭圆形至卵状披针形或卵形，长 3-7cm，宽 2-6cm，顶端短尖或钝，基部两侧有圆形的耳片。花单生于叶腋；花柄长约 1cm，花被管状或喇叭状，略弯斜，长 3-4cm，基部膨大成球形，中部收缩成管状，缘部卵状披针形，全缘，长约 2cm，上部暗紫色，下部绿色，口部无附属物；雄蕊 6，靠生于粗短的花柱体周围，花药向外纵裂；柱头 6。蒴果近球形，直径为 4cm，6瓣裂；种子扁平 3 角形，边缘有灰白色宽团。花期 7-9 月。果期 9-10 月。

【分布及生境】主产于安徽、江苏、浙江等地，野生路旁与山坡。

【入药部位及功效】根入药，功能与主治：清肺降气，止咳平喘，清肠消痔。用于肺热喘咳，痰中带血，肠热痔血，痔疮肿痛。成分：含马兜铃酸、马兜铃子酸及木兰花碱。性味与归经：苦，微寒。归肺、大肠经。

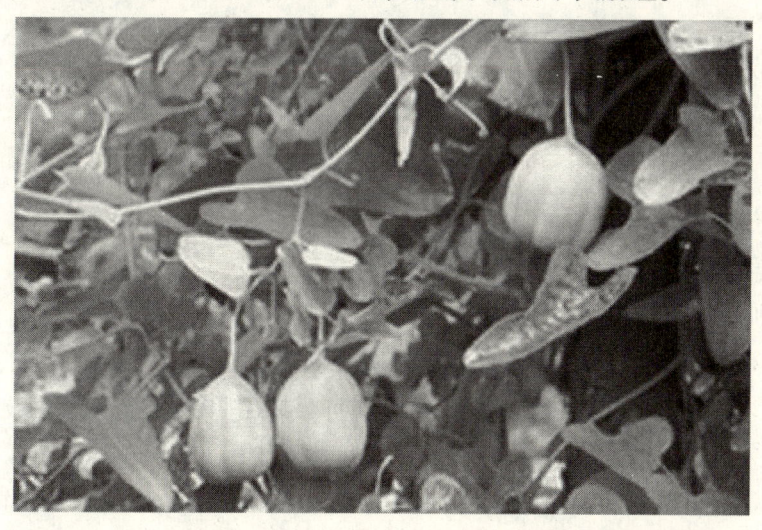

细辛

【学　名】*Asarum heterotropoides* Fr. Schmidt var. *mandshuricum* (Maxim.) Kitag.

【别　名】北细辛、烟袋锅花、细参

【科　属】马兜铃科

【形态特征】多年生草本，高约至30cm。根茎较长，横走，生有多数细长的根，节间短。叶1-2片，叶片肾状心形，长7-14cm，宽6-11cm，顶端锐尖至长锐尖，基部深心形，边缘粗糙刺毛，两面疏生短柔毛；叶柄长10-15cm。花单生于叶腋。花被筒质厚，筒部扁球状，顶端3裂，裂片平展；雄蕊12，花丝长于花药；子房下位，花柱6。花期4-5月。蒴果肉质，近球形。

【分布及生境】辽宁、吉林、黑龙江等。生于山谷、溪边、山坡林下阴湿处。

【入药部位及功效】全草入药。化学成分：含挥发油，油中主要成分为甲基丁香酚（methyleugenol）、黄樟醚（safrole）、l-细辛脂素（l-asarinin）、l-芝麻脂素（l-sasemin）、优香芹酮、龙脑、1,8-桉油精，α-和β-蒎烯、反式-细辛酮。具有祛风散寒，通窍止痛，温肺化饮的功效。功能主治：祛风散寒，通窍止痛，温肺化饮。用于风寒感冒、头痛、牙痛、鼻塞、风湿痹痛、痰饮喘咳。

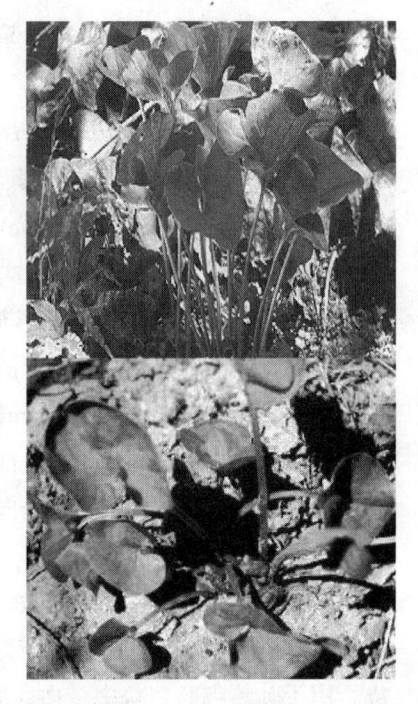

蓼科　Polygonaceae

西伯利亚蓼

【学　名】*Polygonum sibiricum* Laxm.

【别　名】曲玛孜、剪刀股

【科　属】蓼科

【形态特征】多年生草本，宽15-30cm。根茎细弱。茎斜上或直立，通常由基部分枝，无毛，节间短，长3-3.5cm。单叶互生，略革质，具短柄，长椭圆形，叶片长披针形或宽线形，长4.5-12cm，宽0.5-2cm，顶端锐或钝，全缘，基部戟形，具2个钝或尖头之叶耳，有时叶耳不发育，侧基部为楔形，两面均无毛，中脉宽，而侧脉不明显；叶鞘筒状，褐色，膜质，长0.5-2cm，有稀疏缘毛或无，易破碎。圆锥花序顶生，由数个花穗相集而成，花穗细弱，具间断之花；苞白色膜质，具5-6花；花梗长2-4mm，在上具关节；花被片

5，淡绿色，略呈圆形，基部连合，上部覆瓦状排列；雄蕊7-8，着生在花盘上，2轮，花丝短；花柱3，柱头头状。小坚果卵状长圆形，黑色，具3棱，平滑有光泽，与花被片等长，包被在宿存的花被内。花期7-8月。

【分布及生境】分布于东北、内蒙、华北、陕西、甘肃、云南、四川、西藏。生长在海拔1800-5100m的河谷滩地，渠、沟、沼泽等旁。

【入药部位及功效】为双子叶植物药蓼科植物西伯利亚蓼的全草。功效：利水渗湿、清热解毒。主治：用于湿热内蕴之关节积液、腹水、皮肤瘙痒。性味归经：淡，寒。入肝、大肠二经。

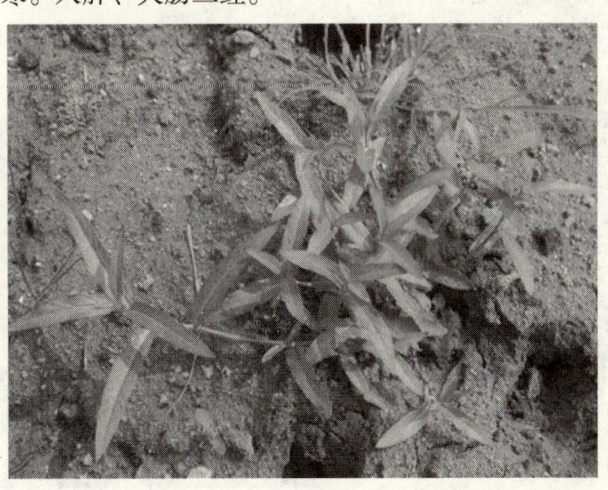

酸模叶蓼

【学　名】*Polygonum lapathifolium* Linn.

【别　名】旱苗蓼、大马蓼、柳叶蓉等

【科　属】蓼科

【形态特征】一年生草本，高30-200cm。茎直立，上部分枝，粉红色，节部膨大。叶片宽被针形，大小变化很大，顶端渐尖或急尖，表面绿色，常有黑褐色新月形斑点，两面沿主脉及叶缘有伏生的粗硬毛；托叶鞘筒状，无毛，淡褐色。花序为数个

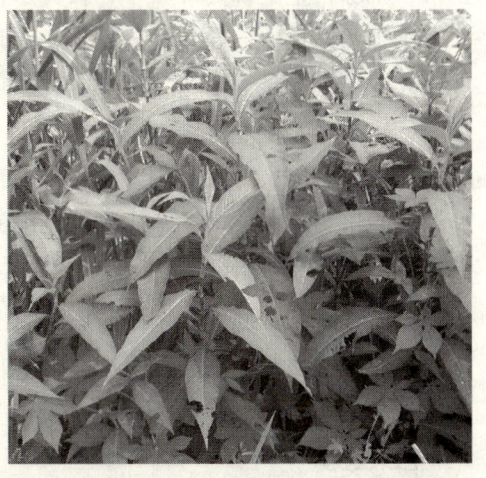

159

花穗构成的圆锥花序；苞片膜质，边缘疏生短睫毛，花被粉红色或白色，4深裂；雄蕊6；花柱2裂，向外弯曲。瘦果卵形，扁平，两面微凹，黑褐色，光亮。花期6-8月，果期7-10月。

【分布及生境】生于路旁湿地和沟边；分布于黑龙江、辽宁、河北、山西、山东、安徽、湖北、广东，主要为害棉花、豆类、薯类、水稻、油菜、麦类等农作物。

【入药部位及功效】果实为利尿药，主治水肿和疮毒；用鲜茎叶混食盐后捣汁，治霍乱和日射病有效；外用可敷治疮肿和蛇毒，全草可制土农药，种子含淀粉。

酸模

【学　名】*Rumex acetosa* L.

【别　名】山菠菜、野菠菜、酸溜溜、牛舌头棵、水牛舌头，田鸡脚。

【科　属】蓼科酸模属

【形态特征】多年生草本，高15-80cm，有酸味。主根粗短。有数个须根，断面黄色。茎直立，细弱，不分枝。叶片椭圆形，长2-10cm，宽1-3cm，顶端急尖或圆钝，基部箭形，全缘；茎上部的叶较小，披针形，无柄；托叶鞘斜形，顶端有睫毛。花序狭圆锥状，顶生；花单性异株；花被片6，椭圆形，成2轮；雄花内轮花被片较外轮花被片为大；雌花内轮花被直立，结果时增大，圆形，全缘，淡红色，柱头3。瘦果椭圆形，有3棱，黑色，有光泽。

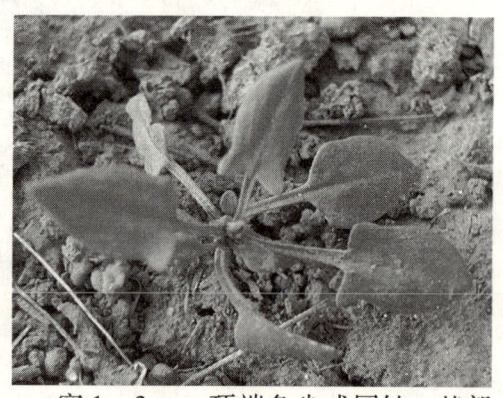

【分布及生境】分布于吉林、辽宁、河北、陕河北、陕西、新疆、浙江、湖北、四川和云南。生于路边荒地及山坡阴湿地。

【入药部位及功效】以根或全草入药。性味归经：酸、苦，寒。功能主治：凉血，解毒，通便，杀虫。用于内出血，痢疾，便秘，内痔出血；外用治疥癣，疔疮，神经性皮炎，湿疹。嫩茎叶味酸可生食；全草浸液可作农药；叶可喂猪。叶含牡荆素（黄酮类），根含蒽酮类和鞣质，可提制栲胶。

巴天酸模

【学　名】*Rumex patientia* L.

【别　　名】牛西西、土大黄、羊铁叶、洋铁酸模、牛舌头棵

【科　　属】蓼科酸模属

【形态特征】多年生草本。根粗壮，表皮淡黄色或黄褐色，长20－30cm，直径3－5cm。茎直立，高80－130cm，粗壮，单一，稀分枝，有明显的纵沟棱。基生叶长椭圆形，长15－25cm，宽3－8cm，先端渐尖，基部圆形或微心形，边缘有皱波状，柄长8－15cm；茎生叶片较小，披针形，下部叶有短柄，上部叶近无柄；托叶鞘膜质，管状。圆锥花序，顶生或腋生，大型，花多数，密生；花小；花被片6，2轮，内轮3片果期增大，基部有瘤状突起；雄蕊6；子房三棱形，花柱3，柱头细裂。瘦果卵圆状三棱形，长约3mm，褐色，包于花被内。

【分布及生境】分布于黑龙江、吉林、辽宁、河北、山东、内蒙古、山西、陕西、甘肃、青海等省区。北京平原地区和山区均极多见。生于低山坡、田野、路旁或草地。

【入药部位及功效】以根入药。化学成分：根部含蒽醌类衍生物，总量1.43%－2.15%，从其中已分离出蒽酚、大黄酚、大黄素、大黄素甲醚、芦荟大黄素。尚含有鞣酸及氨基酸（丝氨酸、甘氨酸、谷氨酸、苏氨酸、赖氨酸、组氨酸、丙氨酸、天门冬氨酸、蛋氨酸和缬氨酸）。其根中鞣质含量16.55%－21.40%。功效：止血，消肿，清热解毒，活血散瘀。主治：各种出血症、痈肿疔疖、皮肤病。药性：苦、涩、寒。也可以作汤或凉拌、煮食，它的嫩叶富含维生素、钾和草酸，味道清淡，是很好吃的野菜。

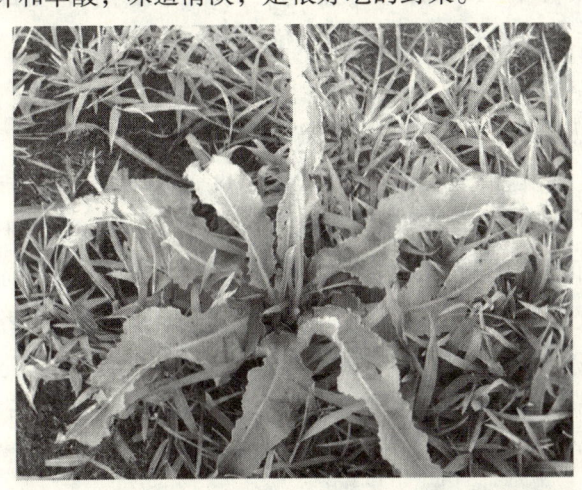

毛茛科　Ranunculaceae

黑种草

【学　名】*Nigella sativa* L.

【别　名】黑子草

【科　属】毛茛科黑草属

【形态特征】一年生草本，高30-60cm。茎直立，圆柱状，被棕色短腺毛和短茸毛，中上部多分枝。叶互生，一至三回羽状深裂，下部叶较小，有短柄；中部叶较大，长4-5cm，宽2-3cm，末回裂片线形或线状披针形，宽1-2mm；上部叶无柄；上面无毛，下面沿叶脉上被疏短毛。花单生于枝端，萼片5，类白色或淡蓝色，椭圆状卵形，基部渐变成爪，长8-12mm；花瓣小，长2-3mm，黄绿色或淡黄色，下部有蜜腺窝，窝内具毛，基部具弯爪，二唇形，上唇较下唇略短，下唇2深裂，中部变宽先端和中都有瘤状突起；雄蕊多数，长约8mm，无毛；心皮5-7，基部合生至花柱茎部，被散生圆形白色小鳞状突起，花柱呈芒状，几与子房等长。蒴果长8-15mm，花柱宿存，与果实近等长，上部常扭曲。种子多数三棱形，长约2.5mm，表面粗糙，深黑色，有光泽。

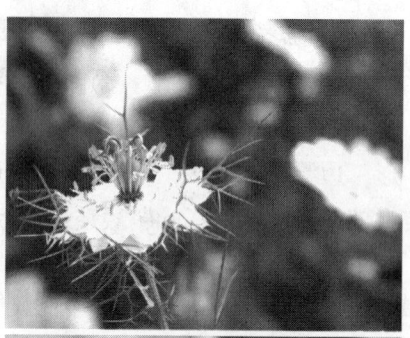

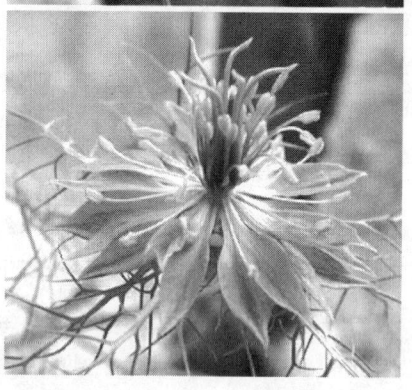

【分布及生境】原产地中海沿岸，中国云南、新疆有引种、栽培。

【入药部位及功效】为毛茛科植物黑种草的种子。化学成分：本品含黑种草碱（damascenine）、挥发油；油主要为百里醌（thymoquinone）、黑种草酮（nigellon $C_{13}H_{22}O_4$）；植物中含黄酮类，其中主要为山奈酚（kaempferol）、槲皮素（quercetin）、皂甙等；种子并有脂肪油、蛋白质和甾体化合物反应。药理作用：黑种草子的挥发油有防虫作用，能对抗组织胺，防止豚鼠气管痉挛。种子榨油后之残渣的乙醇提取物的20%台罗德氏溶液（Tyrode's solut.）能降低狗的血压、抑制兔的肠收缩，乙醇提取的生物碱和甙有降压作用；乙醇提取物LD（50）为2.1g（生药）/kg。黑种草子的挥发油有抗革兰氏阳性和革兰氏阴性细菌的作用。功效：疏肝理气，消食祛湿。主治：肝炎、肝肿大、胃湿过盛。药性：甘，温。

长序美丽乌头

【学　名】*Aconitum pulchellum* var. *racemosum* W. T. wang.

【别　名】

【科　属】毛茛科

【形态特征】多年生草本。块根小，倒圆锥形或椭圆形，表面棕色。茎被开展的短柔毛；总状花序狭长，长达22cm，有5-9朵花；花瓣和雄蕊被稀疏柔毛。

【分布及生境】产于云南西北部。生长在海拔4000-4200m的灌丛林缘及草坡。

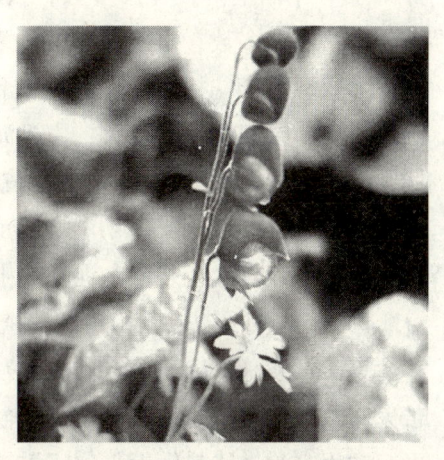

【入药部位及功效】为毛茛科植物长序美丽乌头的根。功效：清喉热、解毒。主治：治咽喉痛、咽喉炎、劳损发烧、肉食中毒、乌头中毒。

小檗科　Berberidaceae

八角莲

【学　名】*Dysosma versipellis*（Hance.）M. Cheng

【别　名】一把伞、六角莲、独叶一枝花、独脚莲［江西］、一碗水［陕西］、八角七、八角兵盘七、鬼臼

【科　属】小檗科

【形态特征】多年生草本。根茎肥厚，横走，中有许多纵行的空管，节部缢缩有鳞叶与不定根。叶片圆盾形，径30-90cm，全缘，稍呈波状，上面暗绿色，光滑，具白粉，背面淡绿色，其中央生圆柱形叶柄，中空（断面具约20个空管），长达1-2m，表面散生刺毛。花梗与叶柄等高或略高，顶生大花一朵，径12-23cm，粉红色或白色，芳香；萼

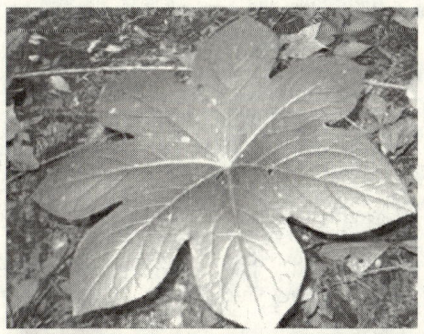

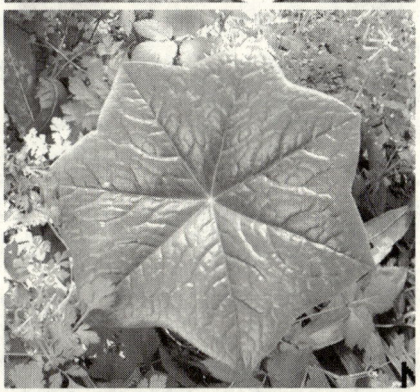

片4-5，小而早落；花瓣多数，长圆状矩圆形至倒卵形，先端钝，由外向内渐变小；雄蕊多数，早落，药隔先端有棒状附属物，花丝细长，生于花托下；心皮多数，埋于花托内；花托倒圆锥形，顶宽而平，有小20-30，各具1椭圆形子房，果期花托渐增大，内呈海绵状，谷称莲蓬，长宽约5-10cm，坚果椭圆形或卵形，长15-25mm，果皮坚硬，内有种子1。

【分布及生境】产于四川、广西、广东、贵州、湖北、江西等地，全国各地均有栽培，自生或栽培在池塘或水田内。

【入药部位及功效】为小檗科植物八角莲的根茎及根。化学成分：根及根茎含鬼臼毒素（pobophyllotoxin）、去氧鬼臼毒素（deoxy-podophyllotoxin）、异苦鬼臼酮（isopicropodophyllone）、金丝桃甙（hyperin）等。性味苦辛，平，有毒。功用主治：清热解毒，化痰散结，祛痰消肿。用于痈肿疔疮、瘰疬、咽喉肿痛、跌打损伤、毒蛇咬伤。

樟科　Lauraceae

肉桂

【学　名】*Cinnamomum cassia* Presl.

【别　名】相察

【科　属】樟科

【形态特征】绿乔木，高12-17m。树皮灰褐色，芳香，幼枝略呈四棱，被褐色茸毛。叶互生或近对生，革质，长椭圆形或广披针形，长8-16cm，宽3-6cm，全缘，上面绿色，平滑而有光泽，下面粉绿色，微被柔毛，离基三出脉于下面隆起。圆锥花序腋生或近顶生，长10-19cm，被短柔毛；花小，直径约3cm；花梗长约5mm，花被片6与花被管均长约2mm，管内外密生短柔毛；发育雄蕊9，3轮，花药4室，瓣裂，花丝基部有2腺体和1轮退化雄蕊；雌蕊稍短于雄蕊，子房1室，胚珠1，花柱细，与子房几等长，柱头略呈盘状。浆果椭圆形，直径9mm，熟时黑紫色，基部有浅杯状宿存花被。

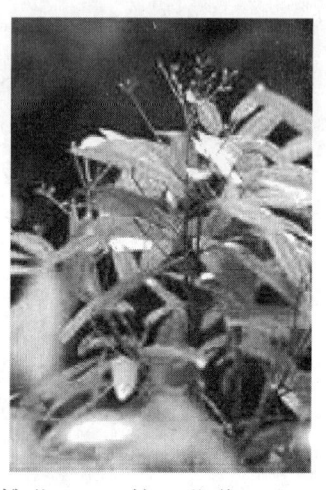

【分布及生境】分布于云南、福建、广东、广西等省区，亚洲热带地区也有。栽培于砂土及斜坡山地。

【入药部位及功效】为樟科植物肉桂的干燥树皮。化学成分：含挥发油

1%-2%，并含鞣质、黏液、碳水化合物等。挥发油中主要成分含桂皮醛约85%。尚有醋酸桂皮酯、少量的苯甲醛等。药理作用：①桂皮醛有镇静、镇痛和解热作用。②肉桂酸钠有解热作用。③桂皮油对革兰氏阳性菌、真菌有强大的杀菌作用。④有降压作用。

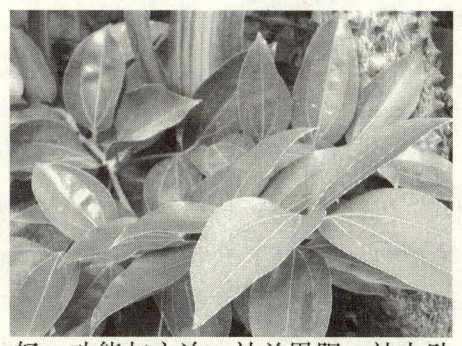

药性：味辛、甘、涩、微咸，性热、燥、轻。**功能与主治**：补益胃阳，补火助阳，引火归源，散寒止痛，活血通经。用于胃寒证、寒泻、培根病，阳痿，宫冷，腰膝冷痛，肾虚作喘，阳虚眩晕，目赤咽痛，心腹冷痛，虚寒吐泻，寒疝，经闭，痛经。

十字花科　Cruciferae（Brassicaceae）

涩荠

【学　名】*Malcolmia africana* (L.) R. Br.

【别　名】席普果

【科　属】十字花科

【形态特征】一年生草本，茎高8-35cm，多分枝。叶长圆形，倒披针形或近椭圆形，长1.5-8cm，宽5-18mm，边缘有波状齿或全缘。萼片长圆形，长4-5mm，花瓣丁香色、紫色或粉红色，倒披针形，长8-10mm。长角果线状圆柱形或近圆筒形，长3.5-7cm，宽1-2mm，近4棱，直立或稍弯曲，密生短或长分叉毛，或两者间生，或具刚毛，少数几无毛或完全无毛；柱头圆锥状；果梗加粗，长1-2mm；种子长圆形，长1mm。

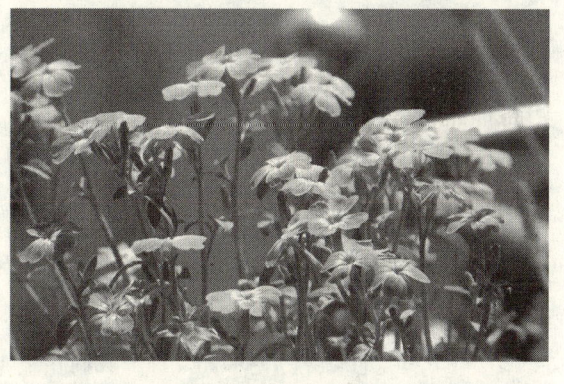

【分布及生境】分布于西藏、青海、四川及华北、西北、安徽、江苏。亚洲北部及西部、欧洲南部及非洲北部亦有。生于海拔2740-3200m的田边。

【入药部位及功效】为十字花科植物涩荠的干燥全草。功效：消食，解肉食中毒。主治：治不消化症。药性：味辛，性温。

碎米荠

【学　名】*Cardamine hirsutea* L.

【别　名】俄莫

【科　属】十字花科

【形态特征】一年生草本，高约30cm，有单毛。茎直立；从基部多分枝。基生叶有柄，具小叶1-3对，顶生小叶圆卵形或肾形，长4-10mm，有3-5圆齿，侧生小叶卵形，较小，歪斜，有或无小叶柄；茎生叶有小叶2-3对，窄倒卵形至线形，3齿裂，所有小叶皆稍被柔毛。花白色，直径2-3mm；萼片长圆形，长2mm；花瓣倒卵形，长约3mm。长角果线形，长15-25mm，近直立；果梗长4-6mm，开展；种子长圆形，约1mm。

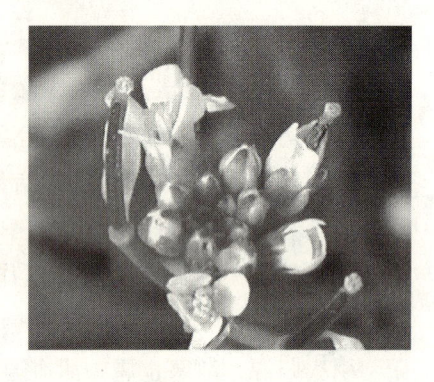

【分布及生境】产于西藏的樟木，沿长江一带及云南、福建等地有分布。生长在海拔1700-2400m的草丛。

【入药部位及功效】为十字花科植物碎米荠的全草。功效：清热去湿。主治各种热病、风湿病。

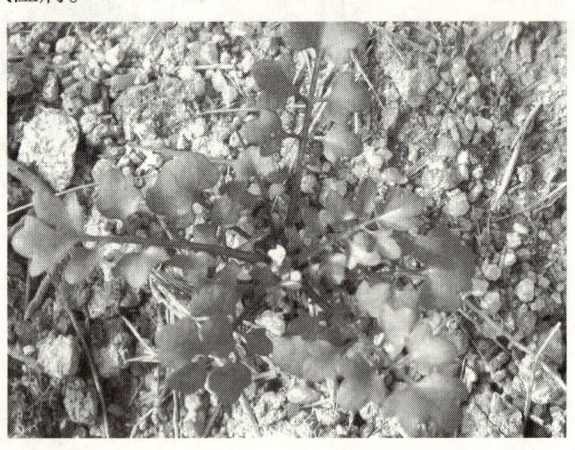

播娘蒿

【学　名】*Descurainia Sophia*（L.）Webb. ex Prantl.

【别　名】相采

【科　属】十字花科

【形态特征】一年生或二年生草本，高20-70cm，植株幼时被灰黄色柔毛及分叉毛，老时毛渐少。茎单一，上部多分枝。叶互生，下部稍有柄，上部叶无柄，2至3回羽状全裂或深裂，裂片纤细，近线形，总状花序顶生，花小，直径2-3mm，多数；萼片4，线形或狭长圆形，长约2mm；花瓣4，黄色，匙形，短于萼片或与萼片等长。长角果细圆柱形，果瓣中肋明显，成熟时果实稍呈念珠状；果梗纤细，在果轴上斜向开展。种子一行，多数，细小，褐色，有细网纹，近椭圆形而扁，长约1mm，无膜质边缘；子叶背依胚根。

【分布及生境】分布几遍全国各省区。亚洲其他地区、欧洲、非洲北部及北美洲也有。生于海拔2700-4300m的田野、村旁、荒地及山坡沙砾地。

【入药部位及功效】为十字花科植物播娘蒿的干燥成熟种子。化学成分：含挥发油，为异硫氰酸苄酯（benzylisothiocyanate）、异硫氰酸烯丙酯（allylisothiocyanate）、二烯丙基二硫化物、脂肪油15%-20%，油中含亚麻酸7.54%，亚油酸32.5%，油酸25.1%，芥酸21.4%，棕榈酸9.64%，硬脂酸3.81%。不皂化物中含谷甾醇及少量黄色物质，尚分离出5种强心苷，分别为毒毛旋花子配基（strophanthidine）、伊夫单苷（evomonoside）、葶苈苷（helveticoside）、伊夫双苷（evobioside）、糖芥苷（erysimoside）。

药理作用：（1）种子的醇提取物对在体心脏（蛙、兔、猫），均呈强心苷样的作用，能增强心肌收缩力，减慢心率，减慢传导速度；大剂量可引起心动过速，心室颤动及强心苷中毒样症状。临床用于治疗慢性肺原性心脏病并发的心力衰竭。（2）有利尿作用。功效：镇刺痛。主治：治疫疽。药性：味辛，性平。

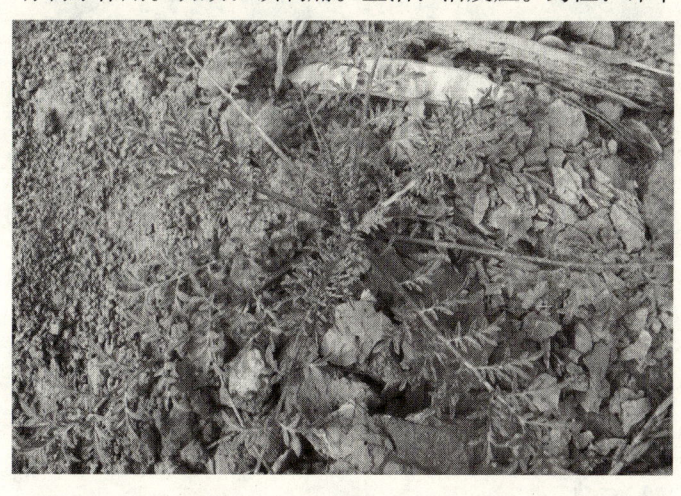

豆科 Leguminosae (Fabaceae)

决明

【学　名】*Cassia obtusifolia* L.

【别　名】草决明、马蹄决明、假绿豆、豆斗欧（苗族）

【科　属】豆科

【形态特征】一年生半灌木状草本，高1-2m。羽状复叶互生；小叶3对，倒卵形或长圆状倒卵形，长1.5-6.5cm，宽0.8-3cm，先端钝，基部圆形，偏斜，幼时两面疏被长柔毛；托叶锥形，早落。花成对腋生；萼片5，分离；花瓣5，黄色，有爪；能育雄蕊7，下面3枚较发达；子房有柄，被白色。荚果线形。种子多数，菱形，淡褐色，有光泽，花期7-9月，果期9-11月。

【分布及生境】主产安徽、江苏、浙江、四川。生于村边、山坡。

【入药部位及功效】种子入药，功能主治：清热明目，润肠通便。用于目赤涩痛、羞明多泪、头痛眩晕、目暗不明、大便秘结。化学成分：含大黄素（emodin）、大黄酚（chrysophanol）、大黄素甲醚（physcion）、决明素（obtusin）、钝叶决明素（obtusifolin）及其甙类。性味：性微寒，味甘、苦、咸。

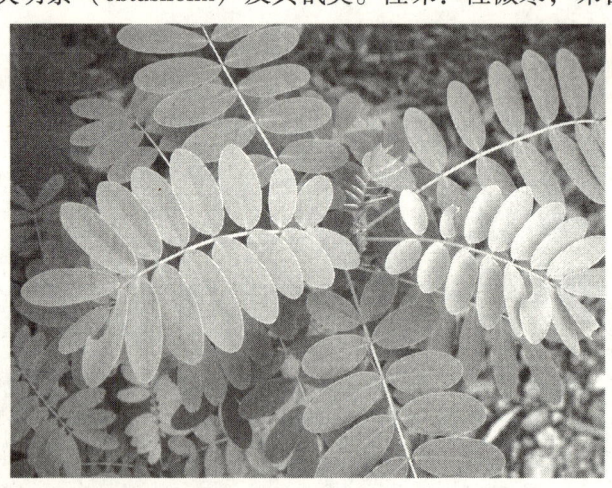

赤豆

【学　名】*Phaseolus angularis* Wight

【别　名】红豆、野赤豆

【科　属】豆科

【形态特征】一年生直立草本，高可达90cm。茎上有显著的长硬毛。三出复叶互生；顶生小叶卵形，长5-10cm，宽2-5cm，先端渐尖，侧生小叶偏斜，全缘或3浅裂，两面疏被白色柔毛；托叶卵形。总状花序腋生；花萼5裂；花冠蝶形，黄色，旗瓣具短爪，龙骨瓣上部卷曲；雄蕊10，二体。荚果圆柱形，长5-8cm。种子6-8粒。花期6-7月，果期7-8月。

【分布及生境】主产吉林、北京、天津、河北、陕西、山东、安徽、江苏、浙江、江西、广东、四川。全国各地普遍栽培

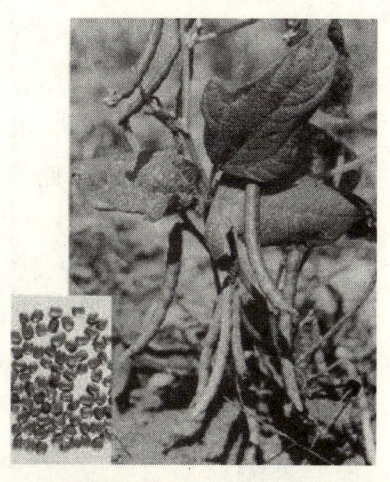

【入药部位及功效】为豆科植物赤豆的种子。采制：秋季荚果成熟而未开裂时拔取全株，晒干，打下种子。性状：种子矩圆形，两端较平截，长5-7mm，直径4-6mm。表面暗红色，有光泽，侧面有白色线性种脐，长约4mm，不突起。子叶两片肥厚，乳白色。化学成分：含α-、β-球朊（α，β-globulin）、脂肪酸、烟酸、糖类、维生素A1、B1、B2，植物甾醇、三萜皂甙等。性味：性平，味甘、酸。功能主治 利水消种，解毒排脓。用于水肿胀满、脚气浮肿、黄疸尿赤、风湿热痹、痈肿疮毒、肠痈腹痛。

芸香科　Rutaceae

花椒

【学　名】*Zanthoxylum bungeanum* Maxim.

【别　名】也尔玛、川椒、红椒、蜀椒、大红袍

【科　属】芸香科

【形态特征】落叶灌木或小乔木，高3-7m，茎干常有增大的皮刺和细小的皮孔。奇数羽状复叶，互生，叶柄两侧常有一对扁平基部特宽的皮刺及叶轴具狭小的叶翼；小叶5-11，对生，近无柄、纸质、卵形、椭圆形至广卵圆形，边缘有细圆锯齿，齿缝处着生粗大而透明的腺点，下面中脉基部两侧常被一簇锈褐色长柔毛。聚伞状圆锥花序，顶生，花梗被柔毛；花小，花被4-8，呈三角披针形，雄花雄蕊5-7，

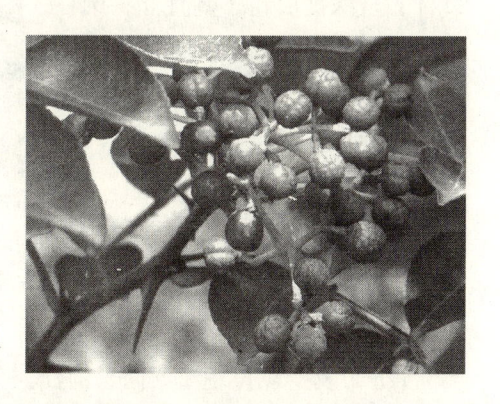

雌花心皮4-6，仅2-3个或1个心皮成熟。蓇葖果红色至紫红色，外密生疣状凸起的油点，沿背腹线开裂。种子圆球形，黑色具光泽。

【分布及生境】主产四川、陕西、河北。生于山坡灌丛中，路旁或栽培在庭院中。

【入药部位及功效】为芸香科植物花椒的果皮。化学成分：含柠檬烯（limonene）、枯醇（cumicalcohol）、础牛儿醇（geraniol）、植物甾醇、不饱和有机酸。性味：性温，味辛。功效：温中健胃，止痛逐湿，驱除蛔虫，坚齿明目，破血通经。主治：散寒逐湿，脘腹冷痛，肾气上逆，阳衰泄数，阴汗泄精。

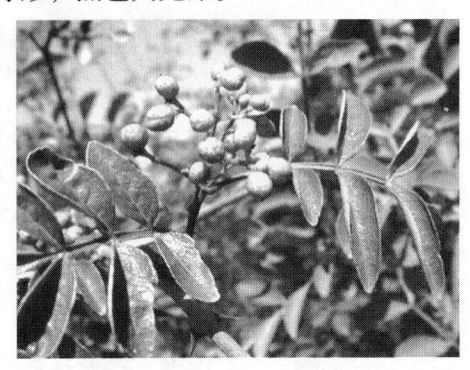

大戟科　Euphorbiaceae

续随子

【学　名】*Euphorbia lathyris* L.

【别　名】小巴豆、续随子

【科　属】大戟科

【形态特征】二年生草本，有乳汁，全株被白粉。茎直立，圆柱形。茎下部叶密生，线状披针形，上部叶对生，广披针形，先端渐尖，基部近心形。总花序顶生，呈伞状，伞梗2-4，基部有2-4叶轮生；每梗再叉状分枝，有三角状卵形苞片2，每分叉间生1杯状聚伞花序；总苞杯状，先端4-5裂，腺体4，新月形。蒴果球形。花期6-7月，果期8月。

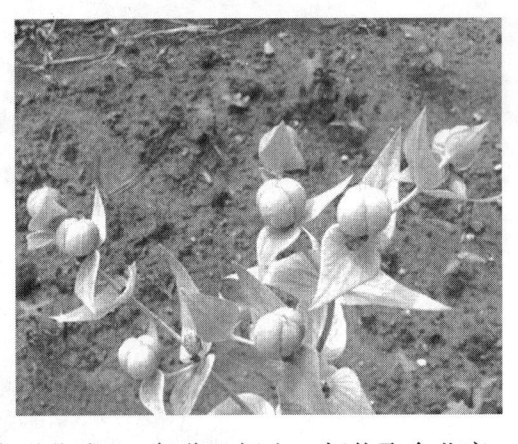

【分布及生境】主产河南、浙江。分布于向阳山坡，药场。

【入药部位及功效】种子入药，功能主治：行水消肿，破血散瘀。用于水肿、痰饮积滞胀满、二便不通、血瘀闭经。化学成分：含巨大戟二萜醇3-十六烷酸酯（ingenol 3-hexadecanoate）、7-羟基千金二萜醇（7-hydroxylathyrol）、γ-大戟甾醇（γ-euphol）、α-大戟烯醇（α-euphorbol）、七叶内酯

(aesculetin)、七叶甙（aesculin）、续随二萜酯（euphorbiasteroid）、瑞香索（daphnetin）、山奈酚-3-葡萄糖醛酸甙（kaempferol-3-glucuronide）等。
性味：性温，味辛；有小毒。

五加科 Araliaceae

人参

【学　名】*Panax ginseng* C. A. Mey.

【别　名】人衔、鬼盖、土精、神草、黄参、血参、地精、百尺杵、海腴、金井玉阑、孩儿参、棒槌

【科　属】五加科

【形态特征】多年生草本。主根肉质，圆柱形或纺锤形，须根细长。根状茎（芦头）短，上有茎痕（芦碗）和芽苞；茎单生，直立，高40-60cm。为掌状复叶，2-6枚轮生茎顶，依年龄而异：1年生有3小叶，2年生有5小叶12枚，3年生2-3枚，4年生3-4枚，5年生以上4-5枚，最多的6枚；小叶3-5，中部的1片最大，卵形或椭圆形，长3-12cm，宽1-4cm，基部楔形，先端渐尖，边缘有细尖锯齿，上面沿中脉疏被刚毛。伞形花序顶生，花小；花萼钟形，具5齿；花瓣5，淡黄绿色；雄蕊5，花丝短，花药球形；子房下位，2室，花柱1，柱头2裂。浆果状核果扁球形或肾形，成熟时鲜红色；种子2，扁圆形，黄白色。

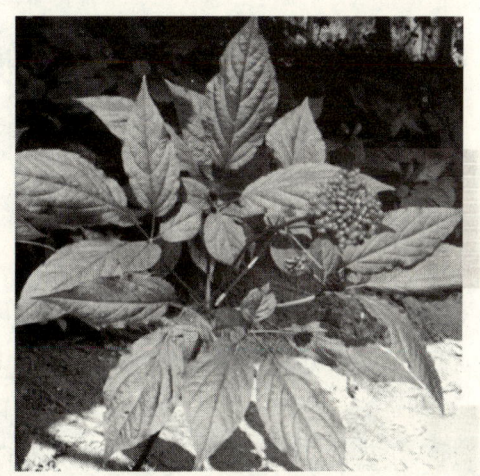

【分布及生境】分布于黑龙江、吉林、辽宁、河北（雾灵山、都山）。多生于以红松为主的针阔混交林或落叶阔叶林下。

【入药部位及功效】为五加科植物人参的根。化学成分：根含多种人参皂甙（ginsenoside），如人参皂甙Ra1、Ra2、Rb2、Rb3、Rc、Rd、Re、Rf、Rg1、Rg2、Rh1、Ro。性味：甘微苦，温。归经：入脾、肺经。功用主治：大补元气，固脱生津，安神。治劳伤虚损，食少，倦怠，反胃吐食，大便滑泄，虚咳喘促，自汗暴脱，惊悸，健忘，眩晕头痛，阳痿，尿频，消渴，妇女崩漏，小儿慢惊，及久虚不复，一切气血津液不足之症。

伞形科 Umbelliferae（Apiaceae）

野胡萝卜

【学　　名】*Daucus carota* Linn.

【别　　名】鹤虱草

【科　　属】伞形科胡萝卜属

【形态特征】二年生草本，高 15 – 120cm。茎单生，有倒糙硬毛。根生叶薄膜质，长圆形，2 回至 3 回羽状多裂，最后裂片线形至披针形，长 2 – 15mm，宽 0.8 – 4mm，顶端尖锐，有小凸头，光滑或有糙硬毛，叶柄长 3 – 12cm，有鞘；茎生叶近无柄，有叶鞘，最后裂片通常细长。伞梗长 10 – 55cm，有倒糙硬毛；总苞有多数苞片，叶状，羽状分裂，少有不裂的，边缘膜质，有绒毛，裂片细长，细线形或线形，长 3 – 30mm，反折；小总苞有线形、不裂或羽状分裂的小苞片；伞辐多数，长 2 – 7.5cm，紧贴，结果时伞外缘的伞辐向内弯折；花白色、黄色或淡红色。果实圆卵形，长 3 – 4mm，宽 2mm。

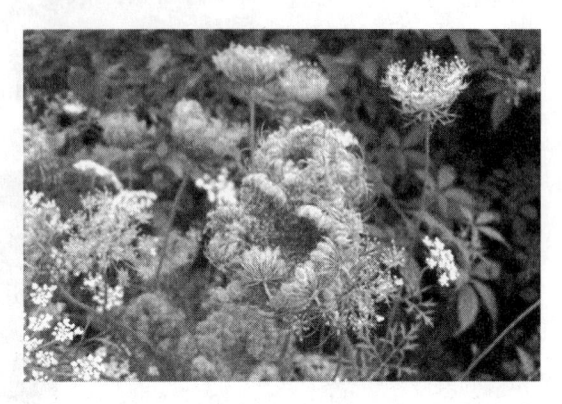

【分布及生境】四川、重庆、贵州、湖北、湖南、江西、安徽、江苏、浙江、福建、广东、广西、贵州、云南、新疆、西藏（察隅）。野生于田边、路旁、旷野草丛中。

【入药部位及功效】果实供药用，杀虫，解烟毒，消肿，消气，化痰。治妇女干病及痒疹。化学成分：根富含胡萝卜素，并含挥发油。挥发油中主成分为蒎烯、柠檬烯、胡萝卜醇、胡萝卜次醇、细辛醚、细辛醛等。根中尚含胡萝卜酸。叶含多量胡萝卜素，可作为制取胡萝卜素的原料；尚含胡萝卜碱、吡咯烷。花含山柰酚 – 3 – 葡萄糖甙、山柰酚 – 3 – 二葡萄糖甙、芹菜素葡萄糖甙，又含大量苹果酸。性味：性寒，味苦微甘，有小毒。

川芎

【学　　名】*Liqusticum chuanxiong* Franch Hort.

【别　　名】芎䓖、山鞠穷、芎藭、香果、胡藭、马衔芎藭、雀脑芎、京芎、贯芎（珍珠囊）、抚芎、台芎、西芎

【科　　属】伞形科

【形态特征】多年生草本。块茎呈不规则团块状。茎直立，高达100cm左右，圆柱形，中空有节，节盘较膨大。叶互生，为2-3回羽状复叶，叶绿深裂，叶柄基部宽大抱茎形成鞘状。花白色，复伞形花序，双悬果卵形。

【分布及生境】四川、西南、中南、华东及华北地区均有栽培。生于林荫路旁。

【入药部位及功效】根茎入药，功用主治：行气开郁，法风燥湿，活血止痛。治风冷头痛眩晕，胁痛腹疼，寒痹痉挛，经闭，难产，产后瘀阻块痛，痈疽疮疡。用于月经不调，经闭痛经，癥腹痛，胸胁刺痛，跌扑肿痛，头痛，风湿痹痛。性味：辛，温。归经：入肝、胆经。临床应用：治疗心绞痛，取川芎、红花各等份，制成片剂（每12片含川芎、红花生药各5钱），每次4片，日服3次。4-6周为一疗程。治疗84例（其中10例全程加葛根黄酮片，每日3次，每次20毫克；2例于用药2周开始加服乳没片），结果显效9例，改善57例，基本无效17例，加重1例。据观察，病情的轻重与疗效无明显关系；加服葛根黄酮及乳没片者，疗效未见提高；服药后对血脂质影响不大。

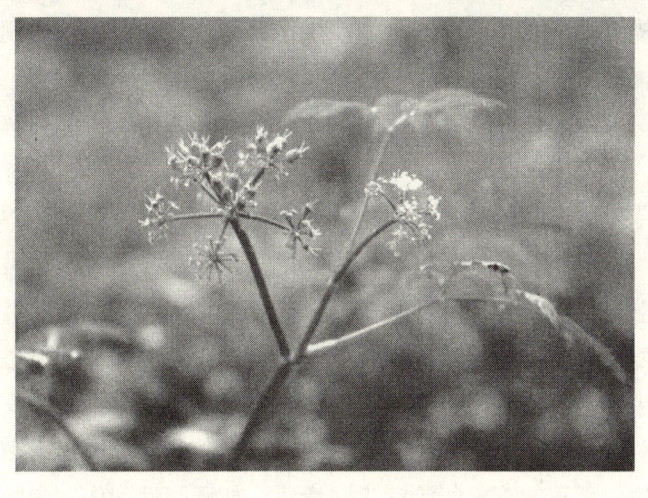

积雪草

【学　　名】*Centella asiatica* (L.) Urb.

【别　　名】连钱草、地钱草、马蹄草、老公根、葵蓬菜、崩口碗、地棠草、大马蹄草、土细辛、崩大碗、钱凿口、复箸碗草、蚶壳草、鲎圭草、铜钱草、遍地香、雷公根、灯盏菜、牛浴菜、野荠菜、马脚迹、遍地金钱草、半边月

【科　属】伞形科

【形态特征】多年生匍匐草本。茎光滑或稍被疏毛，节上生根。单叶互生，叶片圆形或肾形，直径 2-4cm，边缘有钝齿，上面光滑，下面有细毛；叶有长柄，长 1.5-7cm。伞形花序单生，伞梗生于叶腋，短于叶柄；每一花梗的顶端有花 3-6 朵，通常聚生成头状花序，花序又为 2 枚卵形苞片所包围；花萼截头形；花瓣 5，红紫色，卵形；雄蕊 5，短小，与花瓣互生；子房下位，花柱 2，较短，花柱基不甚明显。双悬果扁圆形，光滑，主棱和次棱同等明显，主棱间有网状纹相连。花期夏季。

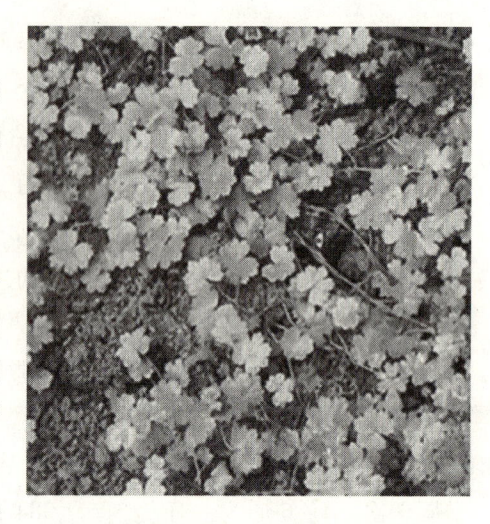

【分布及生境】分布四川、贵州、云南、江苏、安徽、浙江、江西、湖南、湖北、福建、广东、广西等地。多生于路旁、沟边、田坎边稍湿润而肥沃的土地。

【入药部位及功效】全草入药，功用主治：清热利湿，消肿解毒。治痧气腹痛，暑泻，痢疾，湿热黄疸，砂淋，血淋，吐、衄、咳血，目赤，喉肿，风疹，疥癣，疔痈肿毒，跌打损伤。化学成分：含多种 α-香树脂醇型的三萜成分，其中有积雪草甙、参枯尼甙、异参枯尼甙、羟基积雪草甙、玻热模甙、玻热米甙和玻热米酸等，以及马达积雪草酸。此外，尚含内消旋肌醇、积雪草糖、蜡、胡萝卜烃类、叶绿素，以及山奈酚、槲皮素和葡萄糖、鼠李糖的黄酮甙。药理作用：①中枢作用其中所含的甙对小鼠、大鼠有镇静、安定作用，此作用主要是对中枢神经系统中的胆碱能系统的影响。醇提取物无镇痛作用。②对皮肤组织的作用积雪草甙能治疗皮肤溃疡，如顽固性创伤、皮肤结核、麻风等。对小鼠，豚鼠、兔肌肉注射或皮下植入可促进皮肤生长，局部白细胞增多、结缔组织盘管网增生、黏液分泌增加、毛及尾的生长加速等。③抗菌作用幼芽的水提取物有抗菌作用。积雪草甙能治疗麻风，有人认为其作用为溶解细菌的蜡膜，从而被其他药物或机体防御机能所消灭。④其他作用醇提取物能松弛大鼠离体回肠。甙部分能降低家兔及大鼠离体回肠的张力及收缩幅度，并能轻度抑制乙酰胆碱的作用。对麻醉犬，静脉注射可轻度兴奋呼吸，心率变慢及中度的降低血压，后二者不能被阿托品阻断。性味：苦辛，寒。归经：入肝、脾、肾经。

木樨科　Oleaceae

桂树

【学　名】*Osmanthus fragrans* Lour.

【别　名】木樨、丹桂、金桂、岩桂、九里香

【科　属】木樨科木樨属

【形态特征】常绿灌木或小乔木。树干灰白色。叶对生，椭圆形或椭圆状披针形，全缘，或上半部边缘疏生锐细锯齿，侧脉在上面凹下，下面凸起。聚伞花序簇生于叶腋；花小，芳香，白色或淡黄色。核果椭圆形，成熟时紫黑色。

【分布及生境】产中国西南部、四川、云南、广西、广东和湖北等省区均有野生，印度、尼泊尔、柬埔寨也有分布。生于山坡路旁、村庄附近，或栽培。

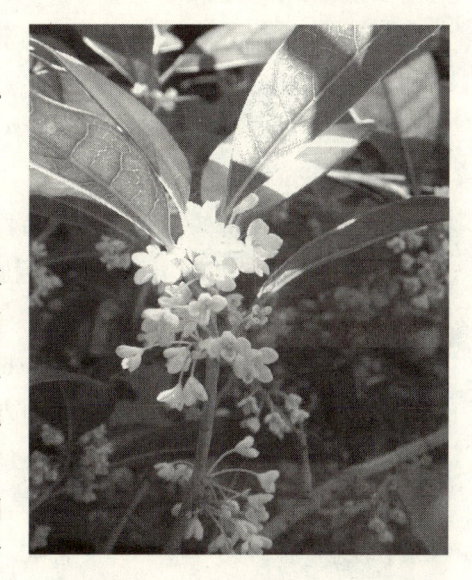

【入药部位及功效】木樨科木樨属植物桂树的花、果实及根入药。根、花、性味归经：花辛，温。果辛、甘、温。根甘、微涩、平。功能主治：花散寒破结，化痰止咳。用于牙痛，咳喘痰多，经闭腹痛。果暖胃，平肝，散寒。用于虚寒胃痛。根祛风湿，散寒。用于风湿筋骨疼痛，腰痛，肾虚牙痛。民间应用：胃寒痛、腰痛、风湿关节痛等。

龙胆科　Gentianaceae

滇龙胆

【学　名】*Gentiana rigescens* Franch. ex Hemsl.

【别　名】坚龙胆、青鱼胆、苦草、小秦艽、川龙胆

【科　属】龙胆科龙胆属

【形态特征】多年生草本。茎单一或分枝，高30-45cm。叶对生，叶片卵状矩圆形，长2-5cm，宽1-2cm，顶端钝尖，基部渐狭，延长成柄连合呈鞘，抱茎。聚伞花序顶生或腋生；花萼钟形，顶端5裂，2大，3小；花冠筒状钟形，紫色，长约2cm，顶端5裂，裂片卵状椭圆形，褶不对称，三角形，

短于裂片；雄蕊4，生于冠筒近基部，花丝具狭翅；子房长卵形，具柄，柱头2裂。蒴果矩圆形，柄长约10mm。种子多数，表面蜂窝状。

【分布及生境】产云南中部、西部各县；分布于四川、贵州、湖南、广西。生于山坡草地、林下、灌丛中，海拔1000-2800m。

【入药部位及功效】为龙胆科植物滇龙胆的根。功效：消炎、健胃、利胆。主治：治黄疸病、消化不良。

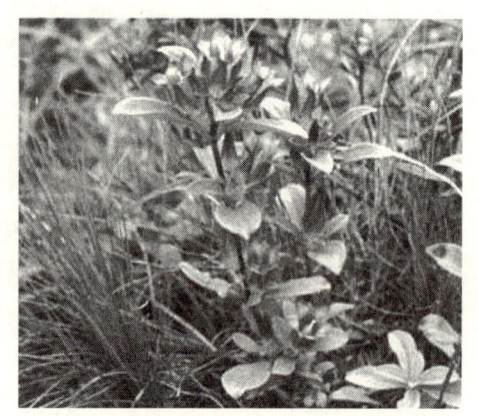

红花龙胆

【学　名】Gentiana rhodantha Franch.

【别　名】小龙胆草、龙胆草，红花龙胆草

【科　属】龙胆科龙胆属

【形态特征】多年生草本，高40-70cm茎直立。常从基部分枝。叶对生，卵形或三角状卵形，长5-20mm，宽5-12mm，顶端钝尖，基部圆形，抱茎，边缘有细锯齿，三出脉；无柄，花单生枝顶生或腋生；淡紫红色，有紫色条纹，长约25mm；花萼筒状，膜质，顶端5裂，裂片披针形；花冠漏斗状，裂片卵形，顶端尖，褶不对称，边缘流苏状；雄蕊5，花丝细长；子房矩圆形，花柱细长，柱头2裂。蒴果矩圆形，有柄。种子卵圆形，多数，具翅。

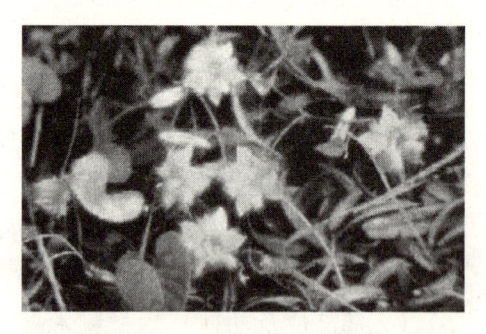

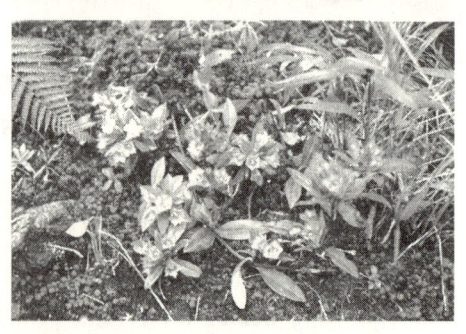

【分布及生境】产于云南西北部；四川、贵州、云南、湖南、湖北有分布。生长在海拔2600m以下的灌丛林缘、林缘草坡、河谷阶地草滩。

【入药部位及功效】为龙胆科植物红花龙胆的全草。化学成分：全草含齐墩果酸、山酮类。药理作用：齐墩果酸有抗结核杆菌作用，对黄疸型肝炎有良好疗效。功效：清肝、胆热，利胆。主治：治黄疸型肝炎、肝热、胆热及诸种热性病。

马鞭草科　Verbenaceae

云南石梓

【学　名】*Gmelina arborea* Roxb.

【别　名】大叶石梓、甑子树、酸树、埋索（傣语）、甲梭扑（哈尼语）、勒咩（基诺语）

【科　属】马鞭草科 Verbenaceae

【形态特征】落叶乔木，高 25 - 30m，胸径 50 - 80cm；树皮灰褐色，呈不规则块状脱落；幼枝四棱形，具毛及灰白色皮孔，叶痕明显。叶对生，坚纸质，宽卵形，长 10 - 25cm，宽 12 - 16cm，先端渐尖，基部宽楔形至浅心形，近基部有明显的盘状腺体 2 至数个，全缘，侧脉 5 - 8 对，上面被微毛或老时近于无毛，下面密被绒毛；叶柄长 8 - 13cm。聚伞状圆锥花序顶生，总花梗长 15 - 30cm；花萼钟状，长 3 - 5mm，外面有黑色盘状腺点，裂片 5，三角形；花冠长 34cm，黄色，间有褐色斑块，外面密被黄褐色绒毛，里面无毛，2 唇形，上唇全缘或 2 浅裂，下唇 3 裂；雄蕊 4，2 强贴生于花冠管上，子房 4 室，有 4 胚珠，花柱长约 1.5cm，柱头不等长 2 裂。核果椭圆形或倒卵状椭圆形，长 1.5 - 2.5cm，熟时黄色，干后黑色，下有宿萼。

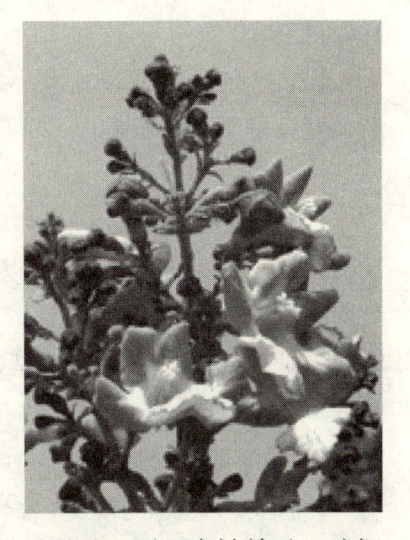

【分布及生境】仅限于云南南部和西南部。海拔 1400m。

【入药部位及功效】树皮和叶入药，云南石梓是基诺族、哈尼族等时间常用药，哈尼族以其树皮入药，用药历史悠久，春季刚发新叶时砍下树皮，阴干或晒干，研粉外用，具有止血、消炎、消肿等功效。单方用于治疗刀枪外伤，效果显著，亦可用于伤口化脓、溃疡等，此方亦可兽用。基诺族以其树皮和叶入药，取适量树皮、叶水煎服或配方使用，治疗脱肛；取鲜皮适量捣细敷患部治骨折；取本品鲜叶加红糖捣细敷于患部可治断刺肉中，拔刺。

唇形科 Labiatae（Lamiaceae）

香薷

【学　名】*Elsholtzia ciliata*（Thunb.）Hyland.

【别　名】香薷、香菜、香戎、香茸、紫花香菜、蜜蜂草

【科　属】唇形科

【形态特征】香薷一年生草本，高30－50cm。茎四棱，自中部以上分枝。叶对生，卵形或椭圆状披针形，长3－9cm宽1－4cm，顶端渐尖，基部楔形下延成狭翅，边缘有锯齿；叶柄长5－25mm。穗状花序长2－7cm，宽约3mm，偏向一侧，由数花组成轮伞花序；苞片宽卵形，长宽约4mm，顶端具刺芒；花萼钟状，外面被疏柔毛，疏生腺点，萼齿5，前2齿较长，边缘有睫毛；花冠淡紫色，长4－5mm，冠檐2唇形；雄蕊4，2强；花盘指状膨大，花柱细长，柱头2裂。小坚果卵圆形。

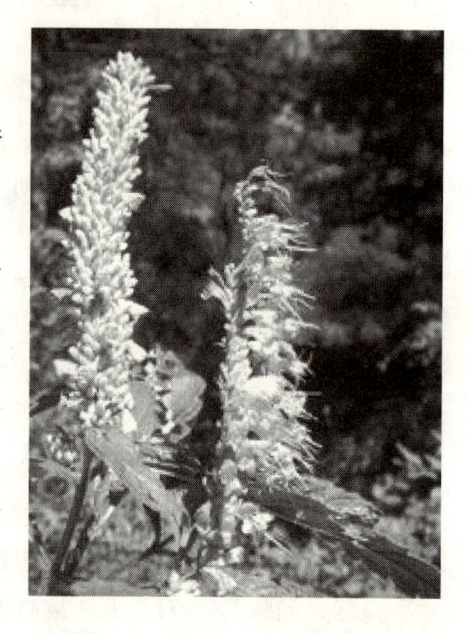

【分布及生境】香薷全国大部分省区均有分布。生长在海拔2100－3600m的林下、灌丛林缘、草坡。

【入药部位及功效】为唇形科植物香薷的地上部分。化学成分：香薷全草含挥发油，油中主要成分为香薷酮，约为85%，苯乙醇，白苏酮，α－蒎烯、桉叶素，对聚伞花素，异缬草酸，异缬草酸异丁醇，乙酸，$\alpha－\beta$－白苏烯，辛醇－3，辛烯－1－醇－3，芳樟醇，樟脑、牻牛儿苗醇，乙酸、异乙酸等。种子含脂肪油38%，其中有油酸，亚油酸、亚麻酸等。黄酮类成分有5－羟基－6，7－二甲氧基黄酮，5－羟基－7，8－二甲氧基黄酮，5，7－二羟基－4－甲氧基黄酮，5－羟基－7－4－二甲氧基双氢黄酮、醇，β－谷甾醇－3－β－D－葡萄糖苷，5－羟基－6－甲基－7－O－α－D－半乳吡喃糖双氢黄酮苷，刺槐素－7－O－β－D－葡萄糖苷。辛，微温。归肺、胃经。功效：消炎、防腐、生肌、止痒、开胃。主治"培根"病、消化不良、皮肤瘙痒、口角生疮。

薄荷

【学　　名】Mentha haplocalyx Briq.

【别　名】蕃荷菜、菝蔺、吴菝蔺、南薄荷、猫儿薄苛、升阳菜、薄苛、蒌荷、夜息花

【科　属】唇形科

【形态特征】多年生草本。茎直立，高 30－80cm，下部数节具纤细的须根及水平匍匐根状茎，锐四棱形，具四槽，上部被倒向微柔毛，下部仅沿棱上被微毛，多分枝。叶片长圆状披针形、披针形、椭圆形或卵状披针形，稀长圆形，长 3－5（－7）cm，宽 1－3mm，先端锐尖，基部楔形至近圆形，边缘在基部以上疏生粗大的牙齿状锯齿，上面沿脉密生，其余部分疏生微柔毛，或除脉外近无毛，下面常沿脉密生微柔毛。轮伞花序腋生，轮廓球形，具梗或无梗，被微柔毛。花萼管状钟形，长约 2.5mm，外被柔毛及腺点，10 脉，5 齿，狭三角状钻形，花冠淡紫，外被毛，内面在喉部以下被微柔毛，冠檐 4 裂，上裂片先端 2 裂，较大，其余 3 裂近等大；雄蕊 4，前对较长，均伸出于花冠之外。小坚果卵珠形，黄褐色，具小腺窝。

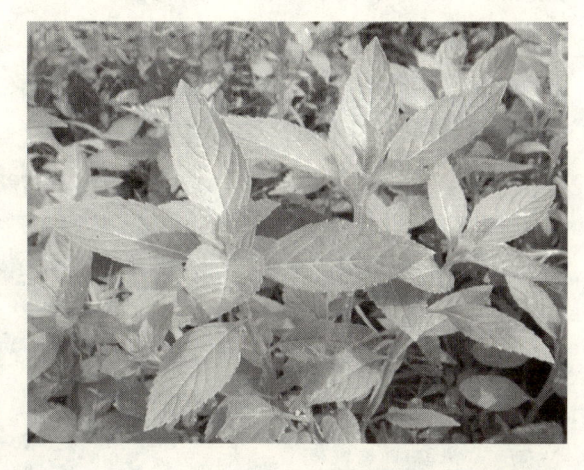

【分布及生境】产于南北各地。热带亚洲、俄罗斯远东地区、朝鲜、日本及北美洲（南达墨西哥）也有分布。生于海拔 3500m 以下，潮湿的沟边、路边。

【入药部位及功效】为唇形科植物薄荷的全草。化学成分：全草含挥发油（薄荷油）1%－3%（叶中含量较高）；油中主要成分为薄荷脑（menthol，$C_{10}H_{20}O$）70%－90%、薄荷酮（menthone，$C_{10}H_{18}O$）10%－20%、乙酸薄荷酯约 3%，以及其他萜烯类化合物。药理作用：①中枢作用：内服小量薄荷有兴奋中枢神经的作用，间接传导至末梢神经，使皮肤毛细血管扩张，促进汗腺分泌，使机体散热增加，故有发汗解热作用。②对血管作用：薄荷制剂局部应用时，可使皮肤、黏膜的冷觉感受器产生冷觉反射，引起皮肤、黏膜血管收缩；薄荷油对皮肤有刺激作用，并可慢慢渗透入皮肤内，因此引起长时间的充血。同时也反射性地引起深部组织的血管变化，调整血管的功能，从而达到治疗作

用。③抗炎作用：从薄荷油中蒸发出 azulene（甘菊环或称甘菊色素）对热烧伤的兔耳有抗炎作用，有使肠管蠕动亢进，但并无推动小肠运动之效；对离体小鼠肠管有解痉（对抗乙酰胆碱）作用。功效：清肝热、血热，祛翳、明目。主治：血热症、目赤肿痛、翳障。药性：微辛，苦，微寒。

茄科　Solanaceae

青椒

【学　名】Capsicum annuum var angulosum.

【别　名】香椒、辣子、海椒、秦椒、大椒、灯笼椒、柿子椒、甜椒、菜椒

【科　属】茄科青椒属

【形态特征】一年生草本植物，根多分布在30cm的上层土内。青椒茎直立，基部木质化，较坚韧，高一般为30-80cm。其真叶为单叶，互生、全缘，卵圆形，先端渐尖，叶面光滑，微具光泽。青椒为雌雄同花作物，花冠白色或绿白色，花萼基部连成钟形萼筒，属常导花授粉作物，异交率在10%左右。花冠一般有6片花瓣，基部合生，白色或绿白色。花萼也有6片，绿色。雄蕊由花药和花丝组成，雄蕊6枚，花丝淡黄色或紫色，花药一般为紫色，纵裂，释放花粉。雌蕊由子房和柱头组成，子房绿色，柱头一般为紫色或黄色，上有黏液。青椒果实果皮与胎座之间是一个空腔，由膈膜连着胎座。青椒果实一般为两心室或三心室。青椒种子短肾形，扁平微皱，略具光泽，色淡黄或金黄。

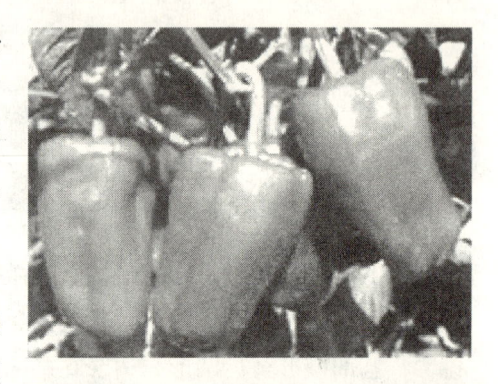

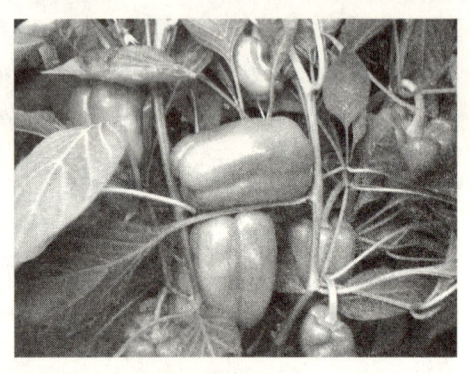

【分布及生境】原产中南美洲热带地区的辣椒在北美演化而来，经长期栽培驯化和人工选择，使果实发生体积增大，果肉变厚，辣味消失和心皮及子房腔数增多等性状变化。中国于100多年前引入，现全国各地普遍栽培。

【入药部位及功效】为茄科科植物青椒的果实。青椒富含有青椒素、维生

素 A、维生素 B、维生素 C、胡萝卜素等多种营养物质，尤其是其维生素 C 含量是番茄含量的 7-15 倍，在蔬菜中占首位。有芬芳的辛辣味。青椒含有抗氧化的维生素和微量元素，能增强人的体力，缓解因工作、生活压力造成的疲劳。其特有的味道和所含的辣椒素有刺激唾液和胃液分泌的作用，能增进食欲，帮助消化，促进肠蠕动、脂肪代谢，防止便秘。它还可以防治坏血病，对牙龈出血、贫血、血管脆弱有辅助治疗作用。一般人都会感觉到，吃了带有辛味的青椒之后，会心跳动加速、皮肤血管扩张，令人觉得热乎乎的，所以中医对它的看法和辣椒一样，有温中下气、散寒除湿的说法。它含有丰富的维生素 C、维生素 K，可以防治坏血病，对牙龈出血、贫血、血管脆弱有辅助治疗作用。

玄参科　Scrophulariaceae

小米草

【学　名】*Euphrasia officinalis* L.

【别　名】兴替区疾、碎雪草

【科　属】玄参科

【形态特征】一年生草本，高 10-20cm。茎直立，少分枝，散生白色微卷毛，混杂有少数腺毛。叶对生，倒卵形至长圆状菱形，先端钝，基部楔形，每边具 2-4 个钝或尖头齿，密被短腺毛。穗状花序顶生，花密集，苞片叶状；花冠 2 唇形，淡黄白色，上唇 2 裂，下唇 3 裂，先端稍有凹缺。蒴果长椭圆形，与宿存的花萼近等长。

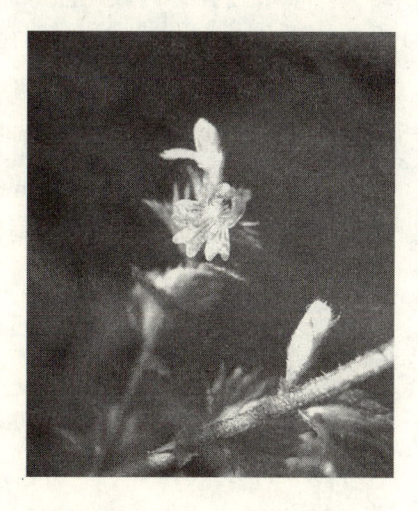

【分布及生境】产于四川西部、青海东北部至东南部、甘肃南部、四川西部、云南西北部。生于山坡、田野草丛中。

【入药部位及功效】为玄参科植物小米草的全草。性味：苦，凉。功用主治：清热，除烦，利尿，利肺，愈疮。主治：治咽喉肿痛、肺热咳嗽、烦热不安、口渴、口疮、头痛、小便不利。

四川马先蒿

【学　名】*Pedicularis szetchuanica* Maxim.

【别　名】浪那玛博

【科　属】玄参科

【形态特征】一年生草本，干不变黑，高10-30cm。主根直，具少数须根或数条支根。茎直立，有4条沟棱并被绒毛。叶3-4片轮生，下部者具长柄；叶片长卵形、卵状长圆形至长圆状披针形，长4-30mm。羽状浅裂，两面被白毛。穗状花序密，下部有一二轮花疏离；苞片下部者叶状，中、上部者变，一角状披针形至三角状卵形；萼膜质，稍呈钟状，长约4mm，齿5，绿色，常带紫红色晕，后方1枚最小；花冠紫红色，长14-17mm，管在萼内较强烈膝曲，下唇长7-8mm，宽10mm，侧裂斜圆卵形，中裂圆卵形，端凹，盔的下半部向基部渐宽，上半部较狭，无喙；花丝两对，无毛；柱头略伸出。

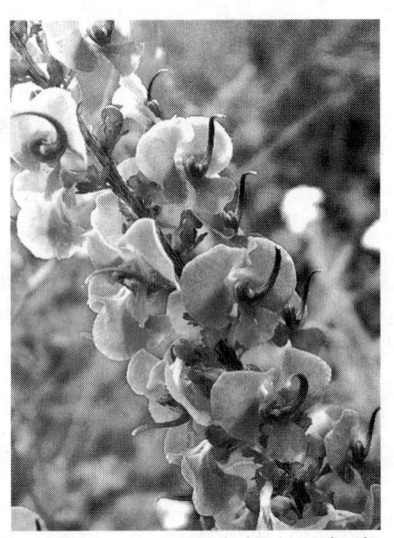

【分布及生境】产于四川西部、青海、西藏东部、甘肃南部。生长在海拔3200-3900m的高山湿地、河滩。

【入药部位及功效】为玄参科植物四川马先蒿的花。功效：利水消肿、愈疮。主治：治水肿、疮疖。

茜草科　Rubiaceae

茜草

【学　名】*Rubia cordifolia* L.

【别　名】地苏木、拉锯藤、四轮草、拉拉蔓、小活血、过山藤

【科　属】茜草科

【形态特征】多年生攀缘草本，长1-3m。根数条至数十条丛生，外皮紫红色或橙红色。茎四棱形，棱上有倒生的小刺。叶4片轮生，具长柄；叶片形状变化较大，卵形、三角状卵形、宽卵形至窄卵形，先端通常急尖，基部心形，上面粗糙，下面沿中脉及叶柄均有倒刺，全缘；基出脉5。聚伞花序圆锥状，腋生或顶生；花小，黄白色，5数；花萼不明显；花冠辐状，5裂，

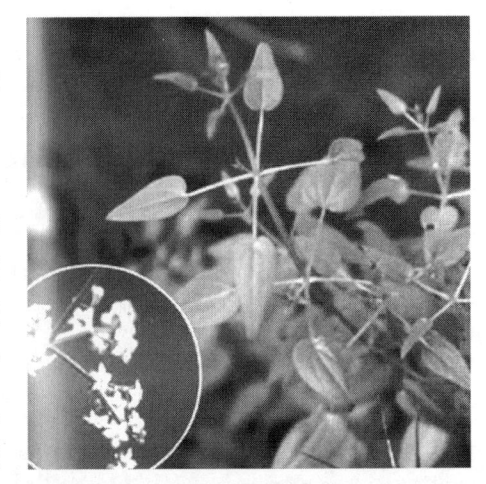

裂片卵状三角形，先端急尖；雄蕊5，着生在花冠管上。浆果球形，红色后转为黑色。花期6-9月，果期8-10月。

【分布及生境】分布几遍全国，主产安徽、河北、陕西、河南、山东。生于原野、山地的林边、灌丛中。

【入药部位及功效】以茜草科植物茜草的根和根茎化学成分 根含多种羟基蒽醌衍生物，如茜草素（alizarin）、异茜草素（purpuroxanthin）、羟基茜草素（purpurin）、伪羟基茜草素（pseudopurpurin）、茜草酸（munjistin）、茜草甙（rubia，ruberythric acid）、大黄素甲醚等，又分离得升白活性成分茜草萘酸甙Ⅰ及Ⅱ，其甙元为茜草萘酸。性味：性寒，味苦。功能主治：凉血活血，祛瘀，通经。行血止血、通经活络、止咳祛痰。治吐血、衄血、尿血、便血、血崩、经闭、风湿痹痛、跌打损伤、瘀滞肿痛、黄疸、慢性气管炎。煎服10-15g；或入丸、散服。外用适量，研末撒或捣敷。应用如下：①茎叶煎服，治热症吐血、妇女血崩、经出色黑；捣敷，治疔疮。②茎叶配猪脚炖服，治跌打愈后、筋骨酸痛。③根配艾叶、乌梅肉，治衄血无时。④根配阴地蕨，治荨麻疹。

忍冬科 Caprifoliaceae

红花忍冬

【学　　名】*Lonicera syringantha* Maxim.

【别　　名】贯叶忍冬

【科　　属】忍冬科忍冬属

【形态特征】直立灌木，高1-2m。枝密生，老枝暗灰色，树皮纵裂，幼枝紫红色。叶对生，柄极短；叶片狭椭圆状卵形或圆形，长6-23mm，宽3-13mm，边缘略外反，全缘，基部斜心形，背面灰白色，网脉显著，两面均光滑。花对生，粉红色或紫红色；总梗长达5mm，无毛；小苞2枚，合生成杯状，比子房短；苞片叶状、线状披针形，长2-4mm。花萼与子房合生，端具5裂片，裂片线形，黄绿色；花冠漏半状，花冠管长约10mm，顶端

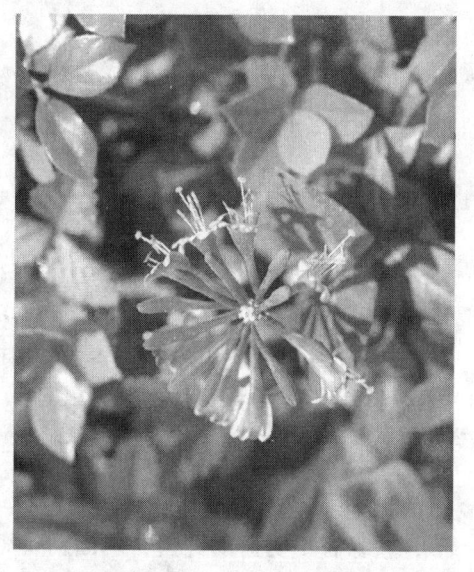

5裂，裂片长圆状卵形，花冠管内面具白毛；雄蕊5，较花管短，长4-5mm，内藏，着生于花管基部；子房下位。花柱略短于花丝，柱头头状，具疏绒毛。浆果离生，成熟时红色。

【分布及生境】中国大部分地区多有分布，不少地区已栽培生产，其中以河南、山东所产最为闻名。日本和朝鲜亦有出产。生长在海拔1800-4100m的林缘、林下、河谷阶地灌丛林。

【入药部位及功效】为忍冬科植物红花忍冬的果实、茎枝；花蕾名金银花，又名双花、二宝花；带叶的茎枝名忍冬藤。功效：茎枝，强心、消炎。果实，强心、活血。主治：茎枝，治心脏病。果实，治心脏病、月经不调。

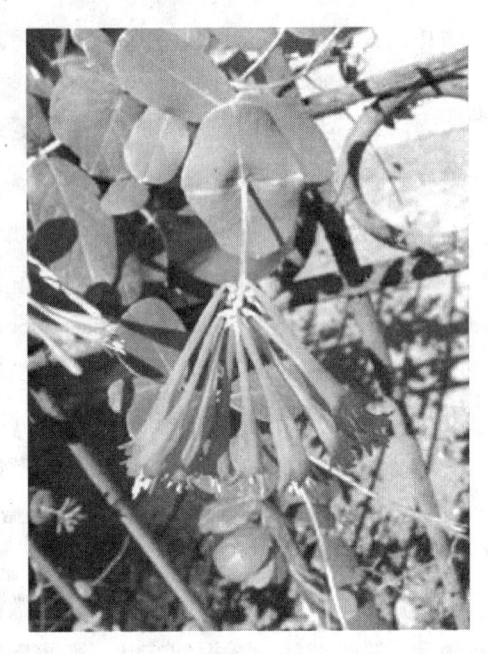

桔梗科　Campanulaceae

川党参

【学　名】*Codonopsis tangshen* Oliv.

【别　名】天宁党参、巫山党参、单枝党参

【科　属】桔梗科

【形态特征】草质缠绕藤本，有白色乳汁。根胡萝卜形，直径约1.5cm。茎长达3m，淡绿色，基部带紫色，有白粉，无毛或近无毛。叶互生；叶片狭卵形或卵形，长2-6.5cm，宽0.8-3.4cm，基部宽楔形、圆截形，稀浅心形，边缘有不明显的钝齿，两面初有短柔毛，后变无毛，脉在下面隆起；叶柄长0.7-2.4cm。花单朵与叶对生，无毛；花梗长1.5-6.5cm，无苞片；花萼下位，5裂近基部，裂片矩圆状披针形，长1.4-1.7cm，顶端尖；花冠淡黄绿

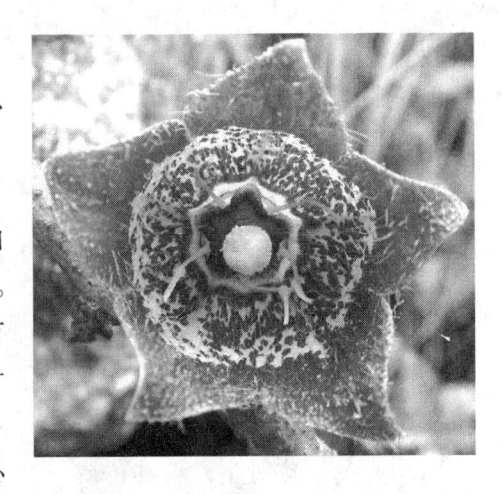

色，钟状，半上位，部分长约3cm，5浅裂，裂片三角形；雄蕊5，无毛；子房半上位，5室，每室有多数胚珠；花柱5裂。

【分布及生境】产于四川、湖北及陕西有栽培。生于山地林边或灌丛中。

【入药部位及功效】为桔梗科植物川党参的根。化学成分：含多糖、酚类、甾醇、挥发油、黄芩素葡萄糖甙、皂甙及微量生物碱。性平，味甘，微酸。功能主治：补中益气，健脾生津。用于脾肺虚弱，气短心悸，食少便溏，四肢倦怠。

菊科　Compositae（Asteraceae）

茵陈蒿

【学　名】*Artemisia capillaris* Thunb.

【别　名】因尘、马先、茵蔯蒿、茵陈、因陈蒿、绵茵陈、绒蒿、细叶青蒿、臭蒿、安吕草、婆婆蒿、野兰蒿、芵䕙（苗族）

【科　属】菊科

【形态特征】多年生草本，高40-100cm。茎直立，木质化，表面有纵条纹，紫色，多分枝，老枝光滑，幼嫩枝被有灰白色细柔毛。营养枝上的叶，叶柄长约1.5cm，叶片2-3回羽状裂或掌状裂，小裂片线形或卵形，密被白色绢毛；花枝上的叶无柄，羽状全裂，裂片呈线形或毛管状，基部抱茎，绿色，无毛。头状花序多数，密集成圆锥状；总苞球形，苞片3-4层，光滑，外层小，卵圆形，内层椭圆形，背部中央绿色，边缘膜质；花杂性，淡紫色，均为管状花；雌花长约1mm，雌蕊1枚，柱头2裂，叉状；两性花略长，先端膨大，5裂，裂片三角形，下部收缩呈倒卵状，雄蕊5枚，聚药，先端尖尾状，基部具短尖，雌蕊1枚，柱头头状，不分裂。瘦果长圆形，无毛。花期9-10月，果期11-12月。

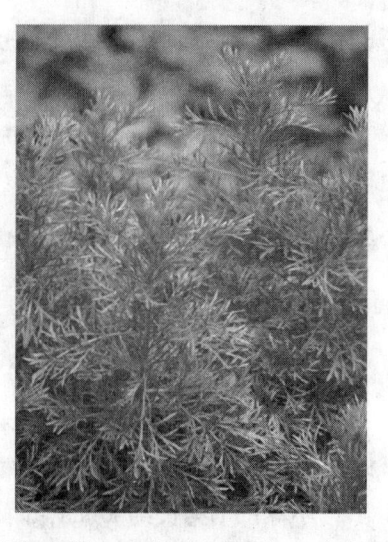

【分布及生境】主产陕西、山西、安徽。此外，河南、山东、江苏、湖北、河北、四川、甘肃、福建等地亦产。生于干旱的山坡或草地，海拔1200m。

【入药部位及功效】幼嫩茎叶入药，功效：清热利湿，解毒疗疮。主治：湿热黄疸，小便不利，风痒疮疥。化学成分：茵陈蒿含具利胆作用的有效成分蒿属香豆精（scoparone），即6，7—二甲氧基香豆精（6，7—dimethoxycoumarin）；含率因季节而异，开花期最高，达1.98%，以及绿原酸（chlorogenic acid）和咖啡酸（caffeicacid）。全草含精油约0，27%，果穗中精油较多，含率达1%。其成分有：β—蒎烯（β—Pinene），茵陈炔酮（capillin），茵陈烯酮（capillone），茵陈炔（capil-lene），茵陈素（capillarin）。还含脂肪油，其中脂肪酸为硬脂酸（stearic acid），棕榈酸（palmitic acid），油酸（oleic acid），亚油酸（linoleic acid），花生酸（arachidic acid）褐煤酸（montanic acid）。性味归经：苦辛，凉。

单子叶植物
禾本科　Gramineae

小麦

【学　名】*Triticum aestivum* L.

【别　名】浮小麦

【科　属】禾本科

【形态特征】一年生草本，高30-120cm。叶鞘无毛；叶舌膜质，短小；叶片平展，条状披针形，长10-20cm，宽5-10mm。穗状花序圆柱形，直立，长5-10cm，宽约1cm，穗轴每节着生1枚小穗；小穗长约10mm，两侧蹉扁，侧面向穗轴，无柄；颖卵形，近革质，中部具脊，顶端延伸成短尖头或芒；外稃扁圆形，顶端无芒或具芒；内稃与外稃近等长，具2脊。颖果卵圆形或矩圆形，顶端具短毛，腹具纵沟，易与稃片分离。花果期7-9月。

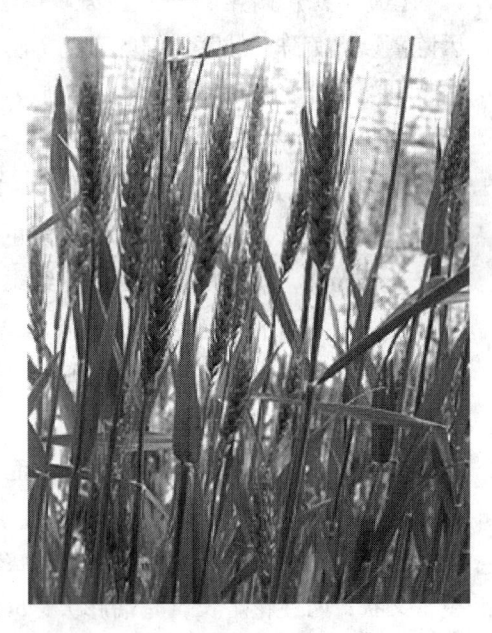

【分布及生境】全世界广泛栽培。我国北方各地均栽培。

【入药部位及功效】秋季采收果穗，晾晒，打下果实，除去杂质，取成熟果实（小麦）、未成熟果实（浮小麦），晒干备用。化学成分：幼苗中含有Apigenin-di-C-acylglycosides，这种新甙之一是Sinapyl-8-D-galactosyl-6-C-arabinosylapigenin。此外，还含有Vicenin-1、isoscha-ftoside、and schaftoside 或者是他们的半乳糖基异构体以及蜀黍苷［Dhurrin，2-β-D-glucopyranosyloxy – 2 –（4 – hydroxyphenyl）– 2S – acetonitrile]。叶和杆中含有 $CH_3(CH_2)_7CHO$ 及其异构体醛和醇类等挥发性物质。种子含淀粉53 – 70%，蛋白质约11%，糖类2 – 7%，糊精2 – 10%，脂肪约1.6%，粗纤维约2%。脂肪油主要为油酸、亚油酸、棕榈酸、硬脂酸的甘油酯。尚含少量谷甾醇、卵磷脂、尿囊素、精氨酸、淀粉酶、麦芽糖酶、蛋白质酶及微量维生素乙等。麦胚含植物凝集素。性味功能：中药味甘，性凉。小麦：养心安神，除烦。浮小麦：益气，除热，止汗。蒙药味甘，性凉、重、腻。滋补，接骨，镇"赫依协日"病。主治：中药小麦，治心神不宁，失眠，妇女脏躁，烦躁不安，精神抑郁，悲伤欲哭。蒙药治体虚，骨折损伤，"赫依协日"病。

粟

【学 名】*Setaria italica*（L.）Beauv.

【别 名】粱、谷子、小米、那日衣木

【科 属】禾本科

【形态特征】一年生草本，高可达1m。秆直立，基部茎节生支持根；叶鞘无毛；叶舌短，具纤毛；叶片条状披针形，长10 – 35cm，宽1.5cm。圆锥花序紧密，穗状，下垂，簇丛明显，长20 – 40cm，宽（0.5）1 – 4cm；小穗下托以刚毛，刚毛为小穗的（1.5）2 – 3倍，宿存；小穗椭圆形，长2 – 3mm，颖透明，第一颖长为小穗的1/3 – 1/2，第二颖较短；第一外稃与小穗等长，内稃甚小；第二外稃与第一外稃等长，卵形。花果期7 – 8月。

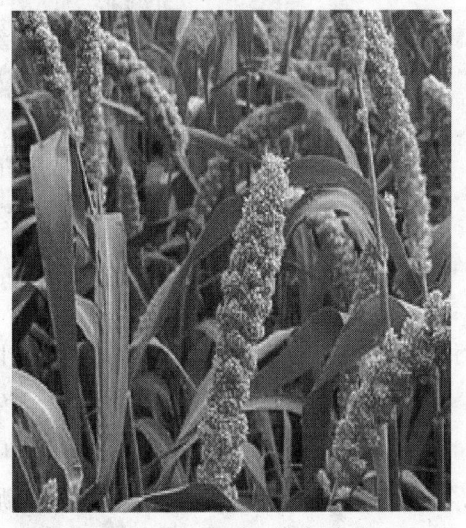

【分布及生境】我国南北各省区均有栽培，内蒙古农区栽培，产量极多。欧亚大陆的温带有栽培。

【入药部位及功效】果实入药。化学成分：脱壳果实和带壳果实的干品分别含脂肪1.41%、1.68%，总氮2.48%、2.79%，蛋白氨2.41%、2.72%，灰分3.5%、1.85%，淀粉63.27%、77.58%，还原糖2.03%、1.98%。另外报道种子含油3%；油中含不皂化物2.39%，固体脂肪酸15.05%，液体脂肪酸70.03%。蛋白质有谷蛋白、醇溶蛋白、球蛋白等多类。果实蛋白质含多量谷氨酸、脯氨酸、丙氨酸和蛋氨酸。脂肪有单葡萄糖甘油酯（Monoglucosylglyceride）、双葡萄糖甘油酯。脂态酸主要是亚油酸，此外还有硬脂酸、花生酸、棕榈酸。新鲜植物含β-谷氨酸和γ-丁氨酸，少量β-胡萝卜素、叶黄素。茎含白瑞香甙（Daphnin）类，有毒。药理作用：含白瑞香甙（daphnin）类，其甙元有抗菌作用，1:10000 能抑制金黄色葡萄球菌（青霉素耐药株），1:5000 能抑制葡萄球菌及大肠杆菌；1:2000 抑制绿脓杆菌但对枯草杆菌无效。性味功能：中药粟米，味甘性微寒。健脾和中，止泻，利尿。粟芽：味苦、甘，性温。健脾，消食。蒙药味甘，性凉、重、固。愈伤，接骨。主治：中药粟米，治脾胃虚热，反胃呕吐，泄泻，消渴，小便不利。粟芽：治食积不消，脘腹胀满，不思饮食。蒙药治骨折，创伤。

狗尾草

【学　名】*Setaria viridis*（L.）Beauv.

【别　名】光明草、毛莠莠、西日一达日、乌仁素勒

【科　属】禾本科

【形态特征】一年生草本，高 20-60cm。秆直立，单生或疏丛生。叶鞘松弛，叶舌具纤毛；叶片扁平，条形或披针形，长 10-30cm，宽 2-10（15）mm，绿色，先端渐尖，基部渐狭，两面粗糙。圆锥花序紧密圆柱状，直立或略弯，长 2-8cm，宽 4-8mm；刚毛长于小穗 2-4 倍，绿色，黄色，有时淡紫色，宿存；小穗椭圆形，长 2-2.5mm，颖透明，第一颖卵形，较短，第二颖与小穗近等长；第一外稃与小穗等长，内稃狭窄，第二外稃具皱纹。颖果长圆形，花果期 7-9 月。

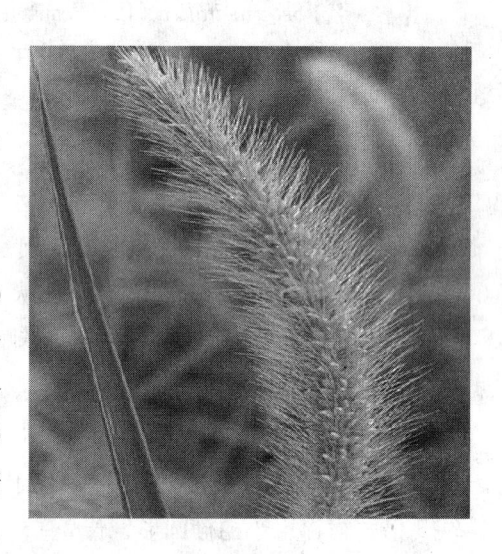

【分布及生境】全国各地，内蒙古各地，产量极多。世界温带和热带。生于撂荒地，田野，山坡，沙地。

【入药部位及功效】全草入中药。果实入蒙药。化学成分：叶中含草酸镁结晶。性味功能：中药味淡，性平。祛风明目，清热除湿，利尿，消肿排脓。蒙药味甘、涩，性温、轻、燥。止泻。主治：中药治风热感冒，目赤肿痛，目

翳，砂眼，黄疸型肝炎，小便不利，痈肿，疮癣，瘰疬。蒙药治久泻腹痛，嗳气。

稻

【学　名】*Oryza sativa* L.

【别　名】稻谷、稻芽、道图日嘎

【科　属】禾本科

【形态特征】一年生草本，高约1m。秆直立，丛生。叶鞘无毛，叶舌膜质，长8－25mm；叶片平展，长30－60cm，宽6－15mm。圆锥花序松散，成熟时弯曲下垂；小穗矩圆形，长6－8mm，两侧压扁；含1小花，下具2枚锥刺状退化外稃；颖2枚，极退化，孕花外稃和内稃均被细毛，稀无毛，外稃顶端无芒或具长达7cm的芒，具脊，5脉，内稃与外稃同质，具脊，具3脉；雄蕊6。颖果椭圆形，白色。花果期7－8月。

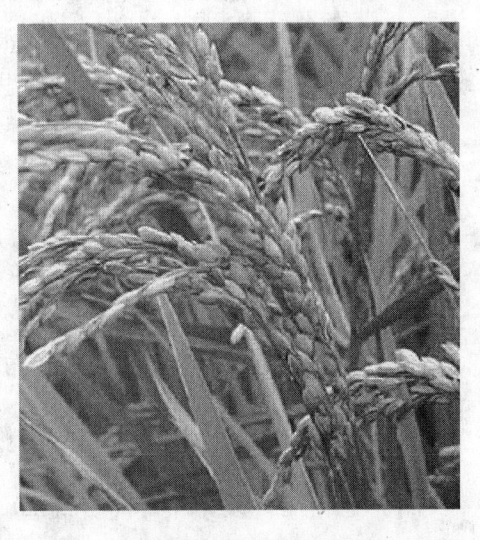

【分布及生境】原产亚洲热带。全国及世界各国广泛栽培。产兴安盟、哲里木盟、巴彦淖尔盟、伊克昭盟栽培，产量较大。

【入药部位及功效】果实、种仁、茎叶及根入中药。果实入蒙药。化学成分：稻子的种仁约含75%以上的淀粉及多种淀粉酶，0.5－1.0%的脂肪，8%左右的蛋白质，各种多糖，氨基酸以及维生素C、B、E、H。脂肪部分为酯型胆甾醇，自由胆甾醇，菜油甾醇，豆甾醇，谷甾醇，甘油一、二、三脂，磷酯，甘四酰基鞘氨醇葡萄糖（N－lignoceryl sphingosyl glucose），自由脂肪酸。尚含有乙酸、延胡索酸、琥珀酸、甘醇酸、柠檬酸、苹果酸等多种有机酸。葡萄糖、果糖、蔗糖和麦芽糖。胚中含有腺嘌呤，生育酚。种皮（即稻糠）中的油主成分为三萜烯醇阿魏酸酯、通称谷维醇（oryzanol）。其中以环木菠萝烯醇（cycloartenol），24－甲基环木菠萝烷醇（24－methylcycloartanol），环木菠萝烷醇（cycloartanol）、三甲基甾醇、二氢－γ－谷甾醇、二氢－β－谷甾醇、24－亚甲基环木菠萝烷醇及胆甾醇、豆甾醇、菜油甾醇等。同时含有菲亭、对氨基苯甲酸、尿嘧啶、黄嘌呤、次黄嘌呤、烟酰胺、泛酸、多种甘油酯、游离脂肪酸。还有鱼鲨烯（squalene）、阿魏酸、山嵛酸（二十二烷酸）、高级脂肪醇、烃、磷脂、脂蛋白、硬脂酸。此外糖甙系糠甙元的葡萄糖。性味功能：中药稻芽（谷芽）味甘，性温。消食，开胃。粳米味甘，性平。益气生津，健脾和胃，除烦渴，止泻痢。茎叶味甘，性平。宽中下气，消食积。根味甘，性平。止汗。蒙药味甘，性平。开胃，消食，止呕，止泻，止渴，滋补。主治：中药稻芽治食积停滞，消化不良，不思饮食。粳米治脾胃虚弱，食少体倦，伤暑发热，烦躁口渴，泄泻不止。茎叶治噎膈，反胃，食滞，泄泻，黄疸。根：治虚汗。蒙药治食欲不振，消化不良，呕吐，久泻腹痛，身体虚弱。

白茅

【学　　名】*Imperata cylindrica* Beauv. Var. major (Nees) C. E. Hubb.

【别　　名】茅根、乌勒吉图－额布斯、乌拉乐吉－嘎纳

【科　　属】禾本科

【形态特征】多年生草本，高20－70cm。具长根茎，根茎密被鳞片。秆直立。基部叶鞘碎裂成纤维状；叶舌干膜质，具纤毛；叶片扁平，主脉突出，长3－60cm，宽2－7mm。圆锥花序圆柱状，长9－12（20）cm，分枝缩短而密集；小穗披针形或矩圆形，孪生，1具长柄，1具短柄，长4－4.5mm，含2小花，仅第二小花结实，基部具长柔毛，长为小穗的3－4倍；颖被丝状长柔毛；第一外稃卵形，长1.5－2mm，具丝状纤毛，内稃缺；第二外稃长1.2－1.5mm，内稃与外稃等长。花果期7－9月。

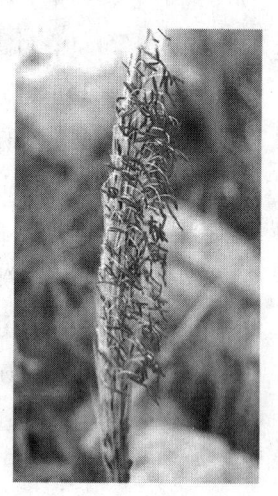

【分布及生境】科尔沁、乌兰察布、阴山。全国各省区，亚洲温带、亚热带和热带，东非及大洋洲。生于山坡、沙地、路旁。

【入药部位及功效】根茎（白茅根）及花序入中药。根茎入蒙药。化学成分：根茎含有三萜成分芦竹素（arundoin0.1%）、白茅素（cylindrin0.001%）、羊齿烯醇（fernenol）、异乔木萜醇（lsoarborinol）、西米杜鹃醇（simiarenol）、羊齿烯酮（arborinone）、乔木萜醇（arborinol）、无羁萜（friedelin）；叶含乔木萜醇甲醚，黄酮类化合物首蓿素－5－葡萄糖甙、异荭草素（Isoorientin）、异荭草素－7－O－葡萄糖甙等。此外，全草含5－羟色胺、木樨草定（luteolinidin）、薏苡素等。药理作用：家兔实验白茅花水煎剂可降低出血、凝血时间，

并可降低血管通透性。白茅根粉能明显缩短兔血浆的复钙时间，若撒于狗或兔的股动脉出血处，压迫1-2分钟，有止血作用。白茅根煎剂有利尿作用，另有报道：白茅根水提物有抗尿作用，使大白鼠尿量减少。白茅根无解热作用，煎剂在试管内对福氏、宋氏痢疾杆菌有抑制作用，对志贺氏和舒氏痢疾菌无抑制作用。性味功能：中药白茅根：味甘，性寒。凉血，止血，清热利尿。花序：味甘，性平，止血。蒙药味甘、涩，性平。利尿，解毒，止血，生津。主治：中药白茅根治吐血，衄血，尿血，小便不利，热淋涩痛，急性肾炎，水肿，湿热黄疸，胃热呕吐，肺热咳嗽。花序：治衄血，吐血，外伤出血。蒙药治尿闭，淋病，水肿，各种出血，中毒症，体虚。

白草

【学　名】*Pennisetum flaccidum* Griseb.

【别　名】倒生草、五龙、昭巴拉格

【科　属】禾本科

【形态特征】多年生草本，高35-55m，具横走根茎。秆直立，单生或疏丛生。叶鞘无毛或鞘口及边缘具纤毛；叶舌膜质，顶端具纤毛，长1-1.5(3) mm；叶片平展，条形，长6-24cm，宽3-8mm，无毛或有柔毛。穗状圆锥花序圆柱形，直立或稍弯曲，长7-12cm，宽1-2cm；小穗长4-7mm，含1-2小花，单生或2-3枚簇生，围以由刚毛（不孕小枝）形成的总苞，连同刚毛一起脱落；第一颖微小，第二颖长2.5-4mm；第一外稃与小穗等长，内稃膜质或退化，第二外稃具芒尖。花果期7-9月。

【分布及生境】燕山北部、辽河平原、科尔沁、兴安南部、呼-锡高原、乌兰察布、赤峰丘陵、阴山南部、鄂尔多斯、东阿拉善，我国东北、华北、西北；蒙古、苏联。生于沙地、山坡、田野和撂荒地。

【入药部位及功效】根茎入药。性味功能：中药味甘，性寒。清热凉血，利尿。蒙药味甘、涩，性平。利尿，止血，杀虫，解毒，敛疮。主治：中药治急性肾炎尿血，鼻衄，肺热咳嗽，胃热烦渴。蒙药治尿闭，毒热，吐血、衄血，尿血，创伤出血，口舌生疮。

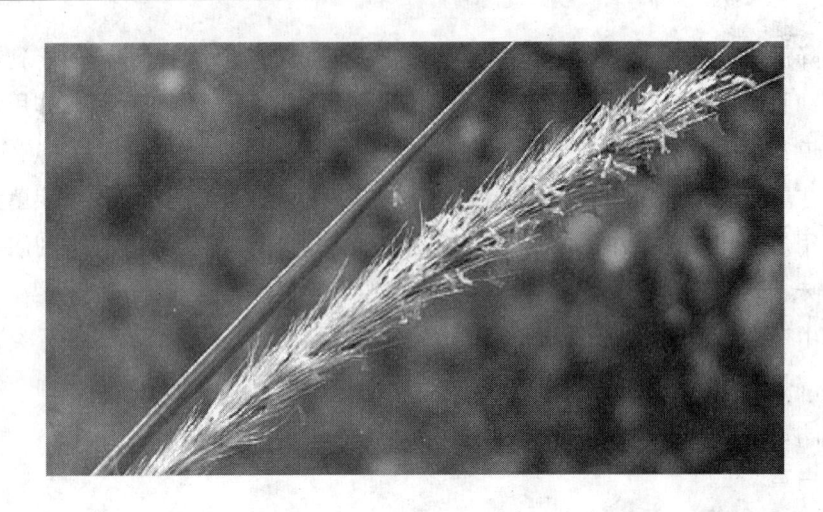

芦苇

【学　名】*Phragmites communis* Train.

【别　名】芦草、苇子、呼勒斯－额布斯

【科　属】禾本科

【形态特征】多年生草本，高0.5－2.5m。根茎粗壮，横生。秆直立，中空，直径2－10mm。叶鞘无毛或被细毛；叶舌短，密生短毛，叶片扁平，长15－35cm，宽1－3.5cm，光滑或边缘粗糙。圆锥花序稠密，开展，微下垂。长8－30cm；小穗两侧压扁，长12－16mm，通常含3－5小花；颖矩圆状披针形，具3脉，第一颖长4－6mm，第二颖长6－9mm；第一小花常为雄花，外稃狭披针形，长10－14.5mm，内稃长3－4mm；第二外稃长10－15mm，基盘细长，有长6－12mm的柔毛；内稃长约3.5mm。花、果期7－9月。

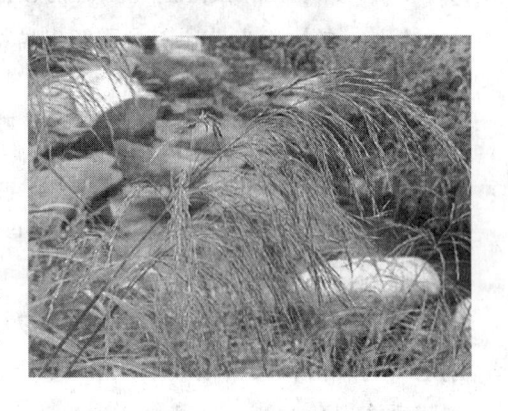

【分布及生境】生于池塘、河边湿地、沙地、沼泽化草甸、盐碱滩。全国及世界各大洲。

【入药部位及功效】根茎（芦根）、嫩茎及叶入中药。根茎入蒙药。中药芦根：治热病烦渴，胃热呕吐，肺热咳嗽，小儿麻疹，肺痈，热淋涩痛。嫩茎：治肺痈烦热，吐脓血。叶：治霍乱吐泻，肺痈，吐血，衄血，痈疽。化学成分：根含薏苡素以及蛋白质5%、脂肪1%、糖类51%、天门冬酰胺0.1%。地上部分含半纤维素、全纤维素、二噁烷木质素、木质素、丁香醛、香草醛、对羟基苯甲醛、本质素磺酸等。多糖水解产生D-木糖、L-阿拉伯糖、D-葡萄糖、D-半乳糖和两种糖醛酸。叶中含纤维素、戊聚糖、木质素、维生素B_1、B_2和C及蛋白质。另含黄酮类成分苜蓿素。

天南星科　Araceae

东北天南星

【学　名】Arisaema amurense Maxim.

【别　名】山苞米、天老星、天南星、巴日森-塔布嘎

【科　属】天南星科

【形态特征】多年生草本。块茎扁球形，直径2-4cm。鳞片状叶2，膜质，下部抱茎，上部披针形；叶1，呈鸟足状全裂，裂片5，倒卵形或椭圆形，长8-18cm，宽3-11cm，先端渐尖或锐尖，基部楔形，全缘，叶柄长15-40cm，下部具鞘。肉穗花序从叶鞘中抽出，花序柄长9-24cm，佛焰苞长8-12cm，管部漏斗状，淡绿色，长3-5cm，喉部边缘斜截形，檐部宽卵形，长5-7cm，宽2-4.5cm，绿色或紫色，具白色条纹；花序单性，异株，雄花序长约2cm，花稀疏，无花被但具花梗，花药2-3，球形，雌花序圆锥形，花密集而无花被，子房倒卵形；附属体棒状，具短柄。果序圆锥形，浆果橘红色，椭圆形。种子乳白色。花期6-7月，果期8-9月。

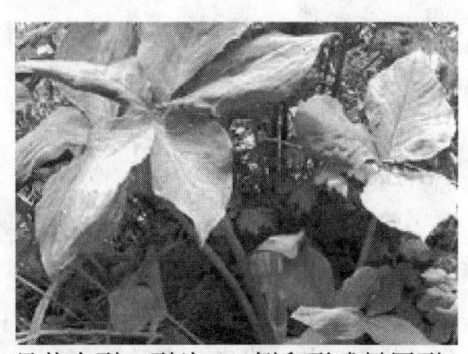

【分布及生境】科尔沁、燕山北部。我国东北、华北、宁夏、陕西、山东、河南，朝鲜、日本和俄罗斯。生于林下溪边。

【入药部位及功效】块茎入药。化学成分：地上茎含皂甙，酚性成分、黏液质、甾醇、有机酸、糖、黄酮类及微量生物碱。块茎含皂甙和生物碱。果实含维生素C 60毫克%。药理作用：本品经过动物实验证明有镇静作用，家兔、小鼠腹腔注射其水煎剂能延长戊巴比妥钠的催眠时间；其水浸剂（4%、6%或10%）能对抗士的宁、戊四氮和咖啡因所致的小鼠惊厥，提高兔电痉挛的阈值，表现出抗惊厥作用；小鼠腹腔注射其煎剂有明显止痛作用（热板法）；本品所含皂甙刺激胃黏膜反射性引起气管和支气管分泌增多，有明显的祛痰作

用。另有报道 1:8－1:32 天南星水提取液，在试管内对 Hela 细胞有抑制作用，对小鼠实验性肿瘤，包括 S180HCA（肝癌）实体型以及鳞状上皮型子宫颈癌都有明显抑制作用。性味功能：中药味苦、辛，性温。有毒。燥湿化痰，祛风止痉，散结，消肿解毒。蒙药味苦，辛，性热，糙、轻、锐。有毒。杀虫，消肿，祛腐，消"奇哈"。主治：中药治中风痰壅，口眼歪斜，半身不遂，癫痫，小儿惊风，破伤风，风痰眩晕，喉痹，寒痰咳嗽，结核，瘰疬，跌打损伤，疔疮肿毒，毒蛇咬伤。蒙药治虫牙，蛲虫病，疥疮，秃疮，脓疮，湿疹，"奇哈"病，痈肿，结喉，骨结核，胃寒，胃胀。

菖蒲

【学　名】*Acorus calamus* L.

【别　名】白菖、臭蒲、水菖蒲、乌莫黑－吉格苏

【科　属】天南星科

【形态特征】多年生草本。芳香，匍匐根状茎粗壮，横走，直径 8－13mm，外皮黄褐色，其上着生多数肉质须根。叶基生，剑形，成两行排列，无柄，具叶鞘，叶片向上直伸，长 40－70cm，宽 1－2cm，先端渐尖，基部宽而对褶，边缘膜质，具明显突起的中脉。花序生于当年生叶腋，花序柄三棱形，长 30－50cm；佛焰苞叶状剑形，长 25－40cm，宽 5－l0mm；肉穗花序斜向上，近圆柱形，长 3.5－5cm，直径 5－10mm；花两性，小而密生，黄绿色，花被片 6，倒披针形，长约 25mm，宽约 1mm，上部宽三角形，内弯；雄蕊 6，花丝扁平与花被片约等长，花药淡黄色，卵形；子房上位，长椭圆形，长约 3mm，直径 1.5mm，为 3－5 室，每室有数个胚珠，花柱短，柱头小。浆果红色，矩圆形，紧密靠合，果序直径可达 1.6cm；种子具肉质胚乳。花果期 6－8 月。

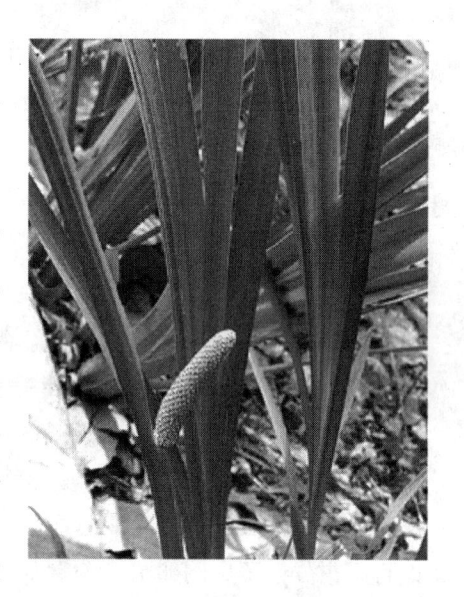

【分布及生境】内蒙古各地，我国各地；南北两半球的温带、亚热带。生于沼泽、河流边、湖泊边、池塘边。

【入药部位及功效】根茎入药。化学成分：根茎含挥发油 3.58－7.80%。挥发油的成分很复杂，已测出 243 种化合物。其中芳香族化合物有 α－细辛

醚、β-细辛醚、γ-细辛醚、acoratmone 及 1-烯丙基-2，4，5-三甲氧基苯、丁香油酚、顺-甲基异丁香酚、反-甲基异丁香酚、甲基丁香酚、细辛醛、姜黄素、acoradin、2，5-二甲氧基苯醌等；倍半萜类有白菖酮、表白菖酮、异白菖酮、菖蒲二醇、异菖蒲二醇、前异菖蒲烯二醇、菖蒲酮、菖蒲螺酮、菖蒲螺酮烯、菖蒲螺次酮、石竹烯、榄香烯、芹子烯、白菖新酮、异白菖新酮、菖蒲醇、菖蒲大牦牛儿酮、环氧异菖蒲大牦牛儿酮、(—) - cadala - 1，4，9 - triene；单萜类有 α - 蒎烯、莰烯、樟脑、龙脑等；还含白菖混烯（calamene）。根茎还含鞣质 0.63 - 1.05%、维生素 C25.19 - 36.91 毫克%、胆碱 124 微克%、香豆精 0.048% 与菖蒲苷（acorin）、甾醇、棕榈酸、淀粉、亮氨酸及木樨草素 6，8 - 碳 - 二葡萄糖甙等。药理作用：①镇静、镇痛、抗惊厥作用。白菖的根茎及根中的挥发油成分及水提取物有镇静、镇痛作用。②对循环系统的作用。本品挥发油、水和醇的提取物、细辛醚及 β - 细辛醚可使麻醉动物血压下降；水提取物、细辛醚、β - 细辛醚对心脏有抑制作用，挥发油能抑制狗、蛙心率。③解痉作用。挥发油及细辛醚对离体肠管、子宫、支气管、血管（兔主动脉）均有松弛作用，并能拮抗乙酰胆碱、组织胺等引起的痉挛。④镇咳祛痰作用。经动物实验证明本品挥发油有明显的止咳作用，并影响兔气管分泌量而有祛痰作用。⑤其他作用。根汁可增加胃酸分泌；挥发油、水提取液、醇提取液、细辛醚对动物有降温作用，并有报道挥发油在试管内能抑制单胺氧化酶的活性，并对多种细菌有抑制作用，醇提取物有抗真菌作用。性味功能：中药味辛、苦，性温。化痰，开窍，健脾利湿，辟秽杀虫。蒙药叶苦、辛，性温、锐、糙、轻。杀"黏"，温胃，消食，祛腐，除"希日乌素"，滋补，健脑。主治：中药治癫痫，神志不清，惊悸健忘，脘腹痞胀，食欲不振，泄泻，痢疾，风寒湿痹，痈肿疥疮。蒙药治消化不良，胃寒，食积，"发症"，结喉，"希日乌素"病，关节痛，麻风病。

百合科 Liliaceae

宝铎草

【学 名】*Disporum sessile* Don.

【别 名】淡竹花、小伸筋草、狗尾巴草、遍地姜、百尾笋、黄牛尾巴、黄花宝铎草

【科 属】百合科

【形态特征】茎光滑，高30-60cm，少分枝。叶片质薄，披针形、卵状长

椭圆形至宽椭圆形，长4-12cm，宽2.5-6cm，顶端尖或渐尖，通常歪斜；叶柄极短。花黄色、淡黄色、绿黄色或白色，筒状，1-3（5）朵顶生；花柄长1-2cm，无花序梗；花被片近直立，长圆状匙形，长2-3cm，顶端急尖，基部有囊状短距；雄蕊比花被片略短，花丝约为花药长的3倍；子房椭圆形。浆果黑色，近球形，直径0.6-1cm。花期4-5月，果期8-9月。

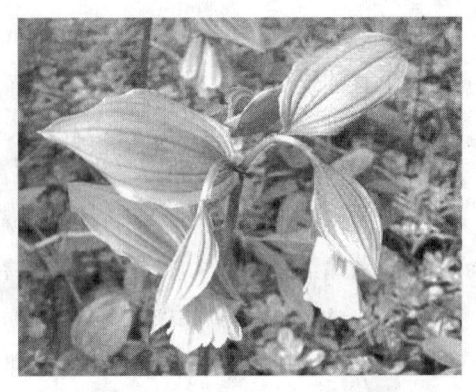

【分布及生境】分布辽宁、陕西以及华北、长江流域和广东、广西各省。生长在山坡林下阴湿处。

【入药部位及功效】根和根茎入药。含皂苷（saponin）和鞣质（tannin）。性味甘，平。用于脾胃虚弱、食欲不振、泄泻、肺气不足、气短、喘咳、自汗、津伤口渴、慢慢性肝炎、病后或慢性病身体虚弱、小儿消化不良等症。

韭菜

【学　名】*Allium tuberosum* Rottler ex Sprengel

【别　名】韭、山韭、丰本、扁菜、草钟乳、起阳草、长生韭、懒人菜

【科　属】百合科

【形态特征】根为弦状根，鳞茎着生在根状茎上，新的须根着生在茎盘及根状茎一则。跳根是韭菜的一个重要特点。韭菜根系较多，吸收能力强，耐旱。韭菜的茎有营养茎和花茎两种。1-2年生的营养茎呈盘状，上为鳞茎，下为根系，3年以上的营养茎不断向地表延伸成为根状茎，花茎为顶芽发育而成。叶扁平，呈带状，由叶鞘（假茎）即韭菜杆子和叶身两部分组成，簇生在根状茎顶端，每株有5-9片叶。

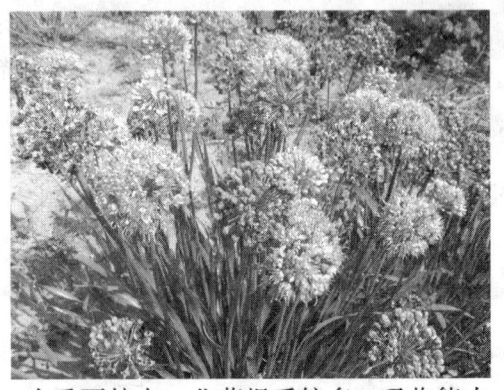

【分布及生境】韭菜原产于我国，分布广泛，尤以东北所产者品质较佳。

【入药部位及功效】韭菜或韭菜根入药。含有挥发油及硫化物、蛋白质、

脂肪、糖类、维生素 B、维生素 C 等。为振奋性强壮药，有健胃、提神、温暖作用。根、叶捣汁有消炎止血、止痛之功。适用于盗汗、遗尿、尿频、阳痿、遗精、噎隔、反胃、下痢、腹痛、妇女月经病、经漏、带下以及跌打损伤、吐血、鼻衄等症。民间应用：1. 断奶。2. 牙痛。

石蒜科　Amaryllidaceae

换锦花

【学　　名】*Lycoris sprengeri* Comes ex Baker

【别　　名】换锦石蒜

【科　　属】石蒜科　Amaryllidaceae

【形态特征】多年生植物，鳞茎椭圆形或近球形。早春抽叶，叶片宽线形，顶端钝。花茎高 30－45cm；花序有 5－8 花；花长 4.5－8cm；花被管长 0.6－1.5cm，花被裂片淡红紫色，顶端带蓝色，长圆状倒披针形。花果期 8－9 月。

【分布及生境】产江浦、江宁、宜兴以及上海余山等地，分布安徽、浙江等省。野生山坡。

【入药部位及功效】茎供药用。含有石蒜碱、伪石蒜碱、多花石蒜碱、加兰他敏、力可拉敏等成分。能解毒、消肿；外用治痈肿疮毒、虫疮作痒、耳下红肿、疔疮结核、烫火灼伤。

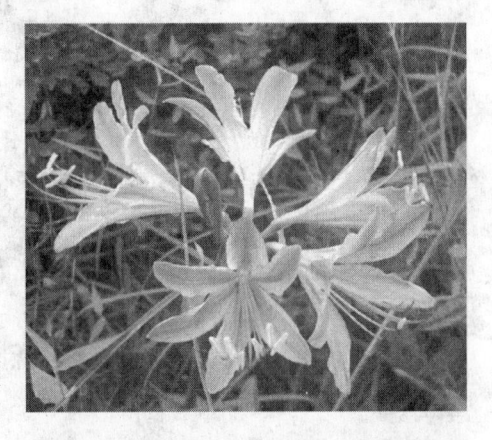

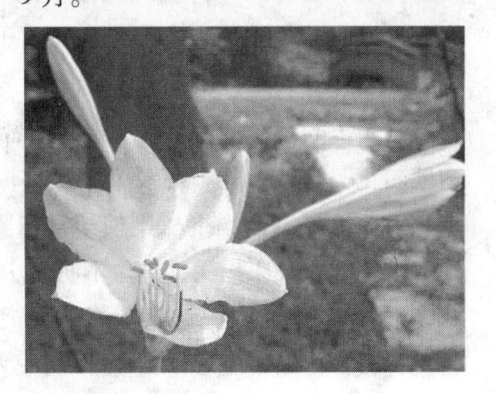

鸢尾科　Iridaceae

马蔺

【学　　名】*Iris lactea* Pall. Var. chinensis（Fisch.）Koidz.

【别　　名】马莲、蠡实、日米格斯尔、查黑乐得格

【科　　属】鸢尾科

【形态特征】多年生草本。株高 20－50cm，植株基部具红褐色纤维状枯叶鞘。根状茎短而粗壮，须根棕褐色，蝇索状，长而坚硬。叶基生，多数，坚

韧，条形，两面具数条突出的平行脉，绿色或蓝绿色，叶基稍紫色。花葶丛生，叶状总苞狭矩圆形或披针形，淡绿色，边缘白色宽膜质；花1-3朵，蓝紫色或淡蓝色；花被片6，外轮3片较大，匙形，上部具蓝紫色脉纹，中部具黄褐色脉纹，内轮3片较小，倒披针形；花柱分枝3，花瓣状，顶端2裂。蒴果长椭圆形，长4-6cm，具纵肋6条，有尖喙；种子近球形，棕褐色，有棱角。花期5月，果期6-7月。

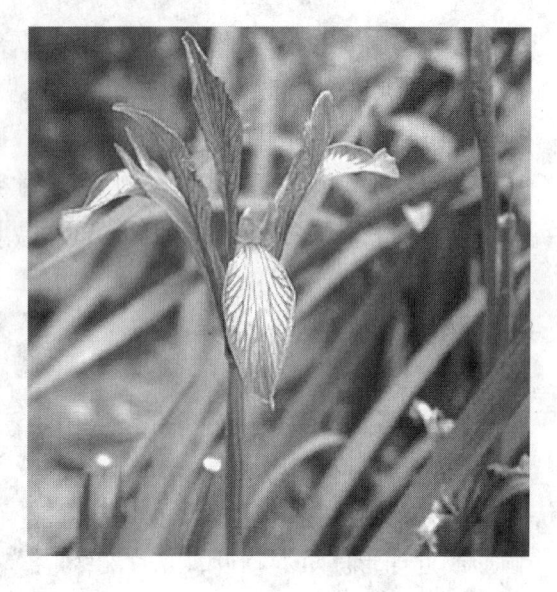

【分布及生境】我国南北各地，苏联、蒙古。生于河滩、盐碱滩地、盐化草甸。

【入药部位及功效】种子（马蔺子）、花及根入中药。化学成分：花和根含挥发油。种皮的醚溶液部分含马蔺子甲素 PallasonA、马蔺子乙素和马蔺子丙素。还含有 β-谷甾醇，三萜类化合物及植物蜡、淀粉及脂肪油。药理作用：马蔺子的醇浸膏对小鼠有抗孕卵着床作用；对兔无抗排卵作用。对兔子宫内膜转化实验，马蔺子醇浸膏无黄体酮样作用，可使幼兔子宫内膜处于增殖期；对照组（黄体酮组）则使子宫内膜处于分泌期。马蔺子的种皮醇浸膏对小鼠有抗孕卵着床作用，种仁不明显。马蔺子素经动物试验具有抗癌作用。性味功能：中药马蔺子，味甘，性平。凉血止血，清热利湿。花：味咸、酸、苦，性微凉。清热解毒，止血，利尿。根：味甘，性平。清热解毒。蒙药味辛、甘，性平、重、固、燥、糙。杀虫，止痛，解毒，消食，解痉，退黄，治伤，生肌，排脓，燥"希日乌素"。主治：中药马蔺子，治急性黄疸型肝炎，吐血，衄血，崩漏，白带，小便不利，泻痢，疝痛，痈疮肿毒，外伤出血。花，治咽喉肿痛，吐血，衄血，咯血，小便不利，病，痈疮疖肿。根，治咽喉肿痛，传染性肝炎，痔疮，牙痛。蒙药治胃痧证，霍乱，蛲虫病，虫积腹痛，虫牙，皮肤瘙痒，毒热，疮疡，烫伤，脓疮，黄疸，胁痛，口苦。

姜科　Zingiberaceae

白豆蔻

【学　名】*Amomum kravanh* Pierre ex Gagnep.

【别　名】白蔻仁、白蔻

【科　属】姜科

【形态特征】多年生草本，高约2m。根茎粗壮，棕红色，茎基叶鞘绿色。叶片卵状披针形长60cm，宽12cm，顶端尾尖，两面光滑无毛，近无柄；叶舌圆形，长7-10mm，叶鞘口及叶舌密被长粗毛。穗状花序自近茎基处的根茎上发出，圆柱形，稀为圆锥形，长8-11cm，宽4-5cm，密被覆瓦状排列的苞片；苞片三角形，长3.5-4cm，麦秆黄色，具明显的方格状网纹，小苞片管状，一侧开裂；花萼管状，白色微透红，外被长柔毛，顶端具三齿，花冠管与花萼管近等长，裂片白色，长椭圆形，长约1cm，宽约5mm；唇瓣椭圆形，长约1.5cm，宽约1.2cm，中央黄色，内凹，边黄褐色，基部具瓣柄；雄蕊下弯，药隔附属体三裂，长约3mm；子房被长柔毛。蒴果近球形，直径16mm，白色或淡黄色，略具钝三棱，有7-9条浅槽及若干略隆起的纵线条，顶端及基部有黄色粗毛，果皮木质，易开裂为三瓣，种子为不规则的多面体，直径约3-4mm，暗棕色，种沟浅，有芳香味。

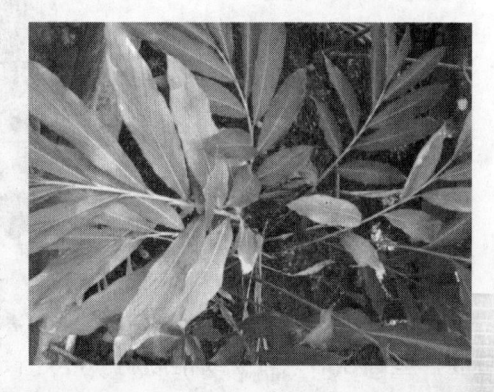

【分布及生境】中国云南、广东有少量引种栽培。原产柬埔寨、泰国。生于山沟阴湿处。

【入药部位及功效】果实入药，藏药功效：温补肾阳，滋生胃火。主治：治肾病、胃病。藏药药性：味辛而苦，性温。化学成分：白豆蔻的种子主要含挥发油，少量皂甙、色素和淀粉等。挥发油主要含 α-蒎烯2.44%、β-蒎烯12.11%、柠檬烯3.58%、桉油素伞花烃73.01%、松油烯0.48%、α-松油醇5.61%、α-蛇麻烯0.56%。药理作用：（1）具芳香健胃、祛风作用，能促进胃液分泌，兴奋肠管蠕动，驱除肠内积气，并抑制肠内异常发酵。（2）果壳水煎剂对痢疾杆菌有抑制作用。（3）煎剂低浓度兴奋豚鼠离体肠管；高于1%浓度及挥发油饱和水溶液均呈抑制作用。

草果

【学　　名】*Amomum tsaoko* Crevost et Lemaire.

【别　　名】果拉莫保、草豆蔻

【科　　属】姜科

【形态特征】多年生草本，茎丛生，高 2－3m，全株有辛香气，地下部分淡紫红色，略似生姜。茎圆柱形，直立或稍倾斜。叶片长椭圆形，长 40－70cm，宽 10－20cm，顶端渐尖，基部渐狭，边缘干膜质，两面光滑无毛，无柄或具短柄；叶舌全缘，顶端钝圆，长 0.8－1.2cm。穗状花序不分枝，长 13－18cm，宽约 5cm，每花序约有花 5－30 朵，总花梗长 10cm 或更长，被密集的鳞片，鳞片长圆形或长椭圆形，长 5.5－7cm，宽 2.3－3.5cm，顶端圆形，革质，干后褐色；苞片披针形，长约 4cm，宽 0.6cm，顶端渐尖，小苞片管状，长 3cm，宽 0.7cm，一侧裂至中部，顶端 2－3 齿裂，萼管约与小苞片等长，顶端具钝三齿，花冠红色，管长 2.5cm，裂片长圆形，长约 2cm，宽约 0.4cm，唇瓣椭圆形，长约 2.7cm，宽 1.4cm，顶端微齿裂；花药长 1.3cm，药隔附属体 3 裂，长 4mm，宽 11mm，中间裂片四方形，两侧裂片稍狭。蒴果密生，熟时红色，干后褐色，不开裂，长圆形或长椭圆形，长 2.5－4.5cm，宽约 2cm，无毛，顶端具宿存花柱残迹，干后具皱缩的纵线条，果梗长 2－5mm，基部常具宿存苞片，种子多角形，直径 4－6mm，有浓郁香味。花期 4－6 月，果期 9－12 月。

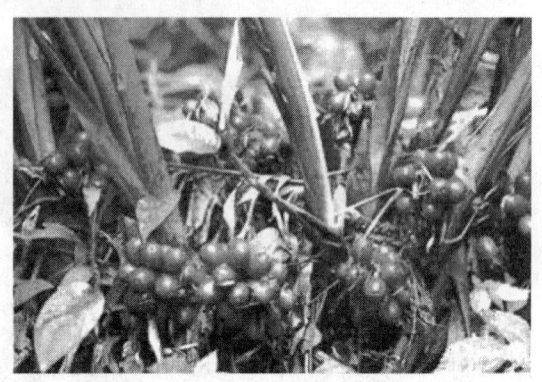

【分布及生境】云南独有，分布于红河、文山、西双版纳、德宏、保山、思茅、临沧等地州的 31 个县，以金平苗族瑶族自治县（被称为"青果之乡"）出产最多。生于海拔 1100－1800m 的山坡疏林下。

【入药部位及功效】干燥成熟果实入药。化学成分：草果含挥发油约 3%，油中含 α－和 β－蒎烯、1，8－桉油素、对－聚伞花素、壬醛、芳樟醇、樟脑、反－S－烯醛（trans－s－undecenal，为本品中的辛香成分）、α－松油醇（d－terpineol）、橙花醛－α、－b（neral－α、－b）、香叶醇（geraniol）、草果酮、橙花叔醇（nerolidol）等。此外含淀粉和油脂等。功效：温补脾胃。主治：脾病、胃病。药性：味辛，性温，糙。归脾、胃经。具有燥湿除寒、健胃消滞、祛痰功效，可用以治腹痛痞满、呕吐、泻痢疾、咳嗽痰多等病症，用于消酒毒、去口臭亦佳。

兰科 Orchidaceae

黄花杓兰

【学　　名】*Cypriedium flavum* Hunt et Summ.

【别　　名】

【科　　属】兰科

【形态特征】植株高 30 – 45cm。茎直立，被短柔毛，具 3 – 5 叶，叶互生，椭圆状披针形，长 10 – 16cm，宽 4 – 8cm。花苞片船形，叶状。花单生，稀 2，黄色或棕黄色，略具紫色条纹与斑点，中萼片宽椭圆形，长 3 – 3.5cm，宽约 2cm，合萼片与中萼片相似而稍小，多少具毛；花瓣斜披针形，长 2.5 – 3cm，宽约 1cm，内面基部具疏柔毛；唇瓣囊形，直径约 30mm，囊前面内弯边缘高 3 – 4mm，囊内具毛；退化雄蕊近圆形，子房条形，密被棕色绒毛。

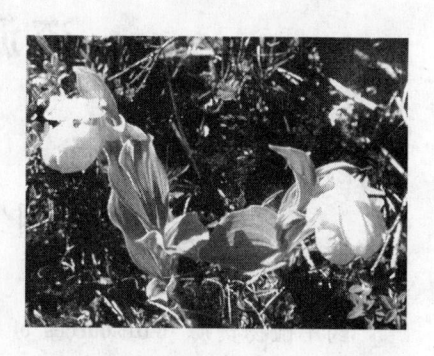

【分布及生境】产于云南迪庆，山西、山东、河南、湖北、陕西、甘肃、四川均有分布，生长在海拔 3700m 以下的疏林下及林缘湿地。

【入药部位及功效】全草入药，功效：疏通脉络，开通尿闭。主治：治经络疼痛、下肢水肿、淋病、淋病、风湿痛、跌打瘀痛。药性：味苦，性微温。

复习思考题

1. 中国少数民族药用植物学与传统中医药学中，在用药上有何差异？（举例说明）

2. 描述冬虫夏草的特点和医疗作用，区别该药材在不同少数民族医学中的使用特点。

3. 简述蒙医学中使用地衣和藓类植物的药用价值？

4. 描述我国南方少数民族传统药用植物的多样性和复杂性？

5. 简述雪莲的医学功效，并区别该药材在传统中医药学与少数民族传统医药学中的使用情况及其差异。

第六章 中国少数民族药用植物资源与保护

第一节 中国少数民族药用植物概况

药用植物资源（Resources of Chinese Medicinal Plants）包括藻类、菌类、地衣类、苔藓类、蕨类及种子植物等植物类群。广义的药用植物资源还可以包括栽培的药用植物，以及利用生物技术手段繁殖和产生的生物个体。

植物的繁衍、生长离不开生态环境，所以药用植物的质量和产量不仅与植物的个体发育和系统发育有关，更与其生存环境息息相关。

一、中国主要地形地貌

我国位于欧亚大陆东部，幅员广阔，东自太平洋西岸，西至亚洲大陆内部，南北跨热带、亚热带、暖温带、温带和寒温带；我国地形复杂多样，山地、高原、丘陵占全国面积的69%，总体地势西高东低，这不但决定着我国主要大河的基本流向，并且间接影响植物的分布。

地貌条件是自然环境中最基本最重要的因素之一。它是地域差异的主要标志，虽然它不对药用植物资源发生直接影响，但它控制着热量与水分的重新分配，在很大程度上影响着地表物质的迁移、生态系统的演化、更替以及植物资源的分布规律，所以地貌条件对药用植物资源的种类和分布仍起着决定性的作用。

我国的主要地貌由西面的昆仑山—祁连山—岷山以及横断山3000m等高线和东面的大兴安岭—太行山—巫山—雪峰山这两条天然界线分成海拔差异较大的三级阶梯。最高一级的青藏高原是著名的世界屋脊，平均海拔4500m，巍峨的雪峰与高大的山脉连绵不绝，山岭间的宽谷中镶嵌着众多的大小盆地和湖泊。位于青藏高原东面的是第二级阶梯，海拔 2000 – 1000m，由高山（阿尔泰山山脉、天山山脉、秦岭山脉）、高原（内蒙古高原、黄土高原、云贵高原）和盆地（准噶尔盆地、塔里木盆地、四川盆地）组成。再往东为海拔 500m 以下的东南丘陵、长江中下游平原和东北平原以及向海洋延伸的大陆架。

二、植物分布规律

药用植物的生存依赖于环境，环境条件的不同直接影响药用植物的种类和分布，具体影响植株个体的生长、发育、外部形态、内部构造、次生代谢产物的含量等等。水和热是影响环境的最主要因素。地球表面热量随纬度的升高而降低，称为纬度地带性；水分随距离海洋的远近以及大气环流的特点而变化，大体上呈现经度地带性变化；在我国以山地为主的内陆地区，水、热分布则随海拔高度的升高，植被分布成条带性规律更替，并具有一定的厚度，因而呈现为垂直地带性。此三者称为"三向地带性学说"，其中纬度地带性与经度地带性又可合称为水平地带性，它们结合垂直地带性，对某一地区植物的分布及特点具有决定性意义。

温度、光照、水分是药用植物生存发展的必要条件。它们的一切生理活动都离不开水分。以水为主导因素，药用植物资源可分为：水生药用植物与陆生药用植物。水生药用植物如生长于水中的莲、芡、香蒲等，生长于潮湿环境中的芦苇、薏苡、泽泻等，一般根系不发达，而通气组织发达；常见的药用植物多生长于水分条件适中的陆地环境中，如人参、甘草、菊花等等，陆生药用植物资源中还有一类生长在水分少而干旱条件下的旱生药用植物，如麻黄、仙人掌、芦荟等，一般植株矮小、角质层厚或具刺状变态叶。它们的生理活动和生化反应必须在一定的温度条件下进行。纬度、与海洋的距离以及海拔高度的变化都会造成温度的变化，如我国东南沿海地区，由于纬度低、海拔低且靠近海洋，生长的热带药用植物多为阔叶常绿树种和巨大藤本；而在我国纬度高的东北、西北地区或者纬度虽然低但海拔高的青藏高原地区，生长的药用植物多为针叶林树种和生长周期短的草本植物。作为生命活动的能源，光照对它们的生态习性有着重要影响。强光照条件下生长茁壮的称为阳性植物，它们多分布于旷野、向阳坡地，如雪莲花、红景天、蒲公英、麻黄、甘草等；适于在微弱光照条件下生长的称为阴性植物，如人参、三七、黄连、天南星等多分布于林下阴湿地；介于二者之间，既能向阳生长也能在隐蔽地生长的称为耐阴性植物，如侧柏、桔梗、党参等。

第二节 中国少数民族药用植物资源的分布及其综合利用

我国植物种类丰富，维管植物约有353科，3184属，27150种，仅次于马来西亚（约45000种）和巴西（约40000种），居世界第三位。药用植物资源包括藻类、菌类、地衣类、苔藓类及维管植物等植物类群，共11118种左右，分属385科，2312属，我国的生物资源在世界上占有极其重要地位。如此丰富的药用植物资源依据自然环境的不同，在我国境内呈现规律性分布。

中国自然区划主要以光、热、水分、土壤与植被的地域分异为依据，大体分为三大自然区域：东部季风区、西北干旱区和青藏高原高寒区。生存于其中的生物群落形成各自的分布区，反映了我国生物分布的共同适应性。

依据周荣汉先生《中药资源学》一书，按照我国气候特点、土壤和植被类型，以及药用植物的自然地理分布等特点，大致可将我国划分为8个药用植物区。资源最丰富的地区要数西南和华中，约占全国种类的50%－60%，华东和西北地区居中，约占30%，东北和华北地区约占10%。

一、东北药用植物区

本区位于我国东北部，包括黑龙江、吉林两省全部及辽宁省和内蒙古自治区的东北部。位于欧亚大陆的东部，南、东两面临近太平洋，西、北两面则与蒙古高原和西伯利亚接壤。本区是我国最寒冷的地区之一，大部分属于寒温带和温带的湿润和半湿润地区。大部分地区的年降水量为400－700cm；冬季漫长，多在6个月以上，平均气温－20℃，夏季短促为。－30天左右，平原的最南部气温可达24℃，但有些地区的极端高温可达35℃。海拔从松辽平原的120m到长白山白云峰的2691m；南北温差和东西降水差异较大。本区虽有比较丰富土地、水、森林资源，但热量资源不够。在自然景观上主要是温带冷湿性森林和草甸草原。大兴安岭和长白山为我国主要的木材产区，森林覆盖率达30%。

东北区土壤类型复杂，主要有寒温带的针叶林土，温带的暗棕壤、黑土和黑钙土，此外还有草甸土、沼泽土、白浆土等，这些土壤都有一个共同的特

第六章 中国少数民族药用植物资源与保护

点：有机质或腐殖质丰富，具有深厚的暗色表土层，土壤极其肥沃。

由于本区主要处在寒温带附近，药用植物以耐寒的、野生种类居多。全区植物类中药资源1700种左右，特点是野生的种群数量大，种类多，蕴藏量丰富，道地品种和珍贵稀有品种驰名中外。以长白山为例，代表性地说明东北区丰富的植物种类。

长白山是世界同一纬度地带生物物种最丰富的地区，是我国最大的自然保护区之一，也是闻名世界的自然保护区之一。特别是围绕白头山天池东、西、北三面原始森林中心地区，素有"长白林海"之称，植物科、类多达2380余科，其中药用植物有960多种，著名的长白山"野山参"享誉海内外。此外，东南部平原丘陵地带土质肥沃，水土保持良好，最适宜药用植物栽培。

东北区珍贵药材广布，故又称"百药之乡"，正是我国道地药材"关药"的主产区，拥有一大批品位高、质地优的上等药材。"关药"是指山海关以北、东北三省和内蒙古自治区东北部地区所产的道地药材。代表性的有关黄檗、刺五加、五味子、关升麻、牛蒡子、桔梗、地榆、朝鲜淫阳藿、辽细辛、黄芪、党参、槲寄生、赤芍、关木通、关龙胆等，蕴藏量分别占全国同品种蕴藏量的500%以上。本区还是我国野山参及种植人参的最主要产地，产量占全国人参总产量95%以上。

根据气候因素、地形条件及药用植物的分布特点，又可将东北药用植物区分为大兴安岭地区、长白山地区和松辽平原地区三个小区。此三区具体气候差异、植被特点、药用植物分布种类以及药用植物代表品种见表13-1。

表13-1 东北三区生态环境与药用植物多样性

地区	特点	植被	药用植物种类	代表品种
大兴安岭地区	全年无夏，最为寒冷	以耐寒针叶树种为主	500余种	黄芪、赤芍、关升麻、防风、满山红、黄芩、桔梗、关龙胆
长白山地区	垂直差异明显，最为湿润	从寒带针叶林到温带阔叶林过渡	900余种	人参、五味子、细辛、天麻、党参、关木通、红花、关龙胆
松辽平原地区	半湿润地区，有春旱	草原为主的森林草原，草本植物为主	300余种	防风、甘草、地榆、桔梗、柴胡、黄芩、苦参

对于本区药用植物资源，一方面应注意对大面积野生资源的保护，如五味子、黄柏、刺五加、赤芍、桔梗、牛蒡子、关龙胆等，以利它们的再生；另一

方面也应对一些有开发前景的野生资源，如越橘、满山红、辽东桤木、东北土当归、东北雷公藤等加强开发研究及保护。

本区各省主要药用植物的分布及主产药材

黑龙江省：药用植物818种，分属135科。大、小兴安岭是本省药用植物的主要分布区。本省主产：黄柏、龙胆、防风、苍术、五味子、牛蒡子、刺五加、槲寄、生黄芪、知母、赤芍、车前子。

吉林省：药用植物1412种，分属181科。其中长白山是我国药用植物资源宝库之一，药用植物的种类占全省的64%。另外，浑江、通化、延边和白城的药用植物资源也比较丰富。本省主产：人参、五味子、桔梗、党参、黄芩、地榆、紫花地丁、知母、黄精、玉竹、白薇、穿山龙。

辽宁省：药用植物1237种，分属189科。东部山区的本溪、丹东、抚顺植物资源比较丰富。本省主产：人参、细辛、五味子、藁本、黄柏、升麻、苍术、党参、柴胡、山楂、薏苡、远志、酸枣仁。

二、华北药用植物区

本区西邻青藏高原，东濒黄海、渤海，北与东北区和内蒙古区相接，南界以秦岭北麓、伏牛山、淮河与华中区接壤。地处中纬地带，介于温带与亚热带之间，具有暖温带之间，具有暖温带大陆性季风气候特征。地貌上西北高（海拔600-1000m），东南低（海拔不超过50m），夏季较热，冬季寒冷，大部分地区属于暖温带。总体看来，在我国东部季风区，华北是较为干燥的地区，大部分属半湿润地区，西部属半干旱地区。年降雨量少于东北区，但多数地区的降水强度大，而且年变化率很大，这反映华北出现旱涝的频率很大。本区夏季气温较高，温暖期较长，冬季较长而寒冷，年平均气温8-14℃，生长期长。全区黄土广泛分布，黄土疏松深厚，肥力较高，华北平原平坦开阔，土质肥沃。

植物种类以华北植物区系为主，森林植被是以松、柏为主的针叶林、栎属为主的阔叶林组成的暖温性针阔叶混交林或落叶阔叶林，呈现暖温带半湿润半干旱夏绿林，森林草原景观。华北地区植物区系位置处于中国—日本亚区边缘，因此在区系的构成上带有较大的过渡性特点，是邻近各地区植物区系的汇合处。

本区南北跨度大，东西距离长，西高东低，明显分成山地、丘陵和平原三部分，水平地带性非常明显，从东部的湿润森林向西过渡到森林草原、典型草原。

本区药用植物资源1500种。野生药材资源中较丰富的有酸枣仁、北苍术、远志、北柴胡、黄芩、知母、连翘、葛根、柏子仁、银柴胡、玉竹等。由于气候、土壤条件适宜，本区是大宗家种药材的主要产区。栽培药材产量较大者有地黄、杏仁、金银花、黄芪、党参、山药、怀牛膝、板蓝根、山楂、紫菀、菊花、栝楼、北沙参以及近年得到规模发展的栽培西洋参等。

（1）辽东、山东低地丘陵地区

以千山为主干，植被类型属暖温带夏绿阔叶林。药用植物600余种。木本代表：文冠果、无梗五加、刺五加、黄柏；藤本代表：五味子；草本代表：铁线莲、南柴胡、龙胆、黄花乌头、金银花等。

（2）黄淮海平原及辽河下游平原地区

本地土壤条件好，矿物养分高，光热条件丰富，适宜药用植物生长。本地区药材栽培历史悠久，在国内占有重要地位。此地盛产著名道地药材。如河南四大怀药：怀地黄、怀山药、怀牛膝、怀菊花等。怀药是指古怀庆府今河南省博爱、武陟、温县、孟县和沁阳等地所产的常用药材，由此扩展成整个河南境内盛产的道地药材。本区位于黄土丘陵地带，夏季炎热雨丰沛，秋季晴和日照足，且土层深厚，土壤肥沃，适宜深根及根茎类药材生长。本区药用植物代表除四大怀药外，还有金银花、酸枣仁、北沙参、板蓝根等。

此外著名道地药材"北药"也出于此地。北药是指长城两侧及其以南的河北、山东、山西及陕西北部所产的道地药材。从地貌上看，大致可分为山东半岛、华北平原、燕山、太行山和阴山山地。出产北沙参、金银花、党参、黄芩、黄芪、远志、连翘、知母等34种。山东半岛春季升温急剧，但水量匮乏，云量少，日照强，风力大，较干燥，夏季多雨秋季凉早。这样的生态环境适宜金银花、香附等道地药用植物生长。又如北京地区，年平均气温11.8℃，年降水量630-640cm，无霜期195天左右，为典型的温带大陆气候。药用植物主要分布在海拔1200m以下。河北安国冠以祁为头的道地药材就有10余种，如祁薏苡仁、祁薄荷、祁紫菀、祁白芷、祁漏芦、祁大黄、祁木香、祁艾等。考察结果发现，北药的主要品种——黄芪，具有条长顺直，少分枝，皮光纤细，色泽黄亮，粉性大，空心小，质绵韧的特点，在"黄芪之乡"的山西当地称大白皮黄芪，又称绵芪，深受国际市场的欢迎。道地黄芪在全国分布于山西、内蒙古、东北、四川、甘肃等地。基源为蒙古黄芪和膜荚和膜荚黄芪。

值得一提的是位于本区河南的百泉、禹县、商丘，河北的安国（古称祁州），安徽的亳县都是国内著名的药都，大规模的药材产地。

(3) 黄土高原地区

此区植被为干草原类型，植物成分复杂，药用植物中旱生类型多。药用植物种类相对较少，但产量较大，在国内有一定地位的有大黄、党参、九节菖蒲及连翘等。

本区植物药材资源，除继续发展好一批传统产品如地黄、黄芪、怀山药、怀菊花、怀牛膝、潞党参、白芍、菊花、莱阳沙参、杏仁、山楂以及西洋参外，还可进一步将野生的远志、柴胡、黄芩、丹参等转为人工栽培。对有开发前途的沙棘、杜仲等应进一步开展家种。

本区各省主要药用植物的分布及主产药材

北京市：药用植物901种，分属148科。集中分布于燕山及太行山麓。本市主产：黄芩知母、苍术、酸枣仁、益母草、玉竹、瞿麦、柴胡、地黄、远志。

天津市：药用植物621种，分属133科。集中分布于燕山及太行山麓。本市主产：酸枣仁、桑螵蛸、板蓝根、茵陈、地黄、牛膝、北沙参、菊花、红花。

河北省：药用植物1442种，分属181科。保定、石家庄、邢台是本省药用植物的主要分布区。本省主产：知母、黄芩、防风、杏仁、板蓝根、柴胡、远志、薏苡仁、苍术、香加皮、白芷、桔梗、藁本、紫菀、丹参、枸杞子。

河南省：药用植物1963种，分属203科。药用植物资源主要集中于南阳、信阳、洛阳、焦作、郑州、新乡。本省主产：地黄、牛膝、菊花、山药、金银花、辛夷、柴胡、白芷、桔梗、款冬花、红花、连翘、半夏、猪苓、白附子、天花粉、天南星、酸枣仁、山茱萸。

山西省：药用植物953种，分属154科。晋东南和燕北地区植物资源比较丰富。本省主产：黄芪、党参、远志、杏仁、小茴香、连翘、麻黄、秦艽、防风、猪苓、知母、苍术、甘遂、香加皮。

山东省：药用植物1299种，分属212科。本省药用植物主要分布于烟台、临沂、潍坊和泰安等地。本省主产：金银花、北沙参、瓜蒌、酸枣仁、远志、黄芩、山楂、茵陈、香附、牡丹皮。

三、华中药用植物区

华中区大约介于秦岭—淮河与南岭之间，西起巫山、雪峰山东侧，东及东南沿海，主要包括长江中下游流域、浙江全省、福建大部和两广北部，位于我国三大阶梯中最低一级，以低山丘陵为主，全区丘陵山地占3/4，平原占1/4，平均海拔500m左右，为我国最大的药用植物资源区，面积占全国的四分之一左右。具明显的亚热带季风气候特点：雨量较充沛，温暖而湿润，冬温夏热，四季分明。本区是全国降水比较丰沛的地区，平均年降水量800－1600cm之间，比华北地区多1－2倍；年平均气温在16－20℃之间。具湿热的亚热带常绿林景观，北部混有落叶阔叶林。

土壤类型主要为黄棕壤、黄壤和红壤。黄壤和红壤是中亚热带的典型土壤。华中以深厚的红壤为主，黄棕壤分布在苏皖两省的长江两岸和鄂北、豫西南的低山丘陵以及长江以南的中山地带，黄壤大多散见在较高的山地。

本区地形多样，气候适宜，药用植物资源种类齐全，数量比较丰富。药用植物2500种左右，约占全国药用植物资源的1/3，绝大部分为野生药用植物资源。

由于生态环境适宜，本区还是我国道地药材"浙药"、"淮药"、"南药"的主产区。

"浙药"即为浙江省所主产的道地药材。浙北平原是由河流、湖泊冲积淤积而成，面积最大，土壤肥沃，属亚热带湿润季风气候。著名的道地药材"浙八味"基本上都分布在绍兴平原和太湖流域。此外，东贝母、姜黄、杭麦冬、杭白芷、温厚朴、香榧等都是本地道地药材。

"淮药"足指淮河流域及长江中下游地区湖北、安徽和江苏三省所产的道地蓟材。湖北最适于道地药材生长的地区之一是神农架地区，此地是我国东西南北植被分布的过渡地带，各地植物荟萃，素有绿色宝库、天然植物园的美称；江苏地势低平，气候湿润，适宜明党参、薄荷、太子参等道地药材生长；安徽的淮北地区为暖温带半湿润季风气候，淮南为亚热带湿润季风气候，最适宜亳白芍、滁菊、霍山石斛、凤阳丹皮、宣城木瓜、铜陵牡丹皮等药材生长；以及铲苍术、半夏、续断、荆三棱、青木香、木瓜等等。

"南药"大都冠以南字头，是指长江以南、南岭以北地区，包括湖南、江西、福建、台湾的全部或大部分地区。江西多山地和丘陵，雨水丰沛，适宜生产江枳壳、栀子等药材；福建西部的武夷山自然保护区是世界罕见的物种"基因库"，西北有山脉阻挡寒风、东南有海风调解，气候温暖湿润，建泽泻、建曲、建莲子、龙眼肉、荔枝核为此地道地药材；台湾山地面积大，垂直地带性较明显，从热带雨林到亚高山草甸，资源丰富，以台湾樟树最为著名。以及江苏的苏杷叶，安徽、浙江的南沙参，河南、安徽的南柴胡，湖南的平江白术、湘莲子，江苏、浙江的湖莲子，湖北的紫苏等。

其他较著名的还有山茱萸、茯苓、薄荷、太子参、粉防己、海风藤、女贞子、夏枯草等。

另外本区的江西省樟树是全国四大药都之一，福建、上海、宁波、武汉三镇也是全国中药商品交流中心。

(1) 长江中下游平原地区

由于我国著名的五大淡水湖都分布于此，湖区内水生植被面积大，种类多。全区植物类中药有1000种以上，水生药用植物是本区的一大特色。湖泊内，从沿岸浅水到中心深水，水生药用植物成条带性规律分布，挺水植物带—浮水植物带—沉水植物带。

挺水植物：根扎于水底淤泥，植物体上部或叶挺生于水面，如芦苇、莲、茭、慈菇、泽泻等。

浮水植物：植物体悬浮于水上或仅叶片浮生于水面，如浮萍、菱、芡实、莼菜等。

沉水植物：根扎于水底淤泥或沉于水中的植物，如金鱼藻、菹菜等。

除了独具特色的水生、湿生药用植物以外，本区还分布有一些重要和常用的陆生药材种类，如益母草、牡丹皮、枳壳、南酸枣、蔓荆子等。

(2) 江南山地丘陵地区

全区由山地和其间的丘陵组成，海拔1000-2000m的山很多，如雪峰山、武陵山、罗霄山、天目山、庐山、黄山、括苍山等等。因此药用植物的垂直地带性分布比较明显。天然植被为典型的亚热带常绿阔叶林。药用植物2300种。传统道地药材较多。有著名的"浙八味"：浙贝母、台乌药、浙玄参、浙白术、白芍、杭菊花、延胡索和温郁金；以及安徽四大皖药：白芍、菊花、茯苓、牡丹皮等。

(3) 南岭山地地区

全地区以南岭山脉为主体。植被为亚热带常绿落叶阔叶混交林。分布有许

第六章 中国少数民族药用植物资源与保护

多珍稀和濒危植物，如冷杉、建柏、观光木、三尖杉、雷公藤等。

本地区为我国南北方植物区系的分界点。中药资源2000种以上。除道地药材柴胡、桔梗、霍山石斛、茯苓外，以山茱萸、辛夷、蔓荆子为主的木本药材在本区占优势。尤其是全国著名道地药材茯苓，在本区栽培已有近500年的历史了，色白细腻，品质极佳。

本区植物药资源的发展，除了继续巩固原有的一批著名道地药材外，还应扩大栽培从国外引种的西红花，扩大霍山石斛、茯苓等的栽培。

本区各省主要药用植物的分布及主产药材

上海市：药用植物829种，分属161科。本市生产：丹参、菊花、延胡索、白芍、瓜蒌、玄参、地黄、板蓝根、穿心莲、西红花、墨旱莲。

江西省：药用植物1576种，分属205科。本省吉安、赣州、抚州、上饶等地资源较多。其中庐山的亚热带植物丰富，仅庐山一地就有药用植物1398种。本省主产：枳壳、枳实、栀子、荆芥、陈皮、茵陈、香薷、薄荷、钩藤、青皮、防己、香附、蔓荆子、青葙子。

浙江省：药用植物1833种，分属239科。天目山的药用资源较丰富，淳安、绍兴、常山和鄞县也是本省药用植物资源的主要分布区。本省主产：浙贝母、延胡索、白芍、白术、玄参、麦冬、菊花、白芷、乌药、马兜铃、厚朴、丝瓜络、郁金、百合、乌梅、夏枯草。

江苏省：药用植物1384种，分属212科。本省药用植物主要分布在连云港、南京、苏州和常州等地。本省主产：薄荷、太子参、明党参、荆三棱、苍术、半夏、马兜铃、芡实、芦根、荆芥、瓜蒌、百合、板蓝根、桔梗、丹参、夏枯草。

湖南省：药用植物2077种，分属221科。本省药用植物资源1500种以上的地区有怀化、湘西、益阳、郴州及株洲。本省主产：厚朴、木瓜、黄精、玉竹、牡丹皮、乌药、前胡、白芍、辛夷、陈皮、白芨、枳壳、吴茱萸、马兜铃、莲子。

湖北省：药用植物3354种，分属251科。本省神农架地区药用资源最为丰富，约占全省种数的1/2，此外种类比较丰富的地区还有恩施（2000种）、十堰（1173种）、宜昌（1104种）、咸宁（1007种）。本省主产：独活、续断、射干、牡丹皮、半夏、马兜铃、杜仲、白术、苍术、厚朴、茯苓、黄连、银耳。

安徽省：药用植物 2167 种，分属 250 科。黄山拥有全省 68% 的药用植物种类，六安、铜陵、淮南、芜湖及滁县的药用植物种类较多。本省主产：太子参、荆三棱、青木香、马兜铃、银杏、木瓜、葛根、半夏、牡丹皮、白芍、何首乌、女贞子、紫苏、白前、独活、柏子仁、枇杷叶、菊花、前胡、茯苓、苍术、板蓝根。

福建省：药用植物 2024 种，分属 245 科。三明、建阳、福州、宁德等地是本省药用植物资源的主要分布区。本省主产：莲子、泽泻、青黛、乌梅、枳实、陈皮、桂圆、瓜蒌、狗脊、虎杖、金樱子、厚朴。

四、西南药用植物区

西南区介于华北、华南、华中和青藏地区之间，西南与缅甸毗邻，包括秦巴山地、四川盆地、云贵高原以及部分横断山地。是从青藏高原下降到华中丘陵平原之间的过渡带，处于我国地势变化中的第二阶梯，地势起伏较大，最高山峰海拔超过 5000m，最低河谷海拔低于 300m，平均海拔 1750m。本区地势西高东低相差悬殊，山地、丘陵、高原占全区总面积的 95%，植物分布呈现显著垂直地带性。

由于秦岭和大巴山的耸立，造成本地气候冬暖夏热，年平均温度 18℃以上，年降水量 900-1200cm，湿度大。东部气候终年温湿，特别以湿度大，阴雨天多而著称，因此主要地带性植被是湿性的亚热带常绿阔叶林，地带性土壤则为黄壤。西部干湿季节分明，主要地带性植被为干性的亚热带常绿阔叶林，地带性土壤为红壤。

在自然景观上与华中区同属亚热带常绿林，但西南区地形复杂。植物资源丰富多彩，位于本区的云南有"植物王国之称"；四川的被子植物、蕨类植物种类之多仅次于云南，居全国第二，而裸子植物则占全国第一。

本区地势向东向南倾斜，有利于海洋暖湿气流深入，而不利北方冷气流进袭，有利于植物的生长。故本区用植物资料种类多、数量大、质量优。植物药 4800 种，是道地药材"川药"、"云药"、"贵药"产区。野生药材中占全国产量 50% 以上的品种主要有茯苓、厚朴、胡黄连、猪苓、天麻、牛夏、川续断、川楝子、天门冬等。同时众多少数民族聚居此地，我国珍贵的藏药、彝药、傣药、苗药资源独具特色。

（1）秦巴山地区

第六章 中国少数民族药用植物资源与保护

以秦岭主峰太白山（海拔约3767m），大巴山主峰神农架（海拔3105m）为主。因本区药用植物资源丰富，素有"巴山药乡"之美誉。仅太白山就有著名的党参、当归、地黄、黄芪、贝母、天麻等。本区代表药材还有当归、杜仲、独活、猪苓等。

(2) 四川盆地地区

地域辽阔，由于盆地四周皆山，植物资源特别丰富，特有和珍贵的物种较多，自然保护区有十数个。盆地东部为亚热带湿润季风气候，云雾多，日照少，湿度大；西部属温带、亚热带高原气候，日照强。植被受自东向西的湿度变化，自南向北的热量变化以及自上而下的高度变化所影响。典型植被为以山毛榉、樟科、山茶科、木兰科和山矾科等为主的亚热带常绿阔叶林以及以松、杉、柏为主的常绿针叶林和竹林。野生药用植物资源以位于盆地西南的峨眉山为例，仅药用植物就有1655种，仅在这一山地分布如此众多的药用植物资源，实属罕见。拥有如此丰富的药用植物资源主要是由于未受过第四纪大陆冰川的影响，古热带残遗植物种类较多，如银杏、杪椤、厚朴、杜仲等；而且本地温暖湿润，雨量充沛，海拔差异大形成了不同的气候区，不同的生态环境生存多种植物种类；最后是由于野生到家种栽培的演变，更加丰富了本地区的药用植物资源。这样峨眉山理所当然成为川药的主要产区之一。

"川药"是指四川省和重庆市境内（巴蜀古国）所主产的道地药材。主要有川芎、川麦冬、川附子、川郁金、川乌、川黄连、川牛膝、川楝子、川楝皮、川白芷、川白芍、枳壳、川泽泻、川红花、川党参、川续断、川独活、川羌活、川升麻、川大黄、川贝母、厚朴、黄柏等等。

(3) 贵州高原地区

本区由于河流的侵蚀，在地形上有"地无三里平"之说，崎岖的高原，岭谷起伏，河谷、丘陵、盆地交错分布，生物资源丰富多彩。冬无严寒，夏无酷暑，寒暖气流常在此地相遇，形成连绵的阴雨天气，故气候最大的特点是"天无三日晴"，阴天雨多。植被是以栲、樟为主的常绿阔叶林。本区东南缘具特殊的熔岩地貌，"贵药"主产于本区，尤以分布在中部高原北部的大娄山、南部的苗岭、东缘的梵净山为多。半夏、天麻、天冬、黄精、杜仲、吴茱萸、通草等为本区优势药用植物。

由于本区少数民族众多，民族药和民间药如苗药、壮药、瑶药、侗药等多在本区分布。

213

(4) 云南高原地区

由于纬度位置、海拔高度、大气环流以及西南季风的影响，造成本区四季不显、干湿分明的气候特点。海拔从800m以上到4600m雪线以下，自然景观垂直分异明显。本区有药用植物资源5050种左右，道地药材"云药"即主产于此。海拔2000m左右的平坝区"四季如春，一雨成冬"，适宜云木香、云苓、云归等生长；雪线以上地区盛产冬虫夏草、雪莲花、雪灵芝、红景天等名贵药材；而海拔700m以下的文山地区以盛产三七闻名于世。此外，道地的还有云黄连、重楼、金鸡纳、诃子、云天麻等等，其中虫草、牛膝、续断、云胆为本区大宗野生品种。

有"孔雀王国"之称的西双版纳地区，由于有云贵高原和青藏高原阻挡，冷空气无法到达，形成此地高温多雨，气候湿润，四季常青，山川秀丽，热带雨林遍布，正是儿茶、草果、诃子等傣药生长的理想之地，也是引种热带植物的最佳选址，如血竭。

本区的药用植物资源，除应继续大力发展传统属于"川、广、云、贵"道地材外，还应注意扩大川贝母、胡黄连、冬虫夏草、石斛、云木香等的人工栽培。另外，本区为多民族聚居地区，民族药十分丰富，因而也应注意继续对民族药的调查、整理、研究和开发。

本区各省主要药用植物的分布及主要药材

云南省：高等植物的种数为全国的1/2，其中药用植物265科，4758种，居全国之首。蕨类和被子植物的种数居全国首位。拥有植物药资源的种数占全国的40%。西双版纳是云南省热带药用植物资源最丰富的地区1500多种，其次为楚雄1300种，玉溪1000种左右，迪庆和红河分别为900种左右。本省主产：三七、云木香、黄连、天麻、当归、贝母、千年健、猪苓、儿茶、草果、石斛、诃子、茯苓、肉桂、防风、苏木、马槟榔、龙胆、木蝴蝶、紫草、茸砂仁。

四川省：分布有裸子植物的9科，88种，居全国第一。药用植物227科，3962种，占全国的34%，仅次于云南省。拥有种类千种以上的有凉山州、乐山市、成都市、甘孜州、阿坝州和泸州市。其中峨眉山是四川具有代表性的地区，有药用植物1645种。本省主产：黄连、川芎、附子、川贝、母川、木香、麦冬、郁金、白芷、川牛膝、川木通、白芍、红花、大黄、使君子、川楝子、厚朴、杜仲、黄柏、陈皮、枳壳、羌活、泽泻、半夏、冬虫夏草。

贵州省：药用植物275科，3927种，占全国的33%。主要分布于本省东南，以及遵义、铜仁和毕节。本省主产：天麻、杜仲、天冬、黄精、茯苓、半夏、吴茱萸、五倍子、川牛膝、何首乌、白芨。

陕西省：药用植物2730种，分属241科。秦巴山地作为陕西三大生态区之一，拥有1500种药用植物，此外，本省的汉中、安康、商洛及渭南等地集中分布较多的药用植物资源，太白柴胡、太白蓼、秦岭蒿等为本省特有药用植物。本省主产：茵陈、大黄、银柴胡、沙苑子、天麻、杜仲、山茱萸、附子、地黄、黄芩、麻黄、柴胡、防己、野菊花、连翘、远志、猪苓。

五、华南药用植物区

华南区位于我国最南部，北与华中、西南区相接，南面为辽阔的南海和诸岛，西南为我国与越南、老挝、缅甸等国家边界。该地区气温较高，雨量充沛，湿度大，属南亚热带及中亚热带。植被为南亚热带常绿阔叶林、热带季雨林以及赤道热带珊瑚岛植被。这里地表起伏不平，丘陵广布，海岸曲折，岛屿众多。本区大陆部分的地势为西北高、东南低。大部分地面海拔500m左右。本区热量丰富，夏长冬暖，年平均气温超过20℃，居全国之冠；年降水量1400－2000cm，是全国雨量最丰沛的地区，且降水强度大，台风暴雨频繁。

本区分布有热带代表土壤－红壤，主要分布在海南岛、雷州半岛和西双版纳等地；以及南亚热带的代表性土壤－砖红壤性红壤，主要分布在华南中北部地区的台湾、闽东南、两广南部、桂西、云南的德宏和临沧等地，一般分布在海拔1000m以下的低山丘陵上。

突出的热带性自然景观与华中、西南两区的亚热带景观有明显区别。这里植物生长茂盛，种类繁多，以热带区系为主，仅高等植物就有7000种以上，特色种类仅海南岛就有500种，西双版纳有300种以上，不少被列为国家保护和珍稀物种。以桃金娘科、番荔枝科、樟科、龙涎香科、肉豆蔻科、红树科、棕榈科、猪笼草科植物为特色，并保存了大批古老的科属。

全区药用植物资源5000种，是广药的集中产区。"广药"狭指南岭以南、广东、广西和海南所产的热带药物，也指进口的热带亚洲和非洲的热带药，又称广东的南药。如檀香、沉香、儿茶、阳春砂、血竭、安息香等。热带雨林是我国所有森林类型中植物种类最为丰富的一种，它们本身就是广药的主要来源，并且为广药的生长提供了必须的生态环境，许多广药都具有明显的"道地"特点，稍有不适则产量、质量下降，甚至根本不能生长。如我国四大广南药：槟榔、砂仁、巴戟天，益智仁中的槟榔要求湿、热、少风的环境，只有在海南岛南部四县生长最好，单产高，移到北部则易受寒害，产量低；此外全岛推广种植橡胶、油棕失败就是忽视道地特点的结果。著名道地药材，产量占全国 80-90% 的品种有阳春砂仁、肉桂、广藿香、化橘红、广防己、高良姜等，多产于本区的西部，即滇西南和岭南沿海地区，而南部的雷州半岛及海南品种众多但蕴藏量较小。著名的广南药还有钩藤、诃子、肉桂、降香、胡椒、荜茇、广豆根、千年健、鸦胆子、狗脊、使君子以及一批姜南药，如干姜、草果、山柰、草豆蔻、郁金、姜黄、莪术以及大量引种的白豆蔻等。

本区由于具有良好的热带及亚热带的自然环境条件，可选择适宜各种不同广南药生长的小环境，继续扩大广药的引种和栽培，例如马钱子、檀香、丁香、胖大海、乳香、血竭、番泻叶以及白豆蔻等。

本区丰富的岭南草药使用经验，也应注意研究及开发。

本区各省主要药用植物的分布及主产药材

广西壮族自治区：药用植物 4035 种，分属 292 科。广西苦苣苔科特有种十分丰富，此外还有买麻藤、广西大青、广西斑鸠菊等。本区主产：石斛、肉桂、桂莪术、八角、茴香、广豆根、田七、吴茱萸、大戟、千年健、天冬、郁金、土茯苓、山柰、何首乌、天花粉、茯苓、葛根。

广东省：药用植物 2500 种，分属 182 科。本省热带植物种类较多，集中分布于汕头、肇庆、韶关、江门及粤北山区。本省主产：砂仁、益智、巴戟天、草豆蔻、肉桂、诃子、橘红、仙茅、何首乌、佛手、山柰、陈皮、乌药、广防己、广地龙、石决明、红豆蔻、广藿香。

海南省：药用植物 497 种。本省药用植物资源不是特别丰富，但特有种类较多，如九来龙、南粤马兜铃、海南牡蒿、多脉紫金牛等。本省主产：槟榔、砂仁、益智、巴戟天、广藿香、降香。

台湾省：药用植物约 1000 种。本省主产：巴戟天、骨碎补、砂仁、广防己、鸡血藤。

六、内蒙古药用植物区

位于我国北部边陲，包括内蒙古自治区大部分、陕北、宁夏的银川平原和冀北的坝上地区。本区海拔多在 1000-1500m，地势西高东低，南高北低，由西南向东北缓缓倾斜。东部为大兴安岭和松嫩辽河平原,中部有阴山山脉及坝上高原,南部是太行山脉,北部为内蒙古高原。大部分地区冬季干燥寒冷,而夏季凉爽。本区冬季约半年以上,平均温度 -8—20℃;夏季时间可达 3 个月,极端高温 30℃ 以上。本区的北部及西部植被以蒙古植物区系为主,东部及南部则有华北及长白山区系成分。本区在气候上属温带半干旱气候,年平均降水量 200-400cm,植被类型从东北部的半干旱半湿润草原向西部干旱草原、荒漠草原过渡。植物以多年生、旱生、草本植物占优势。

本区的土壤分布随干旱程度由东向西增加,从草类的淡黑钙土、栗钙土向灌木的棕钙土逐步过渡。

植物种类较贫乏,全区野生药用植物约 1000 种,其中草本植物占 80%。但是每种药用植物资源分布广、产量大,其中黄芪野生蕴藏量占全国的 70%;野生防风的蕴藏量占全国的 72%;内蒙古的赤芍条长,糟皮粉渣,野生蕴藏量为全国的 30%;黄芩、麻黄、知母、甘草、远志、桔梗、郁李仁、蒲黄、苍术、柴胡、秦艽、肉苁蓉等均为本区大宗野生药材的优势品种。道地药材"蒙药"主产自本区中西部,并包括蒙古族聚居地区蒙医使用的药物。

对于本区的药用植物资源,可选择适当地点,发展甘草、麻黄、防风、黄芪、赤芍、知母等道地药材的半野生生产基地。同时,对本区蒙药的整理研究也应进一步深入开展。

本区各省主要药用植物的分布及土产药材

内蒙古自治区:药用植物 1070 种,分属 132 科。药用植物资源主要集中于大兴安岭、阴山、贺兰山区。本省主产:甘草、麻黄、赤芍、黄芩、防风、锁阳、郁李仁、杏仁、银柴胡、肉苁蓉、苦参、地榆、升麻、木贼。

宁夏回族自治区:药用植物 917 种,分属 126 科。六盘山和贺兰山是本区药用植物资源的集中产区,固原和银川等地药用种类较多。本区主产:枸杞子、银柴胡、地骨皮、甘草、麻黄、锁阳、秦艽、党参、柴胡、白鲜皮、大黄、升麻、远志。

七、西北药用植物区

东以贺兰山为界,南以祁连山、昆仑山北麓为界,西界、北界均为国界。全区包括新疆的绝大部分、甘肃与内蒙古的西部以及宁夏的西北部。本区内高山、盆地及高原相间分布,但高平原占绝大部分,沙漠及戈壁也有较大面积,平均海拔3000m。

本区日照时间长，干旱少雨，气温的日差较大。年平均气温，天山以北2-8℃，天山以南10-12℃，阿拉善地区的气温介于二者之间。年降水量一般不及200cm，是我国降水量最少，相对湿度最低，蒸发量最大的干旱地区。

本区的主要土壤类型属于荒漠土壤系列，有灰棕漠土、棕漠土和龟裂土。

从北到南地跨干旱中温带、干旱南温带及高原温带。西北区深居内陆，为我国最干旱地区。大部分为干荒漠，东西两侧边缘地区属荒漠草原。典型植被以藜科、禾本科和菊科的蒿属为主，伴有豆科、蔷薇科、毛茛科的植物。全区药用植物资源种类少，全国重点药用资源约80种，野生的约50种，但每种的蕴藏量较大，全区药用资源的蕴藏量占全国的30%以上。重要的有甘草、麻黄、锁阳、伊贝母、肉苁蓉、新疆紫草、枸杞子、红花、罗布麻、大叶白麻等。其中甘草和麻黄的收购量分别占全国的第一、第二位。其他的还有骆驼蓬、苦豆子、马蔺子、银柴胡及沙棘等。

民族药以维药和蒙药应用最为广泛。维药是指新疆维吾尔自治区境内所产的道地药材，也包括维吾尔族聚居地区维医使用的药物。新疆地区以天山山脉为中轴，分为南疆和北疆。南部为昆仑山、帕米尔高原等海拔5000m以上的群山环列，山势高峻，多冰峰雪岭。南疆为暖温带大陆性干旱气候，降水稀少，干旱异常，我国第一大沙漠塔克拉玛干沙漠位于此地区；北疆为温带大陆性干旱半干旱气候，我国第二大沙漠就位于北疆的准噶尔盆地内。此地适宜紫草、甘草、阿魏、雪莲花等药用植物生长。

对于本区的植物药资源，需要对一些重要的野生植物药，采取人工引种栽培措施，以扩大产量，如肉苁蓉、锁阳、阿魏、新疆紫草等。维药等民族药物，具有很丰富的内容，也应深入研究及开发。

表13-2　西北三区生态环境与药用植物多样性

地区	特点	代表品种
天山山地与准噶尔盆地区	温带山地草原，小乔木，半灌木为主	伊贝母、红花、阿魏
塔里木盆地及阿拉善高原地区	咸水湖、盐湖多，超早生半灌木	甘草、麻黄、枸杞、肉苁蓉、紫草
祁连山地区	阴坡森林，稀疏生长	秦艽、羌活

本区各省主要药用植物的分布及主要药材

新疆维吾尔自治：药用植物 2014 种，分属 158 科。集中分布于伊犁、塔城、昌吉等地。

特有的药用植物有新疆芍药、新疆柴胡、阜康阿魏等。本区主产：甘草、伊贝母、红花、肉苁蓉、牛蒡子、紫草、款冬花、秦艽、麻黄、赤芍、阿魏、锁阳。

青海省：药用植物 1461 种，分属 106 科。集小分布于玉树藏族自治州和贵德、门源、互助、循化等地。本省主产：羌活、秦艽、大黄、贝母、甘草、猪苓、锁阳、冬虫夏草、肉苁蓉。

甘肃省：药用植物 1270 种，分属 154 科。省内药用植物多分布于陇南、甘南等地。本省主产：当归、大黄、羌活、秦艽、银柴胡、甘草、党参、黄芪、锁阳、麻黄、远志、猪苓、知母、商陆、九节菖蒲、地骨皮、黄芩。

八、青藏高原药用物区

号称"世界屋脊"的青藏高原平均海拔 4000 - 5000m，幅员辽阔，地势高亢，是我国低纬度的独特自然区域，有许多耸立于雪线之上的山峰，山岭和宽谷并列，咸水湖泊众多，如青海湖、纳木措等。高原地区"冬寒夏凉日照长，雨少太阳辐射强"特点，形成空气稀薄，光照充足，辐射量大，气温低的独特高寒景观。年平均气温大多低于 5℃，藏北高原和山脉上部均在 0℃以下。高原上年降水量从东南部 900cm 左右向西北逐渐减少到 50cm 上下，年降水量梯度约为 100cm/100 公里。干湿季分明，干旱季多大风。青藏高原地高天寒，冰川面积占我国冰川总面积 80%；同时也是世界中低纬度地区海拔最高、面积最大的多年冻土区。广布于高原上的高山草甸土、高山寒漠土等，成土缓慢，土层浅薄，发育较差。自然植被比较矮小稀疏，常为垫状、莲座状、匍匐状，叶小而被绒毛，具有适应干、寒、抗风、耐盐等特点。

在本区海拔高度对自然景观的分布影响显著，同时纬度地带性和经度地带性也有明显反映。从外部边缘仰望高原，众多高大雪山的垂直结构鲜明。但深入内部腹地则是辽阔、平缓的地表，温度随纬度增高而降低，受西南季风影响，降水由南向北减少，植被的分布从喜马拉雅山南坡的森林，向北逐步演变为灌丛草原高山草原、高寒荒漠、温带荒漠，显现出在垂直分异基础上的纬度地带性特点。高原东部受东南季风影响，在植被分布上也反映出一定的经度地带性特点，自东向西，由山地森林、高山灌丛、高山草甸、高寒荒漠草原。两种水平地带性分布规律交织，构成了整个高原自东南向西北气候由暖变冷、由湿变干的自然景观变化。

本区植物种类5700种，其中木本1000多种，苔藓、地衣、菌类也很多。本区名贵药用植物多，野生种类多，蕴藏量丰富，如川贝母、藏黄连、冬虫夏草、天麻、羌活、秦艽等。青藏高原所产的道地药材"藏药"，还包括藏族聚居地藏医使用的药材和由西藏进口的国外药材，如藏红花、藏青果等；而本区藏医所用藏药十分丰富，多为高原所特有，如藏茵陈（又称川西獐牙菜、普兰獐牙菜）、塔黄（又称高山大黄）、雪灵芝等等。

表13-3 青藏高原三区生态环境与药用植物多样性

地 区	特 点	代表品种
川滇西部山地	高山峡谷，垂直分布明显	虫草、川贝、大黄、羌活、甘松、藏茵陈
藏南谷地	湖盆谷地，光、热、水条件好	胡黄连、绿绒蒿
藏北无人区	地势高亢，四季高寒	雪莲花、虫草、马勃

本区适宜发展高山类型的药材，重点对象为冬虫夏草、川贝母、胡黄连、甘松、大黄。另外本区还是藏医药的发源地，有一批本地产的常用藏药，如乌奴龙胆、翼首花、船形乌头、尼泊尔黄芪、金球黄芪、轮叶棘豆等，总计有三四百种，值得进一步深入研究，并从中开发出卓有成效的新药。

本区各省主要药用植物的分布及主产药材

西藏自治区：药用植物1460科。本区特有药用植物胡黄连、牡丹叶当归、拉萨翠雀花、藏南藤乌等。本区主产：冬虫夏草、西羌活、胡黄连、青海大黄、桃儿七、藏红花、绿绒蒿、天仙子、川木香、贝母、秦艽、麻黄。

第三节 中国少数民族药用植物学的现状

用植物以作为药物使用的植物为研究对象，充分体现了药物学和植物学的交叉和融合。中药种类众多，其中绝大多数来自植物。药用植物学与中医药学有着必然、密不可分的联系。当今随着中医药现代化的热潮，中医药已成为包括生物医学、化学、信息技术在内的现代科学技术聚焦的对象。作为中药的基源，药用植物的研究与新技术新方法的紧密结合，必将产生璀璨夺目的药用植物科技成果，为21世纪人类的健康服务。

一、中国少数民族药用植物资源的研究

1. 药用植物资源调查

我国的药用植物资源极为丰富。有着悠久历史的中药是我国劳动人民利用植物等资源同疾病长期斗争而积累下来的宝贵财富，为我们中华民族的生存繁衍作出了巨大的贡献。为了了解我国药用植物资源的状况，我国的科研工作者于1985－1989年完成了一次全国范围的大规模的药用植物资源调查。根据这次的调查统计，我国的药用植物共有11118种，分布于藻类、菌类、地衣类、蕨类和种子植物等类群，共计385科，2312属。通过药用植物资源的调查，为我国更好地利用和保护药用植物资源，实现资源的可持续利用打下了基础。

2. 中药材品种的整理和质量研究

由于我国幅员辽阔，各地气候不同，物产有异，因而造成了中药同名异物、品种混乱的问题。这严重影响了药材的生产、经营以及用药的安全性和有效性。为解决这一问题，由北京大学药学院和中国药科大学等高校联合进行了"常用中药材品种的整理和质量研究"，前后对220类（种）常用的中药材进行全面的品种整理和质量评价，包括：在全国范围内，采集药用植物标本11200余份，并进行分类学研究、鉴定研究、化学成分和药理学研究。这项研究的成果对于制定中药材的质量标准和修订中国药典，促进中药的科学化、现代化、国际化，提高临床用药的安全性和有效性，扩大利用药用植物资源，指导药材的生产和管理，都具有很高的科学价值。

近年来，在药用植物难以鉴定的近缘种、地道药材和贵重药的鉴别上应用了蛋白质电泳、DNA指纹图谱和DNA测序技术，使一些长期有争议的问题，由于有了分子方面的证据而令人信服地得到解决。

3. 药用植物生产的研究

药用植物的生产不仅限于对重要的、濒临灭绝的野生药用植物种类的引种，而且还应用生物技术进行植物组织培养、细胞培养和药用植物多样性的保护，以进行工业化生产，增加紧缺的药用植物及其有效成分的数量和提高质量。从20世纪60年代到现在，我国已经获得了100多种药用植物的离体培养植株，其中有的已用于栽培种植药材，例如芦荟、枸杞、怀地黄等。建立了人

参、三七、西洋参、紫草、洋地黄、丹参和红豆杉等的细胞液体培养系统，经过对培养条件的优化，已使培养产生的有效成分和次生代谢产物达到或超过原植物的含量。近年来出现的毛状根培养和冠瘿组织培养，进一点拓宽了药用植物资源的生产范围。我国在人参、丹参、决明、青蒿、绞股蓝等药用植物中建立了毛状根培养系统，越来越多的具有开发价值的次生代谢产物从不同的毛状根培养物中提取了出来。另外，利用基因工程技术，从药用植物中获取较多的活性成分也是一条重要途径。我国在黄芪多糖和青蒿素生产的基因工程研究方面取得了可喜的成果。

二、天然药物化学和药理学研究

1. 天然药物化学

天然药物化学研究的主要对象是植物所含的次生代谢产物。这些化学成分是药用植物资源开发利用的物质基础，天然药物化学研究的成果为我国以植物为原料的新药开发提供了科学依据。到目前，我国科技工作者已经对超过300种的药用植物及其药用部位进行了系统的化学研究，提取到了大量的活性成分，例如，从红豆杉分离得到了紫杉醇治疗卵巢癌、乳腺癌、食道癌有较好的疗效；从黄花蒿分离出青蒿及其衍生物治疗痢疾选择性很高，但毒性小；从丹参分得的丹参酮有搞菌活性，丹酚酸有很好的抗脑缺血作用；Rg1还有增强免疫和抗细胞凋亡的性肝炎的新药；从人参分得的Rg1和Rb1有改善记忆的作用；Rg1还有增强免疫和抗细胞凋亡的作用，Rg1还有抗应激、抗低温的作用，总皂苷可使骨质疏松明显减轻；从毛茛科翠雀属，乌头属植物中分离出具有强镇痛活性的成分。这些药用植物中很大一部分是常用的中药材，包括人参、大黄、黄连、甘草、丹参、白术、贝母、三七、黄芪、党参、乌头、紫草、防风、广藿香、厚朴、五味子等。随着提取技术、鉴定技术的不断进步而产生了新的飞跃，许多有药理活性的植物化学成分不断被分离得到，主要属于生物碱、萜类、强心、黄酮、醌类、香豆精、木质素、苯丙素等化合化。从药用植物中分离得到的单体化合物有很多已经被开发成新药，其中部分见表6-1。

表6-1 从药用植物中开发的单体化合物新药

植物来源	品　　名	植物来源	品　　名
萝芙木	利血平	美登木	美登木
黄花夹竹桃	强心灵、黄夹苷	红豆杉	紫杉醇
丹参	丹参酮 IIA	一叶	一叶碱
延胡索	延胡索乙素	唐古特山莨菪	山莨菪碱
川	川	黄花蒿	青蒿素
海南粗榧	三尖杉酯碱、高尖杉酯碱	穿心莲	穿心莲素
青黛	靛玉红	仙鹤草	鹤草酚
喜树	喜树碱	丁公藤	丁公藤碱
石蒜	石蒜碱	汉防己	汉防己甲素

植物的药研究难点在于其成分的复杂和作用机制的复杂性。许多中药复方的药效不一定是某个单一的或几个有效成分，而往往是各类化合物在协同作用。植物药的药理研究多集中在单味药的研究，主要是理气药、温理药和止咳化痰药，它们的有效部分和有效单体是主要的研究对象。近年来，对单味药中的补益药和活血化淤药、清热泻下药以及一些中药复方的研究成为重点，研究手段也深入到细胞、分子生物学层次，来阐明其疗效机制。这里仅以黄芪当归合剂药理研究为例。黄芪配伍当归，是常用的补气养血活血药物，为中医治疗"肾病水肿"方剂中的常用药，其疗效已为长期的临床观察所证实。我国药学工作者在前人研究的基础上，通过临床和动物实验，在整体和基因水平，应用生物化学、免疫学、同位素示踪、分子生物学等技术，对黄芪当归合剂在治疗肾病综合征的疗效、适应证及其机制进行了系统的研究。他们的研究揭示了黄芪当归合剂的疗效作用机理是促进患者蛋白质净合成，提高血浆白蛋白水平，增加脂蛋白脂酶和卵磷脂胆固醇酰基转移酶活性以及肝脏低密度脂蛋白受体，mRNA 的表达，反映了黄芪当归合剂的作用是多靶点和多功能的，也为研究中药治疗作用的基本理论提供了实例。这项研究从临床到动物模型、生物化学、代谢、细胞及分子生物学，包括与疗效相关基因的研究，历时 50 年，经过几代人，我国科技工作者执著求真的科学态度令人敬佩。现在，药理学研究还与生物信息学等前沿交叉学科的研究方法和手段相结合。例如，生物芯片具有高通量、并行性、微型化、自动化等特点，因此生物芯片技术非常适合应用于植物药的药理研究。现在国内已有用 DNA 芯片来研究中药对肿瘤细胞基因表达

的影响。

三、植物医药基因工程

基因工程技术的诞生，至今仅有较短的历史，但其发展异常迅速，并且其基本科学原理和技术方法都已被生命科学相关的各个学科广泛应用，取得许多可喜成果。毫无疑问，基因工程技术也已经成为当前医药界研究领域（包括药用植物学）新技术的重要组成部分。通过植物遗传工程获得转基因植物具有广阔的应用前景。植物医药基因工程就是把重组的编码活性多肽和疫苗的基因导入植物中，以转基因植物为生物反应器，来生产药用次生代谢产物和药用多肽、蛋白质以及疫苗等生物制品。与微生物表达系统（如细菌、酵母）相比，转基因植物具有完整的真核表达系统，哺乳动物蛋白可以正确表达，具有生物活性，而且转基因植物的生产系统比较经济，有利于大规模生产。目前，全世界通过植物表达的药用多肽和疫苗等约在 100 种以上。转基因植物生产的蛋白质多肽药物主要有：免疫球蛋白、干扰素、红细胞生长素、人胰岛素、尿激酶、集落因子、天花粉蛋白、水蛭素等。在国内，高赖氨酸蛋白基因已经被导入水稻，并进行了表达。植物疫苗是近期的研究热点，它具有许多优点，尤其是食用免疫特性。1990 年，Cudiss 与 Cafdineau 提出利用转基因植物生产医用疫苗；1992 年，Mason 等人首次在烟草中表达了乙肝表面抗原（HBsAg）。到目前，各国科学家已经成功地在烟草、马铃薯、胡萝卜等转基因植物中表达了流感病毒血凝素（innIJenza virus HA）、艾滋病毒 gp120 抗原、大肠杆菌热不稳定肠毒素 B 亚基（LT – B）和痢疾 B 细胞表位蛋白等基因。我国的科技工作者也已经在烟草、番茄中表达了乙肝表面抗原基因，在胡萝卜中表达了肺结核疫苗。随着研究的深入，这些成果一旦从实验室走向商业化生产后，必将产生巨大的经济效益。

四、中国少数民族药用植物学研究的展望

1. 药用植物资源的保护

药用植物的多样性是其他经济植物所不可比拟的，并且许多是珍稀濒危的品种，因此保护药用植物的多样性是我们植物学和药学工作者义不容辞的责任。对珍稀濒危的品种一般采取三方面的保护：第一是就地保护。建立专门的自然保护区来保护当地的生态系统，同时也保护了珍稀濒危物种。第二是迁地

保护。把珍稀濒危物种迁移到种植基地和植物园进行保护。第三是利用生物技术建立种质库。将离体培养的药用植物器官、组织和细胞在低温和超低温下保存，建立集约化的细胞库，作为种质保护的一种方式，并在需要时可以取出利用。在分子水平上，可以建立 DNA 库，在低温条件下保存药用植物的基因组、克隆的基因、组装好的质粒和 RELP 探针。如此即使在某种药用植物灭绝的情况下，其保存的基因也可以加以利用。药用植物的多样性必然形成其种质保存条件的多样性，不同种质长期有效的保护技术正是我们研究的重要领域。

2. 药用植物生产的质量控制与中药现代化

药用植物很大一部分为栽培品，如何改良药用植物品质，培育绿色药材，提高其抗病虫害、抗逆的能力是提高药材质量，扩大药源的重要课题。培育绿色药材，我们可以借鉴马铃薯、甘蔗、葡萄、草莓等经济作物的脱毒快速繁殖的经验，并结合我国中药材生产质量管理规范（goodagricultural practice，GAP）的要求，进一步提高中药材及其制剂质量的稳定性，从而提升我国中药在国际市场的竞争能力。相信培育绿色药材将成为药用植物研究和生产相结合的重要领域。

由于中药的成分复杂、组分不明确、药理作用机制不清楚等问题，使中药的应用与发展受到很大阻碍。我国实施的中药现代化战略，需要对中药原料和成品建立起一套符合国际标准的质量标准，更深入了解各种单味药和复方中的疗效物质基础以及作用机理。因此，疗效机理研究也必将成为植物药研究的一个具有挑战性的领域，可能获得标志性的突破性的成果。

3. 新药研发

中药的优势在复方，临床用药也多为复方。如前所述，中药和草药仅有1万多种，而复方却有 10 万个以上，它既是千百年医疗经验的总结，也是药理学实验的结论，是中华民族宝贵的财富。在 2003 年防治"非典"的战役中，中西医（药）结合治疗效果明显优于单用西药。广州中医院收治"非典"病 37 例，采用中西药结合治疗，无一例死亡。中药验方"解毒丸"常用来治疗肺气肿，最近实验证明抗 SARS 病毒和保护正常细胞的作用也很明显。中药复方对疑难病、老年病治疗和预防保健有着明显的优势。中药复方制剂的研制是中医新药的长期研究方向。

天然药物化学是植物药的基础研究领域之一，也是植物药质量控制的主要方法。天然药物化学的研究要紧密地与药理学、分子生物学等学科相结合，配合传统的植物化学分离方法，先找到有效部位，再从有效部位分离出单体化合物。经过药理学和毒理学实验证明其安全性和有效性，为研制新药提供先导化合物。就可以进一步修饰改造其结构，创制更安全有效的新药。我国青蒿素的研制就是遵循这条路线。我们要充分利用我国丰富的植物资源，结合新思路和新药我国青蒿素的研制就是遵循这条路线。我们要充分利用我国丰富的植物资源，结合新思路和新技术，开发具有自主创新性的天然药物。

4. 植物医基因工程是前途光明的产业

植物医基因工程的研究才刚刚起步，但却显示出其独特的作用，因加强这方面的基础和应用研究是十分必要的。通过基因工程技术将目的基因导入用植物中，改变其遗传特性，包括能够使植物免受病毒和病虫的危害、能够抗除草剂以及植物的抗逆性，如抗旱、抗寒、抗盐碱等。产生集高光效、抗病虫害、抗逆和抗除草剂于一身的高产优质的药用植物品种将成为21世纪的主导用植物。转基因植物药物具有广阔的前景，但也存在许多需要解决的问题，如药物的安全性。以植物疫苗为例，人服用后是否会引起免疫耐受性？如何控制服用剂量？另外植物疫苗引起人体黏膜免疫应答的机理还有待深入研究。植物疫苗的出现和发展，才10多年的时间，要能够真正的得到应用还有很长的路要走。近年来，一些研究将人参的某些基因转入西洋参，以求获得兼有西洋参和人参两种药性的新品种，引起一些争议，这样兼有两种药性的品种如何应用也是问题。

在新的世纪，现代科学技术进一步渗透到药用植物学的各个领域，必将产生巨大的社会效益和经济效益。我国科学工作者面临的突出任务就是如何更好和合理利用我国特有的植物资源，发挥中药的优势，发掘新的药源、新的活性成分，运用现代科学技术，进而研制出防治常见病、多发病、高效低毒的新药，为实现世界卫生组织提出的人人享有保健的目标作贡献，促进社会的发展进步。

第四节　中国少数民族地区常见药用植物种类

一、蕨类植物门

（一）卷柏科

1. 蔓出卷柏　*Selaginella davidii* Franch.

2. 垫状卷柏　*S. pulvinata*（Hook，et Grev.）Maxim.

3. 圆枝卷柏　*S. sanguinolenta*（L.）Spring

4. 卷柏，万年青　*S. tamariscina*（Beauv.）Spring

（二）木贼科　Equisetaceae

5. 问荆　*Equisetum arvense* L.

6. 木贼　*E. hiemale* L.

7. 草问荆　*E. pratense* Ehrh

（三）碗蕨科　Dennstaedtiaceae

8. 溪洞碗蕨　*Dennstaedtia wilfordii*（Moore）Christ

（四）蕨科　Pteridiaceae

9. 蕨，蕨菜　*Pteridium aquilinum*（L.）Lijm var. *latiusculum*（Desv.）Underw.

（五）中国蕨科　Sinopteridaceae

10. 银粉背蕨　*Aleuritopteris argentea*（Gmel）Fee

11. 华北粉背蕨　*A. kuhnii*（Milde）Ching

（六）裸子蕨科　Hemionitidaceae

12. 耳叶金毛裸蕨　*Gymnopteris bipinnata* Christ var *auriculata*（Franch.）Ching

13. （百花山，模式）　*G. marantae*（L）Ching var. *intermedia* Ching

（七）蹄盖蕨科　Athyriaceae

14. 黑鳞短肠蕨　*Allantodia crenata*（Sommerf.）Ching

15. 麦杆蹄盖蕨　*Athyrium fallaciosum* Milde

16. 华东蹄盖蕨　*A. niponicum*（Mett）Hance

17. 华北蹄盖蕨　*A. pachyphlebium* C. Chr

18. 中华蹄盖蕨　*A. sinense* Rupr

19. 冷蕨　*Cystopteris fragilis*（L.）Bernh

20. 羽节蕨　*Gymnocarpium disjunctum*（Rupr.）Ching

21. 峨眉蕨　*Lunathyrium acrostichoidea*（Sw.）Ching

（八）铁角蕨科　Aspleniaceae

22. 北京铁角蕨　*Asplenium pekinense* Hance

23. 钝齿铁角蕨　*A. subvarians* Ching

24. 过山蕨　*Camptosorus sibiricus* Rupr.

（九）球子蕨科　Onocleaceae

25. 荚果蕨　*Matteuccia struthiopteris*（L.）Todaro

（十）岩蕨科　Woodsiaceae

26. 大囊岩蕨　*Woodsia macrochlaena* Nett.

27. 耳羽岩蕨　*W. polystichoides* Eaton

28. 密毛岩蕨　*W. rosthorniana* Diels

（十一）鳞毛蕨科　Dryopteridaceae

29. 华北鳞毛蕨　*Dryopteris Laeta*（Kom.）C. Chr.

30. 鞭叶耳蕨　*Polystichum craspedosorum*（Maxim.）Diels

（十二）水龙骨科　Polypodiaceae

31. 网眼瓦韦　*Lepisorus clathratus*（Clarke）Ching

32. 北京石韦　*Pyrrosia davidii*（Gies.）Ching

33. 长柄石韦　*P. petiolosa*（Christ）Ching

二、裸子植物门

（13）银杏科　Ginkgoacoae

※34. 银　　　*Ginkgo biloba* L.

（14）松科　Pinaceae

35. 臭冷杉　*Abies nephrolepis*（Trautv.）Maxim.

※36. 兴安落叶松　*Larix gmelinii*（Rupr）Rupr.

※37. 日本落叶松　*L. kaempferi*（Lamb.）Carr.

※38. 长白落叶松　*L. olgensis* Henry

39. 华北落叶松　*L. principis* - rupprachtii Mayr.

40. 白杆　*Picea meyeri* Rehd. et wils.

※41. 华山松　*Pinus armandii* Franch

※42. 红松　*P. Koraiensis* Sieb. et Zuce.

（15）柏科　Cupressaceae

43. 侧柏　*Platycladus orientalis*（L.）Franco

（16）麻黄科　Ephedraceae

44. 木贼麻黄　*Ephedra equisetina* Bge

三、被子植物门

双子叶植物纲—离瓣花亚纲

（17）金粟兰科　Chloranthacea

45．银线草　*Chloranthus japonicus* Sieb.

（18）杨柳科　Salicaceae

46．加拿大杨　*Populus canadensis* Moench.

47．青杨　*P. cathayana* Rehd.

48．山杨　*P. davidiana* Dode

49．辽杨　*P. maximowiczii* A. Henry

50．小叶杨　*P. simonii* Carr.

51．毛白杨　*P. tomentosa* Carr.

52．黄花儿柳　*Salix caprea* L.

53．中国黄花儿柳　*S. caprea* var *sinica* Hao

54．沙柳　*S. cheilophila* Schneid

55．棉花柳　*S. linearistipularis*（Franch）Hao

56．旱柳　*S. matsudana* Koidz

57．山柳　*S. phylicifolia* L.

58．蒿柳　*S. viminalis* L.

（19）胡桃科　Juglandaceae

59．胡桃楸　*Juglans mandshurica* Maxim.

60．核桃　*J. regia* L.

（20）桦木科　Betulaceae

61．红桦　*Betula albosinensis* Burkill

62．坚桦　*B. chinensis* Maxim.

63．硕桦　*B. costata* Trautv

64．黑桦　*B. dahurica* Pall.

65．白桦　*B. platybpylla* Suk.

66．糙皮桦　*B. utilis* G. Don

67．鹅耳栎　*Carpinus turczaninowii* Hance

68．榛　*Corylus heterophylla* Fisch. ex Bess

69. 毛棒　　C. mandshurica Maxim.

70. 虎榛子　Ostryopsis davidiana Decne.

(21) 壳斗科（山毛榉科）Fagaceae

71. 板栗　Castanea mollissima Bl.

72. 辽东栎　Quercus liaotungensis Koidz.

73. 蒙古栎　Q. mongolica Fisch

74. 栓皮栎　Q. variabilis Bl.

(22) 榆科　Ulmaceae

75. 小叶朴　Celtis bungeana Bl.

76. 大叶朴　C. koraiensis Nakai

77. 刺榆　Hemiptelea davidii（Hance）Planch

78. 裂叶榆　Ulmus laciniata（Trautv）Mayr

79. 春榆　U. japonica（Rehd.）Sarg.

80. 大果榆　U. macrocarpa Hance

(23) 桑科　Moraceae

81. 大麻　Cannabis sativa L.

82. 葎草　Humulus scandens（Lour）Merr.

83. 桑　　Morus alba L.

84. 蒙桑　M. mongolica（Bur）Schneid.

(24) 荨麻科　Urticaceae

85. 艾麻　Laportea macrostachya（Maxim）Ohwi

86. 墙草　Parietaria micrantha ledeb.

87. 透茎冷水花　Pitea mongolica wedd.

88. 狭叶荨麻　Urtica angustifolia Fisch. ex Hornem.

89. 麻叶荨麻　U. cannabina L.（龙门涧）

90. 宽叶荨麻　U. laetevirens Maxim.

(25) 檀香科　Santalaceae

91. 百蕊草　Thesium chinense Turcz.

92. 反折百蕊草　T. refractum Mey.

(26) 桑寄生科　Loranthaceae

93. 北寄桑生　Loranthus tanakae Franch. et Sav.

(27) 马兜铃科　Aristolochiaceae

94. 马兜铃　*Aristolochia contorta* Bge.

(28) 蓼科　Polygonaceae

95. 荞麦　*Fagopyrum esculentum* Moench
96. 扁蓄　*Polygonum aviculare* L.
97. 拳参　*P. bistorta* L.
98. 长鬃蓼　*P. longisetum* De Bruyn
99. 齿翅蓼　*P. dentato - alatum* Fr. Schmidt.
100. 叉分蓼（L）　*P. divaricatum* L.
101. 水蓼，辣蓼　*P. hydropiper* L.
102. 酸模叶蓼　*P. lapathifolium* L.
103. 尼泊尔蓼　*P. nepalense* Meisn.
104. 杠板归　*P. perfoliatum* L.
105. 刺蓼　*P. senticosum*（Meisn.）Franch et Sav.
106. 小箭叶蓼　*P. sieboldii* Meisnu
107. 戟叶蓼　*P. thunbergii* Sieb. Et Zucc
108. 珠芽蓼　*P. viviparum* L.
109. 河北大黄　*Rheum franzenbachii* Munt.
110. 酸模　*Rumex acetosa* L.
111. 巴天酸模　*R. patientia* L.

(29) 藜科　Chenopopodiaceae

112. 轴藜　*Axyris amaranthoides* L.
113. 厚皮菜　*Beta vulgaris* var. *cicla* L.
114. 尖头叶藜　*Chenopodium acuminatum* Willd
115. 灰菜，藜　*C. album* L.
116. 刺穗藜　*C. aristatum* L.
117. 菊叶香藜　*C. foetidum* Schrad
118. 灰绿藜　*C. glaucum* L.
119. 大叶藜　*C. hybridum* L.
120. 东亚市藜　*C. urbicum* ssp. *sinicum* Kung et G. L. Chu
121. 地肤　*Kochia scoparia*（L.）Schrad

(30) 苋科　Amaranthaceae

122. 牛膝　*Achyranthes bidentata* Bl.

123. 凹头苋　*Amaranthus lividus* L.

124. 反枝苋　*A. retroflexus* L.

(31) 马齿苋科　Portulacaceae

125. 马齿苋　*Portulaca oleracea* L.

(32) 石竹科　Caryophyllaceae

126. 灯心草蚤缀　*Arenaria juncea* Bieb.

127. 卷耳　*Cerastium arvense* L.

128. 簇生卷耳　*C. caespitosum* Gilib.

129. 石竹　*Dianthus chinensis* L.

130. 瞿麦　*D. superbus* L.

131. 丝石竹　*Gypsophila acutifolia* Fisch.

132. 大花剪秋罗　*Lychnis fulgens* Fisch.

133. 牛繁缕　*Malachium aquaticum*（L.）Fries

134. 蔓假繁缕　*Pseudostellaria davidii*（Fr.）Pax

135. 异花假繁缕　*P. heterantha*（Maxim.）Pax

136. 女娄菜　*Silene aprica* Trucz.

137. 短瓣女娄菜　*S. brachypetalum*（Horn）FenzI

138. 旱麦瓶草　*S. jenisseensis* Willd.

139. 山女娄草　*S. tatarinowii* RegeI.

140. 中国繁缕　*Stellaria chinensis* Regel

141. 叉歧繁缕　*S. dichotoma* L.

142. 繁缕　*S. media*（L）cyr.

143. 沼繁缕　*S. palustris* Fhrh.

144. 麦蓝菜，王不留行　*Vaccaria segetalis*（Neck.）Garcke.

(33) 毛茛科　Ranunculaceae

145. 两色乌头　*Aconitum alboviolaceum* Kom.

146. 草乌　*A. kusnezoffii* Reichb

147. 牛扁　*A. barbatum* Pers var. *puberulum* Ledeb.

148. 热河乌头　*A. jeholense* Nakai etkitag.

149. 高乌头　*A. sinmontanum* Nakai

150. 类叶升麻　*Actaea asiatica* Hara

151. 银莲花　*Anemone cathayensis* Kitag.

152. 小花草玉梅　*A. rivularis* var. *floreminore* Maxim.

153. 耧斗菜　*Aquilegia viridiflora* pall.

154. 华北耧斗菜　*A. yabeana* kitag.

155. 水毛茛　*Batrachium bungei*（Steud）L. liou

156. 升麻　*Cimicifuga dahurica*（Turcz.）Maxim.

157. 槭叶铁线莲　*Clematis acerifolia* Maxim.

158. 芹叶铁线莲　*C. aetnusaefolia* Turcz.

159. 短尾铁线莲　*C. brevicaudata* DC.

160. 大叶铁线莲　*C. heracleifolia* DC.

161. 棉团铁线莲　*C. hexapetala* pall.

162. 黄花铁线莲　*C. intricata* Bge.

163. 长瓣铁线莲　*C. macropetala* Ledeb.

164. 半钟铁线莲　*C. ochotensis*（pall.）poir.

165. 羽叶铁线莲（百花山林场外公路边）　*C. pinnata* Maxim.

166. 翠雀　*Delphinium grandiflorum* L.

167. 草勺药　*Paeonia obovata* Maxim

168. 白头翁　*Pulsatilla chinensis*（Bge.）Regel

169. 茴茴蒜　*Ranunculus Chinensis* Bge.

170. 毛茛　*R. japonicus* Thunb

171. 单叶毛茛　*R. monophyllus* ovcz.

172. 贝加尔唐松草　*Thalictrum baicalense* Turcz.

173. 瓣蕊唐松草　*T. przewalskii* Maxim

174. 长柄唐松草　*T. petaloideum* L.

175. 展枝唐松草　*T. squarrosum* Steph.

176. 细枝唐松草　*T. tenue* Franch.

177. 东亚唐松草　*T. minus* var *hypoleucum*（Sieb et zucc）Miq.

178. 金莲花　*Trollius chinensis* Bge

（34）小檗科 Berberidaceae

179. 大叶小檗　*Berberis amurensis* Rupr.

180. 细叶小檗　*B. poiretii* Schneid.

181. 西伯利亚小檗　*B. sibirica* pall.

（35）防己科　Menispermaceae

182. 蝙蝠葛　*Menispermum dauricum* DC.

（36）木兰科　Magnoliaceae

183. 北五味子　*Schisandra chinensis*（Turcz.）Baill.

（37）罂粟科　Papaveraceae

184. 白屈菜　*Chelidonium majus* L.

185. 地丁草　*Corydalis bungeana* Turcz.

186. 紫堇　*C. edulis* Maxim.

187. 房山紫堇　*C. fangshanensis* W. T. Wang

188. 蛇果黄堇　*C. ophiocarpa* Hook. f. et Thoms.

189. 河北黄堇　*C. pallida* var. *chanetii*（Levl.）S. Y. He

190. 小黄紫堇　*C. Ochotensis* var *raddeana*（Regel）Nakai

191. 狭裂齿瓣延胡索　*C. remota* var. *lineariloba* Maxim.

192. 球果黄堇　*C. speceiosa* Maxim.

193. 节裂角茴香　*Hypecoum leptocarpum* Hook. f. et Thoms.

194. 野罂粟　*Papaver nudicaule* subsp. *rubroaurantiacum* Fedde var. chinense Fedde

（38）十字花科　Cruciferae

195. 毛南芥　*Arabis hirsuta*（L.）Scop.

196. 垂果南芥　*A. pendula* L.

※ 197. 小油菜　*Brassiaca chinensis* L.

198. 荠菜　*Capsella bursa - pastoris*（L.）Medic.

199. 白花碎米荠　*Cardmine leucantha*（Tausch.）O. E. Schulz

200. 紫花碎米芥　*C. tangutorum* O. E. Schulz.

　　　a、大叶碎米芥　*C. macrophylla* Willd.

201. 苞序葶苈　*Draba ladyginii* pohle.

202. 光果葶苈　*D. nemorosa* var. *leiocarpa* Lind.

203. 糖芥　*Erysimum bungei*（Kitag.）Kitag.

204. 香花芥　*Hesperis trichosepala* Turcz.
205. 独行菜　*Lepidium apetalum* Willd.
206. 豆瓣菜　*Nasturtium officinale* R. Br.
207. 二月兰　*Orychophragmus violaceus*（L.）O. E. Schulz
208. 风花菜　*Rorippa globosa*（Turcz.）Thell.

（39）景天科　Crassulaceae

209. 瓦松　*Orostachys fimbriatur*（Turcz.）Berger
210. 钝叶瓦松　*O. malacophyllus*（Pall.）Fisch.
211. 小丛红景天　*Rhodiola dumulosa*（Fr.）S. H. Fu
212. 狭叶红景天　*R. kirilowii*（Regel）Regel
213. 景天三七　*Sedum aizoon* L.
214. 白景天　*S. pallescens* Freyn.
215. 繁缕景天　*S. stellariifolium* Franch.
216. 华北景天　*S. tatarinowii* Maxim.

（40）虎耳草科　Saxifragaceae

217. 红升麻　*Astilbe chinensis*（Maxim.）Franch. et Sav
218. 互叶金腰　*Chrysosplenium alternifolium* var. *sibiricum* Ser. ex DC.
219. 蔓金腰　*C. flagelliferum* F. Schmidt.
220. 毛金腰　*C. pilosum* Maxim var. *valdepilosum* Ohwi
221. 大花溲疏　*Deutzia grandiflora* Bge.
222. 小花溲疏　*D. parviflora* Bge.
223. 东灵八仙花　*Hydrangea bretschneideri* Dipp.
224. 独根草　*Oresitrophe rupirfraga* Bge.
225. 细叉梅花草　*Parnassia oreophila* Hance
226. 梅花草　*P. palustris* L.
227. 太平花　*Philad lphus pekinensis* Rupr
228. 刺果茶藨子　*Ribes burejense* F. Schmidt.
229. 东北茶藨子　*R. manschuricum*（Maxim.）Kom.
230. 瘤糖茶藨子　*R. emodense* Rehd var. *verruculosum* Rehd.
231. 小叶茶藨子　*R. pulchellum* Turcz.
232. 北京虎耳草　*Saxifraga sibirca* var. *pekinensis*（Maxim）Engl. et Irm.

(41) 蔷薇科 Rosaceae

233. 龙牙草 *Agrimoni pilosa* Ledeb
234. 地蔷薇 *Chamaerhodos canescens* J. Krakuse
235. 直立地蔷薇 *C. erecta* (L.) Bge.
236. 灰苟子 *Cotoneaster acutifolius* Turcz.
237. 多花苟子 *C. multiflorus* Bge.
238. 西北苟子 *C. Zabelli* Schneid
239. 蛇莓 *Duchesnea indica* (Andr.) Focke
240. 水杨梅 *Geum aleppicum* Jacq.
241. 山荆子 *Malus baccata* (L.) Borkh.
242. 钩叶委陵菜 *Potentilla ancistrifolia* Bge.
243. 鹅绒委陵菜 *P. anserina* L.
244. 委陵菜 *P. chinensis* Ser.
245. 匍枝委陵菜 *P. flagellaris* willd.
246. 金露梅 *P. fruticosa* L.
247. 银露梅 *P. glabra* Lodd.
248. 莓叶委陵菜 *P. fragarioides* L.
249. 多茎委陵菜 *P. multicaulis* Bge.
250. 细裂委陵菜 *P. multifida* L.
251. 雪白委陵菜 *P. nivea* L.
252. 匍匐委陵菜 *P. reptans* L.
253. 朝天委陵菜 *P. supina* L.
254. 菊叶委陵菜 *P. tanacetifolia* willd.
255. 腺毛委陵菜 *P. longifolia* Willd. Ex Schlecht
256. 杏 *Prunus armeniaca* L.
257. 山杏 *P. armeniaca* var. *ansu* Maxim.
258. 山桃 *P. davidiana* (Carr.) Franch.
259. 毛叶欧李 *P. dictyoneura* Diels
260. 欧李 *P. humilis* Bge.
261. 稠李 *P. padus* L.
262. 毛叶稠李 *P. padus* var. *pubescens* Regel et Tiling

263. 杜梨　*Pyrus betulifolia* Bge.

264. 白梨　*P. bretschneideri* Rehod.

265. 秋子梨　*P. ussuriensis* Maxim.

266. 美蔷薇　*Rosa bella* Rehd. et Wils.

267. 刺玫蔷薇　*R. dahurica* pall.

268. 山楂叶悬钩子　*Rubus crataegifolius* Bge.

269. 华北覆盆子　*R. idaeus* L. var *borealisinensis* Yu et Lu

270. 茅莓　*R. parvifolius* L.

271. 石生悬钩子　*R. saxatilis* L.

272. 宽蕊地榆　*Sanguisorba appalanata* Yu et Li

273. 地　榆　*S. officinalis* L.

274. 北京花楸　*Sorbus discolor* Maxim.

275. 花楸，百花山花楸　*S. puhuashanensis*（Hance）Hedl.

276. 毛花绣线菊，绒毛绣线菊　*Spiraea dasyantha* Bge.

277. 蒙古绣线菊　*S. mongolica* Maxim.

278. 土庄绣线菊，柔毛绣线菊　*S. pubescens* Turcz

279. 三裂绣线菊　*S. trilobata* L.

（42）豆科　Leguminosae

280. 紫穗槐　*Amorpna fruticosa* L.

281. 三籽两型豆　*Amphicarpaea trisperma*（Miq.）Bak

282. 毛细柄黄耆　*Astragalus capillipes* Fisch.

283. 扁茎黄耆　*A. complanatus* R. Br.

284. 达乌里黄耆　*A. dahuricus*（Pall.）DC.

285. 短花梗花耆　*A. hancockii* Bge.

286. 草木樨状黄耆　*A. melilotoides* Pall.

287. 糙叶黄耆　*A. scaberimus* Bge.

288. 杭子梢　*Campylotropis macrocarpa*（Bge.）Rehd

289. 树锦鸡儿　*Caragana arborescens*（Amm.）Lam.

290. 鬼箭锦鸡儿，鬼见愁　*C. jubata*（pall.）poir.

291. 北京锦鸡儿　*C. pekinensis* kom.

292. 红花锦鸡儿　*C. rosea* Turcz.

293. 豆茶决明　*Cassia nomame*（Sieb.）Honda

294. 扁豆　*Dolichos lablab* L.

295. 野皂荚　*Gleditsia hetrophylla* Bge.

296. 日本皂荚　*G. japonica* Miq.

297. 大豆　*Glycine max*（L.）Merr.

298. 米口袋　*Gueldenstaedtia multiflora* Bge.

299. 狭叶米口袋　*G. Stenophylla* Bge.

300. 铁扫帚，本氏木蓝　*Indigofera bungeana* Walp.

301. 花木蓝　*I. Kirilowii* Maxim. ex Palib.

302. 长萼鸡眼草　*Kummerowia Stipulacea*（Maxim.）Makino

303. 茳芒香豌豆　*Lathyrus davidii* Hance.

304. 短香豌豆　*L. humilis* Fisch.

305. 胡枝子　*Lespedeza bicolor* Turcz.

306. 长叶铁扫帚　*L. caraganae* Bge.

307. 达呼里胡枝子　*L. davurica*（Laxm.）Schindl.

308. 多花胡枝子　*L. floribunda* Bge.

309. 尖叶铁扫帚　*L. juncea* Pers.

310. 阴山胡枝子　*L. inschanica*（Maxim.）Schindl.

311. 毛胡枝子　*L. tomentosa*（Thunb）Sieb.

312. 天蓝苜蓿　*Medicago lubulina* L.

313. 黄香草木樨　*Melilotus officinalis*（L.）Desr.

314. 草木樨　*M. suaveolens* Ledeb.

315. 蓝花棘豆　*Oxytropis coerulea*（Pall.）ssp. *subfalcata* Cheng.

316. 硬毛棘豆　*O. hirta* Bge.

317. 赤豆　*Phaseolus angularis*（Willd.）W. F Wigh

318. 红花菜豆　*Ph. coccineus* L.

319. 绿豆　*Ph. radiatus* L.

320. 菜豆　*Ph. vulgaris* L.

321. 葛　*Pueraria lobata*（Willd.）Ohwi

322. 扁蓿豆　*Melissitus ruthenica*（L.）C. W. Cang

323. 刺槐　*Robinia Pseudoacacia* L.

324. 苦参　*Sophora flavescens* Ait.
325. 槐树　*S. japonica* L.
326. 山野豌豆　*Vicia amoena* Fisch.
327. 广布野豌豆　*V. cracca* L.
328. 大野豌豆　*V. gigantea* Bge.
329. 假香野豌豆　*V. pseudo-orobus* Fisch. et Mey.
330. 歪头菜　*V. unijuga* A. Br.

(43) 酢浆草科　Oxalidaceae
331. 酢浆草　*Oxalis corniculata* L.

(44) 牻儿苗科　Geraniaceae
332. 太阳花，牻牛儿苗　*Erodium stephanianum* Willd.
333. 粗根老鹳草　*Geranium dahuricum* DC.
334. 毛蕊老鹳草　*G. eriostemon* Fisch.
335. 鼠掌老鹳草　*G. sibiricam* L.
336. 灰背老鹳草　*G Wlassowianum* Fisch. ex Link

(45) 亚麻科　Linaceae
337. 野亚麻　*Linum stelleroides* planch.
338. 亚麻　*L. usitatissimum* L.

(46) 蒺藜科　Zygophyllaceae
339. 蒺藜　*Tribulus terrestris* L.

(47) 芸香科　Rutaceae
340. 黄柏　*Phellodendron amurense* Rupr.
341. 花椒　*Zanthoxylum bungeanum* Maxim.

(48) 苦木科　Simaroubaceae
342. 臭椿　*Ailanthus altissima* (Mill.) Swingle
343. 苦木　*Picrasma quassioides* (D. Don) Benn.

(49) 楝科　Metiaceae
344. 香椿　*Toona sinensis* (A. Juss.) Roem.

(50) 远志科　Polygalaceae
345. 西伯利亚远志　*Polygala sibirica* L.
346. 小扁豆　*P. tatarinowii* Regel

347. 远志　　*P. tenuifolia* willd.

(51) 大戟科　　Euphorbiaceae

348. 铁苋菜　　*Acalypha australis* L.

349. 乳浆大戟　　*Euphorbia esula* L.

350. 地锦草　　*E. humifusa* willd.

351. 猫眼草　　*E. lunulata* Bge.

352. 京大戟　　*E. pekinensis* Rupr.

353. 雀儿舌头，黑钩叶　　*Leptopus chinensis*（Bge.）Pojark.

354. 一叶荻　　*Securinega suffruticosa*（pall.）Rehd.

355. 蓖麻　　*Ricinus communis* L.

(52) 漆树科　　Anacardiaceae

356. 黄栌　　*Cotinus coggygria* var. *cinerea* Engl.

357. 黄连木　　*Pistacia chinensis* Bge.

(53) 卫矛科　　Celastraceae

358. 南蛇藤　　*Celastrus orbiculatus* Thunb.

359. 卫矛　　*Euonymus alatus*（Thunb.）Sieb.

360. 明开夜合，白杜　　*E. bungeana* Maxim.

(54) 槭树科　　Aceraceae

361. 五角枫，色木槭　　*Acer mono* Maxim.

362. 元宝槭，平基槭　　*A. truncatum* Bge.

(55) 无患子科　　Sapindaceae

363. 栾树　　*Koelreuteria paniculata* Laxm.

364. 文冠果　　*Xanthoceras sorbifolia* Bge.

(56) 凤仙花科　　Balsaminaceae

365. 水金凤　　*Impatiens noli - tangere* L.

(57) 鼠李科　　Rhamnaceae

366. 锐齿鼠李　　*Rhamnus arguta* Maxim.

367. 鼠李　　*R. davurica* pall.

368. 圆叶鼠李　　*R. globosa* Bge.

369. 小叶鼠李　　*R. parvifolia* Bge.

370. 东北鼠李　　*R. schneideri* var. *mandshurica* Nakai

371. 冻绿　　*R. utilis* Decne
372. 酸枣　　*Zizyphus jujuba* var. *spinosa* Hu

（58）葡萄科　　Vitaceae

373. 乌头叶蛇葡萄　　*Ampelopsis aconitifolia* Bge.
374. 葎叶蛇葡萄　　*A. humulifolia* Bge.
375. 阿穆尔葡萄　　*Vitis amruensis* Rupr.
376. 葡萄　　*V. vinifera* L.

（59）椴树科　　Tiliaceae

377. 光果田麻　　*Corchoropsis psilocarpa* Harms.
378. 孩儿拳头　　*Grewia biloba* G. Don var. *parviflora*（Bg.）Hand. Mazz.
379. 糠椴　　*Tilia mandshcurica* . Rupr. et Maxim.
380. 蒙椴, 小叶椴　　*T. mongolica* Maxim.

（60）锦葵科　　Malvaceae

381. 苘麻　　*Abutilon theophrasti* Medic.
382. 蜀葵　　*Althaea rosea*（L.）Cav.
383. 野西瓜苗　　*Hibiscus trionum* L.
384. 冬葵　　*Malva verticillata* L.

（61）猕猴桃科　　Actinidiaceae

385. 猕猴桃　　*Actinidia arguta*（Sieb. et Zucc.）Planch.
386. 狗枣猕猴桃　　*A. Kolomikta*（Maxim. et Rupr.）Planch.

（62）藤黄科　　Guttiferae

387. 红旱莲　　*Hypericum ascyron* L.

（63）堇菜科　　Violaceae

388. 鸡腿堇菜　　*Viola acuminata* Ledeb.
389. 双花黄堇菜　　*V. biflora* L.
390. 球果堇菜　　*V. collina* Bess.
391. 裂叶堇菜　　*V. dissecta* Ledeb.
392. 早开堇菜　　*V. prionantha* Bge.
393. 深山堇菜　　*V. selkirkii* Pursh.
394. 斑叶堇菜　　*V. variegata* Fishch.
394. 紫花地丁　　*V. yedoensis* Makino

394. 阴地紫菜　*V. yezoensis* Maxim.

（64）秋海棠科　Begoniaceae

395. 中华秋海棠　*Begonia sinensis* DC.

（65）瑞香科　Thymelaeaceae

396. 草瑞香，粟麻　*Diarthron linifolium* Turcz.

397. 狼毒　*Stellera chamaejasme* L.

398. 野瑞香　*Wikstroemia chamaedaphne*（Bge.）Meisn

（66）柳叶菜科　Onagraceae

399. 高山露珠草　*Circaea alpina* L.

400. 心叶露珠草，牛泷草　*C. Cordata* Royle

401. 露珠草　*C. quadrisulcata*（Maxim.）Franch. et Sav.

402. 柳兰　*Epilobium angustifolium* L.　[Chamae－nerion angustifolium（L.）Scop.]

403. 光滑柳叶菜　*E. cephalostigma* Hausskn.

404. 柳叶菜　*E. hirsutum* L.

405. 沼生柳叶菜　*E. palustre* L.

（67）五加科　Araliaceae

406. 刺五加　*Acanthopanax senticosus*（Pupr. et Maxim.）Harms

407. 无梗五加　*A. sessiliflorus*（Rupr. et Maixm.）Seem.

（68）伞形科　Umbelliferae

408. 白芷　*Angelica dahurica*（Fisch）Benth. Et Hook.

408. 拐芹当归　*A. polymorpha* Maxim.

409. 峨参　*Anthriscus sylvestris*（L.）Hoffm.

410. 芹菜　*Apium graveolens* L.

411. 北柴胡　*Bupleurum chinensis* DC.

412. 红柴胡　*B. scorzonerifolium* Willd.

413. 黑柴胡，杨家坪柴胡　*B. smithii* Wolff

413. 雾灵柴胡　*B. sibiricum* vest. var. *jeholense*（Nakai）Chu

414. 蛇床　*Cnidium monnieri*（L.）Cuss.

415. 芫荽　*Coriandrum sativum* L.

416. 胡萝卜　*Daucus carota* L. var. *sativus* Hoffm.

417. 短毛独活　*Heracleum moellendorffii* Hance

418. 藁本　*Ligusticum jeholense* Nakai et Kitag.

419. 细叶藁木　*L. tachiroei*（Fr. et Sav.）Hiroe et Const.

420. 大齿山芹　*Ostericum grosseserratum*（Maxim.）Kitag.

421. 山芹　*O. sieboldii*（Miq.）Nakai

422. 石防风　*Peucedanum terebinthaceum*（Fisch.）Fisch. ex Turcz.

422. 毛白花前胡　*P. praeruptorum* Dunn. ssp. *hirsutiusculum* Ma

423. 北京前胡　*P. trinioides* Wolff

423. 变豆菜　*Sanicula chinensis* Bge.

424. 防风　*Saposhnikovia divaricata*（Turcz.）Hiroe

425. 迷果芹　*Sphallerocarpus gracilis*（Bess.）K-pol.

426. 窃衣　*Torilis japonica*（Houtt.）DC.

(69) 山茱萸科　Cornaceae

427. 沙梾　*Cornus bretschneideri* L. Henry

合瓣花亚纲

(70) 鹿蹄草科　Pyrolaceae

428. 松下兰　*Hypopitys monotropa* Grant.

429. 鹿蹄草　*Pyrola calliantha* H. Andr.

430. 红花鹿蹄草　*P. incarnata* Fisch.

(71) 杜鹃花科　Ericaceae

431. 照山白　*Rhododendron micranthum* Turcz

432. 迎红杜鹃　*R. mucronulatum* Turcz.

(72) 报春花科　Primulaceae

433. 点地梅　*Androsace umbellata*（Lour.）Merr.

434. 京报春　*Cortusa matthioli* ssp. *pekinesis* Kitag.

435. 狼尾花　*Lysimachia barystachys* Bge.

436. 狭叶珍珠菜　*L. pentapetala* Bge.

437. 胭脂花　*Primula maximowiczii* Regel

438. 七瓣莲　*Trientalis europaea* L.

(73) 柿树科　Ebenaceae

439. 柿　*Diospyros kaki* L.

440. 黑枣　*D. lotus* L.

(74) 木樨科　Oleaceae

441. 流苏树　*Chionanthus retusus* Lindl. ex Paxt.

442. 小叶白蜡树　*Fraxinus bungeana* DC.

443. 大叶白蜡树，花曲柳　*F. rhynchophylla* Hance

444. 北京丁香　*Syringa Pekinensis* Rupr.

445. 毛叶丁香　*S. pubescens* Turcz.

446. 暴马丁香　*S. reticulata*（Bl）Hara var. *manshurica*（Maxim.）Hara

447. 红丁香　*S. villosa* Vahl.

(75) 龙胆科　Gentianaceae

448. 大叶龙胆，秦艽　*Gentiana macrophylla* pall.

449. 假水生龙胆　*G. pseudoaquatica* kusn.

450. 石龙胆，小龙胆　*G. squarrosa* Ledeb.

451. 笔龙胆　*G. zollingeri* Fawc.

452. 中国扁蕾　*Gentianopsis barbata* var. *sinensis* Ma

453. 花锚　*Halenia sibirica* Borkh.

454. 肋柱花　*Lomatogonium carinthiaca* A. Br

455. 翼萼蔓，双蝴蝶　*Pterygocalyx volubilis* Maxim.

456. 獐牙菜　*Swertia diluta* Benth. et Hook. f.

(76) 萝摩科　Asclepiadaceae

458. 白薇　*Cynanchum atratum* Bge.

459. 牛皮消　*C. auriculatum* Royle ex Wight.

460. 白首乌　*C. bungei* Decne

461. 华北白前　*C. hancockianum*（Maxim.）Iljin

462. 白前，鹅绒藤　*C. chinensis* R. Br.

463. 竹灵消，直立白前　*C. inamoenum*（Maxim.）Loes.

464. 徐长卿　*C. Paniculatum*（Bge.）Kitag.

465. 地梢瓜　*C. thesioides*（Freyn.）K. schum.

466. 雀瓢　*C. thesioides* var. *australe*（Maxim.）Tsiang

466. 萝摩　*Metaplexis japonica*（Thunb.）Makino

467. 杠柳　*Periploca sepium* Bge.

（77）旋花科　Convolvulaceae
468. 打碗花　*Calystegia hederacea* wall.
469. 日本打碗花　*C. japonica* Choisy
470. 田旋花　*Convolvu arvensis* L.
471. 菟丝子　*Cuscuta chinensis* Lam.
472. 日本菟丝子，金灯藤　*C. japonica* Choisy
473. 甘薯　*Ipomoea batatas*（L.）Lam.
474. 茉栾藤　*Merremia sibirica*（L.）Hall
475. 圆叶牵牛，毛牵牛　*Pharbitis purpurea*（L.）voigt
（78）花荵科　Polemoniaceae
476. 花荵　*Polemonium chinense* Brand
（79）紫草科　Boraginaceae
477. 斑种草　*Bothriospermum chinense* Bge.
478. 狭苞斑种草　*B. kusnetzowii* Bge.
479. 多苞斑种草　*B. secundum* Maxim.
480. 大果琉璃草　*Cynoglossum divaricatum* Steph.
481. 齿缘草　*Eritrichium borealisinense* Kitag.
482. 紫草　*Lithospermum erythrorhizon* Sieb. Et Zucc.
483. 滨紫草　*Mertensia davurica* G. Don
484. 勿忘草　*Myosotis sylvatica*（Ehrh）Hoffm.
485. 钝萼附地菜　*Trigonotis amblyosepala* Nakai et Kitag.
486. 附地菜　*T. Peduncularis*（Trev.）Benth
（80）马鞭草科　Verbenaceae
487. 荆条　*Vitex negundo* var. *heterophylla*（Fr.）Rehd.
（81）唇形科　Labiatae
488. 藿香　*Agastache rugosa*（Fisch. et Mey.）O. Ktze.
489. 白苞筋骨草　*Ajuga lupulina* Maxim.
490. 水棘针　*Amethystea caerulea* L.
491. 风轮菜　*Clinopodium chinensis*（Benth）o Ktze.
492. 香青兰　*Dracocephalum moldavica* L.
493. 岩青兰　*D. rupestre* Hance

494. 密花香薷 *E. ciliata*（Thunb.）Hyland

495. 香薷 *Elsholtzia densa* Benth.

496. 木本香薷 *E. stauntoni* Benth.

497. 益母草 *Leonurus japonicus* Houtt.

498. 錾菜 *L. Pseudomcranthus* Kitag.

499. 细叶益母草 *L. sibiricus* L.

500. 夏至草 *Lagopsis supina*（steph）IK – Gal.

501. 薄荷 *Mentha haplocalyx* Briq.

502. 紫苏 *Perilla frutescens*（L.）Britt.

503. 糙苏 *Phlomis umbrosa* Turcz.

504. 蓝萼香茶菜 *Rabdosia japonica*（Burm. f.）Hara var. glaucocalyx（Maxim.）Hara

505. 内折香茶菜 *R. inflexa*（Thunb.）Hara

506. 丹参 *Salvia miltiorrhiza* Bge.

507. 阴生鼠尾草 *S. umbratica* Hance

508. 黄芩 *Scutellaria baicalensis* Georgi.

509. 北京黄芩 *S. Pekinensis* Maxim.

510. 并头黄芩 *S. scordifolia* Fisch.

511. 光叶水苏 *Stachys Palustris* L.

512. 宝塔菜、草石蚕 *S. Sieboldii* Miq.

513. 小叶穗花香科科 *Tencrium japonicum* willd. var. *microphyllum* C. Y. Wu et S. Chow

514. 百里香 *Thymus mongolicus* Ronn.

（82）茄科 Solanaceae

515. 甜椒 *Capsicum annuum* L. var. *grossum*（L.）sendt.

516. 曼陀罗 *Datura stramonium* L.

517. 宁夏枸杞 *Lycium barbarum* L.

518. 枸杞 *L. chinense* Mill.

519. 番茄 *Lycopersicon esculentum*（L.）Mill.

520. 烟草 *Nicotiana tabacum* L.

521. 日本散血丹 *Physaliastrum japonicum* Honda

第六章 中国少数民族药用植物资源与保护

522. 酸浆　*Physalis alkekengi* var. *francheti*（Mast.）Makino
523. 山茄　*Solanum japonense* Nakai
524. 茄　*S. melongena* L.
525. 龙葵　*S. nigrum* L.
526. 马铃薯、土豆　*S. tuberosum* L.

(83) 玄参科　Scrophulariaceae

527. 小米草　*Euphrasia pectinata* Ten.
528. 弹刀子菜　*Maxus stachydifolius*（Turcz.）Maxim.
529. 山罗花　*Melampyrum roseum* Maxim.
530. 沟酸浆　*Mimulus tenellus* Bge.
531. 疗齿草　*Odontites serotia*（Lam.）dum.
532. 短茎马先蒿　*Pedicularis artselaeri* Maxim.
533. 中国马先蒿　*P. chinensis* Maxim.
534. 返顾马先蒿　*P. resupinata* L.
535. 穗花马先蒿　*P. spicata* Pall.
535. 狭果穗花马先蒿　*P. spicata* var. *stenocarpa* Tsoong
536. 红纹马先蒿　*P. striata* Pall.
537. 华北马先蒿　*P. tatarinowii* Maxim.
538. 松蒿　*Phtheirospermum japonicum*（Thunb.）Kanitz.
539. 地黄　*Rehmannia glutinosa*.（Gaertn.）Libosch
540. 山西玄参　*Scrophularia modesta* Kitag.
541. 北玄参　*S. Buergeriana* Miq.
542. 阴行草　*Siphonostegia chinensis* Benth.
543. 北水苦荬　*Veronica anagallis* aquatica L.
544. 线叶婆婆纳　*V. linariifolia* Pall. ex Link
544. 水蔓青　*V. linariifolia* ssp. *dillatata*（Nakai et Kitag.）Hong
545. 光果婆婆纳　*V. rockii* L
546. 草本威灵仙　*Veronicastrum sibiricum*（L）Pennell

(84) 紫葳科　Bignoniaceae

547. 角蒿　*Incarvillea sinensis* Lam.

(85) 胡麻科　Pedaliaceae

247

548．芝麻　*Sesamum indicum* L.

（86）列当科　Orobanchaceae

549．列当　*Orobanche coerulescens* Steph.

550．黄花列当　*O. pycnostachya* Hance

（87）苦苣苔科　Gesneriaceae

551．牛耳草　*Boea hygrometrica*（Bge.）R. Br.

552．珊瑚苣苔　*Corallodiscus cordatulus*（Craib.）Burtt

（88）透骨草科　Phrymaceae

553．透骨草　*Phryma Ieptostachya* L.

（89）车前科　Plantaginaceae

554．大车前　*Plantago asiatica* L.

555．车前　*P. depressa* Willd.

（90）茜草科　Rubiaceae

556．猪殃殃　*Galium aparine* L.

557．砧草　*G. boreale* L.

558．四叶律　*G. bungei* Steud.

559．线叶猪殃殃　*G. linearifolium* Turcz.

560．蓬子菜　*G. verum* L.

561．薄皮木　*Leptodermis oblonga* Bge.

562．中国茜草　*Rubia chinensis* Regel et Maack

563．茜草　*R. cordifolia* L.

（91）忍冬科　Caprifoliaceae

564．六道本　*Abelia biflora* Turcz.

565．金花忍冬　*Lonicera chrysantha* Turcz.

565．长梗金花忍冬　*Lonicera chrysantha* var. *longipes* Nakai

565．柔毛金花忍冬　*Lonicera chrysantha* f. *villosa* Rehd.

566．刚毛忍冬　*L. hispida*（Steph）Pall.

567．北京忍冬　*L. elisae* Franch L. Pekinensis Rehd.

568．华北忍冬　*L. tatarinowii* Maxim.

569．无梗接骨木　*Sambucus sieboldiana* Bl.

570．接骨木　*S. williamsii* Hance

第六章　中国少数民族药用植物资源与保护

571. 蒙古荚迷　*Viburnum mongolicum* (pall.) Rehd.
572. 鸡树条荚迷　*V. sargentii* Koehne

(92) 五福花科　Adoxaceae

573. 五福花　*Adoxa moschatellina* L.

(93) 败酱科　Valerianaceae

574. 异叶败酱　*Patrinia heterophylla* Bge.
575. 黄花龙芽　*P. scabiosaefolia* Fisch.
576. 糙叶败酱　*P. scabra* Bge.
577. 缬草　*Valeriana officinalis* L.

(94) 川续断科　Dipsacaceae

578. 续断　*Dipsacus japonicus* Miq
579. 华北蓝盆花　*Scabiosa tschiliensis* Grun.
579. 大花蓝盆花　*Scabiosa tschiliensis* var. *superba* (Grun) S. Y. He

(95) 葫芦科　Cucurbitaceae

580. 南瓜　*Cucerbita moschata* (Duch.) Poir.
581. 西葫芦　*C. pepo* L
582. 黄瓜　*Cucumis sativus* L.
583. 裂瓜　*Schizopepon bryoniaefolius* Maxim.
584. 赤瓟儿　*Thladiantha dubia* Bge.

(96) 桔梗科　Campanulaceae

585. 展枝沙参　*Adenophora divaricata* Franch. Et Sav.
586. 沙参　*A. elata* Nannf.
587. 紫沙参, 细叶沙参　*A. Paniculata* Nannf.
588. 石沙参　*A. polyantha* Nakai
589. 荠苨　*A. trachelioides* Maxim.
590. 多歧沙参　*A. wawreana* A. zahlbr.
591. 羊乳　*Codonopsis lanceolata* Benth. et Hook. f.
592. 党参　*C. pilosula* (Franch.) Nannf.
593. 桔梗　*Platycodon grandiflorus* (Jacq.) A. DC

(97) 菊科　Compositae

594. 高山蓍　*Achillea alpina* L.

595. 腺梗菜，和尚菜 Adenocaulon himalaicum Edgew.
596. 铃铃香青 Anaphalis hancockii Maxim.
597. 牛蒡 Arctium lappa L.
598. 黄花蒿 Artemisia annua L.
599. 艾蒿 A. argyi Levl. et vant
600. 茵陈蒿 A. capillaris Thunb.
601. 南牡蒿 A. eriopoda Bge.
602. 白莲蒿 A. gmelinii Web. ex Stechm
603. 歧茎蒿 A. igniaria Maxim.
604. 牡蒿 A. japonica Thunb.
605. 野艾蒿 A. lavandulaefolia DC.
606. 蒙古蒿 A. monglica Fisch.
606. 小花蒙蒿 A. monglica ssp. parviflora（Maxim.）Kitag.
607. 猪毛蒿、滨蒿 A. scoparia Wald. et Kit.
608. 大籽蒿 A. sieversiana Ehrh. ex Willd.
609. 牛尾蒿 A. subdigitata Mattf.
610. 毛莲蒿 A. vestita Wall
611. 鸡儿肠，三脉紫菀 Aster ageratoides Turcz.
612. 紫菀 A. tataricus L.
613. 苍术 Atractylodes Lancea（Thunb.）DC.
614. 鬼针草 Bidens bipinnata L.
615. 小花鬼针草 B. parviflora willd.
616. 狼把草 B. tripartita L
617. 山尖子 Cacalia hastata L.
618. 翠菊 Callistephus chinensis（L.）Nees
619. 飞廉 Carduus crispus L
620. 金挖耳 Carpesium cernuum L.
621. 烟管蓟 Cirsium pendulum Fisch.
622. 刺儿菜 C. setosum（Willd.）Bieb
623. 还阳参 Crepis crocea（Lam.）Babc.
624. 小红菊 Dendranthema chanetii（Levl.）Shih

第六章　中国少数民族药用植物资源与保护

625. 甘菊　　*D. lavandulifolium*（Fisch. ex Trautv.）Ling et Shih
626. 小山菊　　*D. oreastrum*（Hance）Ling
627. 紫花野菊　　*D. zawadskii*（Herb）Tzvel.
628. 东风菜　　*Doellingeria scaber*（Thunb.）Nees（*Aster scaber* Thunb.）
629. 蓝刺头　　*Echinops latifolius* Tausch.
630. 飞蓬　　*Erigeron acer* L.
631. 堪察加飞蓬　　*E. kamtschaticus* DC.
632. 泽兰　　*Eupatorium lindleyanum* DC.
633. 兔毛蒿　　*Filifolium sibiricum*（L.）Kitam.
634. 向日葵　　*Helianthus annuus* L.
635. 阿尔泰狗娃花　　*Heteropappus altaicus*（Willd.）Novopohr.
636. 狗哇花　　*H. hispidus*（Thunb.）Less.
637. 伞花山柳菊　　*Hieracium umbellatum* L.
638. 旋覆花　　*Inula japonica* Thunb.
639. 苦菜　　*Ixeris chinensis*（Tthunb.）Nakai
640. 秋苦荬菜　　*I. denticulate*（Houtt.）Stebb.
641. 苦荬菜　　*I. sonchifolia*（Bge.）Hance
642. 山莴苣　　*Lactuca indica* L.
643. 紫花山莴苣　　*L. tatarica* Mey.
644. 翼柄山莴苣　　*L. triangulata* Maxim.
645. 大丁草　　*Leibnitzia anandria*（L.）Nakai.
646. 火绒草　　*Leontopodium leontopodioides*（Willd.）Beauv.
647. 绢茸火绒草　　*L. smithianum* Hand – Mazz.
648. 北橐吾　　*Ligularia sibirica*（L.）Cass.
649. 狭苞橐吾　　*L. intermedia* Nakai
650. 蚂蚱腿子　　*Myriopnois dioica* Bge.
651. 毛连菜　　*Picris japonica* Thunb.（*P. hieracioides* L. ssp. *japonica* Hand.）
652. 大叶盘果菊　　*Prenanthes macrophylla* Franch.
653. 盘果菊　　*P. tatarinowii* Maxim.
654. 祁州漏芦　　*Rhaponticum uniflorum*（L.）DC.

251

655. 大头凤毛菊　*Saussurea baicalensis*（Adams.）Robins.
656. 紫苞凤毛菊　*S. iodostegia* Hance
657. 凤毛菊　*S. japonica*（Thunb.）DC.
658. 银背凤毛菊　*S. nivea* Turcz.
659. 蓖苞凤毛菊　*S. pectinata* Bge.
660. 三角叶凤毛菊　*S. trianguiata* Trautv. et. Mey.
661. 乌苏里凤毛菊　*S. ussuriensis* Maxim.
662. 大蓬蒿，羽叶千里光　*Senecio argunensis* Turcz.
663. 狗舌草　*S. kirilowii* Turcz.
664. 黄菀，林荫千里光　*S. nemorensis* L.
665. 北千里光　*S. dubitabilis* C. Jeffrey et Y. L. Chen
666. 细叶鸦葱　*Scorzonera albicaulis* Bge.
667. 雅葱　*S. austriaca* willd.
668. 麻花头　*Serratula centauroides* L.
669. 豨莶　*Siegesbeckia pubescens* Makino
670. 苣荬菜　*Sonchus brachyotus* DC.
671. 苦苣菜　*S. oleraceus* L.
672. 兔儿伞　*Syneilesis aconitifolia* Maxim.
673. 亚洲蒲公英　*Taraxacum asiaticum* Dahlst.
674. 红梗蒲公英　*T. erythropodium* Kitag.
675. 蒲公英　*T. mongolicum* Hand－Mazz.
676. 山蒲公英　*T. platypecidum* Diels
677. 华蒲公英　*T. sinicum* Kitag.
678. 款冬，冬花　*Tussilago farfara* L.
679. 苍耳　*Xanthium sibiricum* patrin.

单子叶植物纲

（98）水麦冬科 Juncaginaceae
680. 水麦冬　*Triglochin palustre* L.

（99）禾本科 Gramineae
681. 远东芨芨草　*Achnatherum extremiorientale*（Hara）Keng
682. 京芒草　*A. Pekinense*（Hance）Ohwi

683. 羽茅　*A. sibirica*（L.）Keng

684. 小糠草　*Agrostis gigantean* Roth

685. 华北剪股颖　*A. clavata* Trin.

686. 匍茎剪古颖　*A. stolonifera* L.

687. 三芒草　*Aristida adscensionis* L.

688. 荩草　*Arthraxon hispidus*（Thunb.）Maxino

689. 野古草　*Arundinella hirta*（Thunb.）Tanaka

690. 莜麦　*Avena nuda* L

691. 水稗子　*Beckmania syzigachne*（Steud.）Fernald

692. 白羊草　*Bothriochloa ischaemum*（L.）keng

693. 拂子茅　*Calamagrostis epigejos*（L.）Roth

694. 大叶章　*C. purpurea*（Trin）Trin

695. 野青茅　*C. arundinaceae*（L.）Roth（*Deyeuxia sylvatica*［schrad］Kunth）

695. 宽叶野青茅　*C. arundinaceae* var. *latifolia*（Rendle）Kitag.

696. 细柄草　*Capillipedium parviflorum*（R. Br.）Stapf.

697. 虎尾草　*Chloris virgata* Swartz

698. 丛生隐子草　*Cleistogenes caespitosa* keng

699. 北京隐子草　*C. hancei* keng

700. 多叶隐子草　*C. polyphylla* Keng

701. 糙隐子草　*C. squarrosa*（Trin.）Keng

702. 中华隐子华　*C. chinesis*（Maxim.）Keng

703. 止血马唐　*Digitaria ischaemum*（Schreb.）Muhlenb.

704. 马唐　*D. sanguinalis*（L.）Scop.

705. 毛马唐　*D. ciliaris*（Retz.）Koel.

706. 牛筋草，蟋蟀草　*Eleusine indica*（L.）Gaertn.

707. 披碱草　*Elymus dahuricus*（Turcz.）Nevski

707. 肥披碱草　*E. excelsus* Turcz.

707. 圆柱披碱草　*E. cylindricus*（Franch.）Honda

708. 老芒麦　*E. sibiricus* L.

709. 大画眉草　*Eragrostis cilianensis*（All.）Link ex Vign – lut.

710. 画眉草　*E. pilosa*（L.）Beauv.

711. 小画眉草　*E. poaeoides* Beauv.

712. 野黍　*Eriochloa villosa*（Thunb.）Kunth

713. 紫羊茅　*Festuca rubra* L.

714. 远东羊茅　*F. subulata* ssp. *japonica*（Hack.）T. koyama

715. 异燕麦　*Helictotrichon schellianum*（Hack.）Kitag.

716. 光稃香草　*Hierochloe glabra* Trin

717. 白茅　*Imperata cylindrica*（L.）Beauv. var. *major*（Nees）C. E. Hubb.

718. 洽草　*Koeleria cristata*（L.）Pers.

719. 华北臭草　*Melica onoei* Franch et Sav.

720. 细叶臭草　*M. radula* Franch

721. 臭草，枪草　*M. scabrosa* Trin.

722. 大臭草　*M. turc zaninoviana* Ohwi

723. 抱草　*M. virgata* Turcz

724. 荻　Miscanthus sacchariflorus（Maxim.）Hack.

725. 乱子草　*Muhlenbergia hugelii* Trin.

726. 日本乱子草　*M. japonica* Steud.

727. 求米草　*Oplismenus undulatifolius*（Ard.）Roem. Et Schult.

728. 大叶直芒草　*Orthoraphium grandifolium*（Keng）Keng

729. 黍稷　*Panicum miliaceum* L.

730. 白草　*Penisetum flaccidum* Griseb.

731. 草芦　*Phalaris arundinaceae* L.

732. 芦苇　*Phragmites communis* L.

733. 白顶早熟禾　*Poa acroleuca* Steud

734. 极地早熟禾　*P. arctica* R. Br.

735. 华灰早熟禾　*P. botryoides* Trin.（*P. sinoglauca* Ohwi）

736. 柔软早熟禾　*P. lepta* keng

737. 长颖早熟禾　*P. longiglumis* keng

738. 蒙古早熟禾　*P. mongolica*（Rendle）Keng

739. 泽地早熟禾　*P. palustris* L.

740. 草地早熟禾　*P. Pratensis* L.

741. 菌状早熟禾　*P. schoenites* keng

742. 西伯利亚早熟禾　*P. sibirica* Roshev.

743. 硬质早熟禾　*P. sphondylodes* Trin.

744. 微药碱茅　*Puccinellia micrandra*（Keng）Keng.

745. 星星草　*P. tenuiflora*（Griseb）Scribnet Merr.

746. 纤毛鹅观草　*Roegneria ciliaris*（Trin.）Nevski

747. 毛节毛盘草　*R. barbicalla* var. *pubinodis* Keng.

748. 鹅观草　*R. kamoji* Ohwi

749. 缘毛鹅观草　*R. pendulina* Nevski

750. 直穗鹅观草　*R. turczaninovii*（Drob.）Nevski

750. 百花山鹅观草　*R. turczaninovii* var. *pohuashanensis* keng

751. 小米　*Setaria italica*（L）Beauv.

752. 金狗尾草　*S. glauca*（L）Beauv.

753. 狗尾草　*S. viridis*（L）Beauv.

754. 大油芒　*spodiopogon sibircus* Trin.

755. 长芒草　*Stipa bungeana* Trin.

756. 克氏针茅　*S. krylovii* Roshev.

757. 黄背草　*Themeda japonica* Tanaka

758. 虱子草　*Tragus berteronianus* Schult.

759. 草沙蚕　*Tripogon chinensis*（Franch.）Hack

760. 西伯利亚三毛草　*Trisetum sibiricum* Rupr.

761. 小麦　*Triticum aestivum* L.

762. 玉米　*Zea mays* L

（100）莎草科　Cyperaceae

763. 奥古苔草　*Carex augustinowiczii* Meinsh.

764. 麻根苔草　*C. arnellii* Christ.

765. 丝柄苔草　*C. Capillaris* L.

766. 百花山毛苔草　*C. pohuashanensis* Yabe

767. 卵穗苔草，寸草　*C. duriuscula* C. A. Mey.

768. 华北苔草　*C. hancockiana* Maxim.

769. 异鳞苔草　*C. heterolepis* Bge.

770. 矮苔草　　C. humilis var. nana（Levl. Et vant.）ohwi
771. 鸭绿苔草　　C. jaluensis kom.
772. 披针叶苔草　　C. lanceolata Boott.
773. 长嘴苔草　　C. longeostrata C. A. Mey.
774. 尖嘴苔草　　C. leiorrhyncha C. A. Mey.
775. 青绿苔草　　C. leucochloa Bge.
776. 翼果苔草　　C. neurocarpa Maxim.
777. 柄苔草　　C. pediformis C. A. Mey
778. 疏穗苔草　　C. remotiuscula Mahlb.
779. 细叶苔草，白颖苔草　　C. rigescens（Franch.）Krecz.
780. 针叶苔草　　C. onoei Franch. Et Sav.
781. 宽叶苔草　　C. siderosticta Hance
782. 阿穆尔莎草　　Cyperus amurensus Maxim
783. 针蔺　　Eleocharis valleculosa f. setosa（Ohwi）Kitag.
784. 朔北林生藨草　　Scirpus sylvaticus L. var. maxmowiczii Regel

（101）天南星科　　Araceae

785. 东北天南星　　Arisaema amurense Maxim.
786. 一把伞天南星　　A. erubescens（Wall.）Schott
787. 半夏　　Pinellia ternata（Thunb.）Breit.
788. 掌叶半夏　　P. pedatisecta Schott
789. 独脚莲　　Typhonium giganteum Engl.

（102）鸭跖草科　　Commelinaceae

790. 鸭跖草　　Commelina communis L.
791. 竹叶子　　Ctreptolirion volubile Edgew.

（103）灯心草科　　Juncaceae

792. 小灯心草　　Juncus bufonius L.
793. 细灯心草　　J. gracillimus Krecz. et Gontsch.

（104）百合科　　Liliaceae

794. 矮韭　　Allium anisopodium Ledeb.
795. 葱　　A. fistulosum L.
796. 小根蒜　　A. macrostemon Bge.

第六章 中国少数民族药用植物资源与保护

797. 长梗葱 *A. neriniflorum* (Herb.) Baker
798. 山韭 *A. senescens* L.
799. 茖葱 *A. victorialis* L.
800. 知母 *Anemarrhena asphodeloides* Bge.
801. 龙须菜 *Asparagus schoberioides* kunth
802. 曲枝天冬 *A. trichophyllus* Bge.
803. 七筋姑 *Clintonia udensis* Trautv. et Mey.
804. 铃兰 *Convallaria majalis* L.
805. 宝珠草 *Disporum viridescens* (Maxim) Nakai
806. 小顶冰花 *Gagea hiensis* pascher
807. 小黄花菜 *Hemerocallis minor* Mill.
808. 有斑百合 *Lilium concolor* var. *pulchellum* (Fisch.) Regel
809. 卷丹 *L. cancifolium* Thunb
810. 山丹 *L. pumilum* DC.（L tenuifolium Fisch.）
811. 二叶舞鹤 *Maianthemum bifolium* (L.) F. Schmidt.
812. 北重楼 *Paris verticillata* Bieb.
813. 二苞黄精 *Polygonatum involucratum* Maxim.
814. 玉竹 *P. odoratum* (Mill.) Druce
815. 多花玉竹，热河黄精 *P. macropodium* Turcz.
816. 大苞黄精 *P. megaphyllum* Turcz.
817. 黄精 *P. sibiricum* Red.
817. 小玉竹 *P. humile* Fisch. ex Maxim.
818. 绵枣儿 *Scilla scilloides* (Lindl.) Druce
819. 鹿药 *Smilacina japonica* A. Gray
820. 北京菝葜 *Smilax stans* Maxim.
821. 黄花油点草 *Tricyrtis maculata* (D. Don) Machrde
822. 藜芦 *Veratrum nigrum* L.

（105）薯蓣科 Dioscoreaceae

823. 穿山龙 *Dioscorea nipponica* Makino
824. 山药 *D. opposita* Thunb.

（106）鸢尾科 Iridaceae

825. 野鸢尾 *Iris dichotoma* Pall.

826. 马蔺 *I. lactea* var. *chinensis* Koidz

827. 矮紫苞鸢尾 *I. ruthenica* Ker – Gawl var. *nana* Maxim

（107）兰科 Orchidceae

828. 凹舌兰 *Coeloglossum viride*（L）Hartm. var. *bracteatum*（Willd.）Richt.

829. 紫点杓兰 *Cypripedium guttatum* Sw.

830. 大花杓兰 *C. macramthum* Sw

831. 小花火烧兰 *Epipactis helleborine*（L.）crantz.

832. 手参 *Gymnadenia conopsea*（L.）R. Br.

833. 十字兰 *Habenaria sagiifera* Reichb. f.

834. 羊耳蒜 *Lipars japonica*（Mip.）Maxim.

835. 华北对叶兰 *Listera puberula* Maxim

836. 沼兰 *Malaxis monophyllos*（L.）Sw.

837. 角盘兰 *Herminium monorchis*（L.）R. Br

838. 堪察加鸟巢兰 *Neottia camtschatea*（L）Rchb. f.

839. 二叶兜被兰 *Neottianthe cucullata*（L.）schltr.

840. 二叶舌唇兰 *Platanthera chlorantha* Cust. ex Reichb. f.

841. 绶草，盘龙参 *Spiranthes lancea*（Thunb）Backer Bakh. f. et. V. Steenis

842. 蜻蜓兰 *Tulotis asiatica* Hara

843. 小花蜻蜓兰 *T. ussuriensis*（Regel et Macck.）Hara

844. 河北红门兰 *Orchis tschiliensis*（schltr.）Soo

复习思考题

1. 简答药用植物资源的分布规律？

2. 我国药用植物资源可以划分为哪几个区？资源最丰富的为哪些区？都有哪些道地药材？

3. 东北区的药用植物特点？道地药材有什么？

4. 华北区的气候特点？四大怀药是什么，主产于哪个省？什么是北药？

5. 各举例说明浙药、淮药、南药主要分布？著名的浙八味指什么？

6. 举例说明水生药用植物的分布规律？
7. 西北区气候和土壤特点？重要药材有哪些，其中收购量占全国第一、第二位的是什么？
8. 青藏高原区的植被特点？特色药用植物有哪些？

参考文献

1. 阿布杜热依木·哈德尔. 维吾尔医药学简史. 中国民族医药杂志 1996, 3。
2. 阿土. 布依族的传统医药. 贵州民族研究, 2006, 1。
3. 白长明, 石淑惠. 关于蒙医药学的形成发展与展望. 中国民族医药杂志, 2004, 4。
4. 班秀文. 壮族医药学的防治特点. 中国医药学报, 1986, 11。
5. 本雷. 彝族医药理论研究. 云南中医中药杂志. 2002, 23。
6. 蔡正德, 辛奎华, 王冰. 281种朝鲜、韩国传统药原植（动）物学名与中草药的对照分析. 中国民族医药杂志, 1999, 2。
7. 草文波. 壮医发掘整理研究近况, 中国民族民间医药杂志. 1998, 8。
8. 茶旭. 天人统一观是傣医理论之精髓. 中国民族医药杂志. 1998, 2。
9. 陈清华. 纳西医药研究现状. 云南中医学院学报. 2004, 2。
10. 陈士奎, 蔡景峰. 中国传统医学概览. 北京：中国中医药出版社. 1997, 11。
11. 程哲利, 田振华, 吴家其等. 贵阳孟关苗医秘验方选介. 中国民族民间医药杂志. 2006, 79。
12. 东人达, 古代彝族医史论要. 中华医史杂志. 1998, 28。
13. 冯松杰, 阿义顶, 克里木拜. 哈萨克医药学理论初探. 南京中医药大学学报. 2005, 21。
14. 甘炳春, 杨新全, 李榕涛, 杜道林, 何明军. 黎族民间传统医药与植物的利用. 中国民族医药杂志. 2006, 2。
15. 关祥祖, 彝族医药学概论. 中国民族民间医药杂志. 1994, 6。
16. 何子强, 黄崇巧, 杜一飞. 壮医诊疗技法概要. 中国民族民间医药杂志. 1994, 9。
17. 何子强, 黄汉孺, 刘智生, 草文波. 壮医的历史沿革、现状与发展对策. 中国民族民间医药杂志. 1994, 6。

18. 胡成刚, 孙济平, 赵俊华. 贵州毛南族医药概述. 中国民族民间医药杂志. 2005, 73。

19. 黄冬玲. 浅谈壮医药膳的特色. 中国民族医药杂志. 2001, 7。

20. 黄汉儒, 黄景贤, 殷昭红等. 壮族医学史. 南宁: 广西科学技术出版社, 1998。

21. 黄汉孺. 壮医理论体系概述. 中国中医基础医学杂志. 1996, 21。

22. 金炳镐, 龚学增. 民族理论民族政策学习纲要. 民族出版社. 2004, 34。

23. 居来提·托乎提阿布都克热木江·吐尔逊托乎提. 维吾尔医学对哮喘病因的认识. 中国民族医药杂志. 2004, 4。

24. 蓝毓营. 壮医预防医学研究概述. 中国民族医药杂志. 2006, 2。

25. 李朝斌. 傣医理论体系的核心探寻. 中国民族医药杂志. 1995, 1。

26. 李茜. 广西几种特色壮药的药理毒性及活性成分的研究进展. 中医药学. 2005, 23。

27. 李溱. 壮医药发展史初探. 医学文选. 2002, 21。

28. 李水福, 刘忠良. 我国畲族医药的开发大有可为. 中国药业. 2003, 12。

29. 梁廷信. 满族常用药简介. 中国民族医药杂志. 2000, 6。

30. 林恩燕, 王和鸣. 福建民族民间医药概述. 中国民族医药杂志. 2000, 6。

31. 林绍荣, 包正兰. 羌医羌药的现状与发展对策探讨. 中医药医药管理杂志. 2004, 14。

32. 刘华宝, 包晓红, 彝族医学理论与中医学相关理论的关系探讨. 中华中医药杂志. 2006, 21。

33. 刘彦臣, 刘贵富. 抢救满族医药文化遗产的意义. 满族研究. 2005, 1。

34. 刘育衡, 蔡光先, 丁锋. 中国侗族医药与侗族文化哲学思想. 医学与哲学. 2003, 24。

35. 刘育衡, 讼铁民, 唐承安. 湖南侗族医药研究. 中国医药学报. 1990, 5。

36. 刘圆, 尚远宏, 刘超, 彭镰心. 蒙药的历史与研究现状、发展前景. 西南民族大学学报. 2006, 32。

37. 龙运光. 侗医预防医学思想梗概. 中国民族民间医药杂志. 1995, 6。

38. 陆科闵. 苗族医药理论体系概述. 中国民族民间医药杂志. 2000, 47。

39. 陆平, 杨梅. 彝族民间"木瓜鸡"食疗法的经验介绍. 中国民族民间医药杂志. 1998, 30。

40. 陆时万等, 植物学（第二版）（上册），北京：高等教育出版社, 1982。

41. 麦国荣, 廖瑞玲, 岩罕单. 傣药炮制初探. 中国民族民间医药杂志. 1994, 10。

42. 毛龙发, 吕学文. 纳西族医学概论. 中国民族民间医药杂志. 1995, 13。

43. 年利群. 朝医四象医用药浅析. 中国民族医药杂志. 1995, 1。

44. 宁在兰, 容小翔. 壮医用药特点窥探. 新疆中医药. 1994, 4。

45. 庞声航, 王柏灿, 莫滚等. 中国壮医内科学. 南宁：广西科学技术出版社. 2004, 8。

46. 庞宇舟. 论壮医药文化价值及其开发利用. 广西民族研究. 2005, 3。

47. 裴盛基. 传统医药现代化与民族医药的传承. 中国民族民间医药杂志. 2000, 1。

48. 彭朝忠, 李学兰, 马洁, 张丽霞. 基诺族民间药用动物收集. 中国民族民间医药杂志. 2005, 77。

49. 彭朝忠, 李再林, 朱涛. 傣族民间验方录. 中国民族医药杂志. 1999, 5。

50. 彭芳胜. 试论土家医的药物配伍与禁忌. 中国民族医药杂志. 1998, 4。

51. 朴莲蜀. "四象学说"溯源及其学术内容. 中国民族医药杂志朝医. 1996, 2。

52. 奇玲, 罗达尚. 中国少数民族传统医药大系. 赤峰：内蒙古科学技术出版社. 2000, 3。

53. 秦南清. 拉祜族医生的用药特色. 医药世界. 2005, 3。

54. 冉樊雄. 贵州苗药新发展. 中药材. 2001, 24。

55. 任燕冬, 杨武亮. 蒙药的回顾、发展与展望. 江西中医学院学报. 2005, 17。

56. 石玉江. 浅谈蒙药特色的发挥及展望. 中国民族医药杂志. 1999, 5。

57. 世界卫生组织.《2002-2005 传统医学战略》中文版（非卖品）。

58. 世界卫生组织. 《传统医学和卫生保健工作》. 人民卫生出版社. 1985, 6。

59. 松林, 乌云斯日古楞. 试论中国蒙药的研究概况. 中国民族医药杂志. 2006, 1。

60. 覃建锋. 布依族民间验方录（二）. 黔南民族医专学报. 2006, 19。

61. 覃文波, 庞声航. 壮医毒论学说初探. 安徽中医学院学报. 2003, 22。

62. 陶苏和, 喜霞. 关于发展蒙药事业的几点思考. 中国民族医药杂志. 2001, 7。

63. 陶云海, 雷后兴. 畲族民间常用外治疗法. 浙江中医杂志. 2006, 41。

64. 田安宁, 田陆云, 赵华. 纳西族东巴医药研究, 中国民族民间疾药杂志, 2001, 总48期。

65. 田华咏. 论土家族医学理论体系的建构及学术特色. 中国民族医药杂志. 2005, 5。

66. 田华咏. 土家族医药发展史略. 中国民族民间医药杂志. 2004, 6。

67. 田振华. 苗族用药特点与相关习俗. 国民族民间医药杂志. 2005, 75。

68. 图雅, 韩七十三. 蒙医药事业发展概况. 时珍国医国药. 2003, 14。

69. 王柏灿. 广西壮医药工作及研究概况. 中国民族医药杂志. 2003, 11。

70. 王额尔敦, 白金亮, 白翠兰. 浅谈蒙医服药最佳时间. 内蒙古民族大学学报. 2002, 17。

71. 王平鲁. 萨满教与满族早期医学的发展. 满族研究. 2002, 3。

72. 王宇真, 吕风民, 韩勇明. 维吾尔医药资源及药物学说简介. 中国中药杂志. 2005, 30。

73. 文明昌, 论黔南苗医药特色. 中国民间疗法. 2006, 14。

74. 吴国芳等, 植物学（第二版）（下册）, 北京: 高等教育出版社, 1982。

75. 邢伟莺, 王朝碧. 苗族医药的外治法. 贵州医药. 2000, 24。

76. 许德龙. 佤族药命名探讨. 中国民族民间医药杂志. 1995, 16。

77. 颜承云, 谷继伟, 宗希明, 佟德成. 我国民族药资源概述. 黑龙江医药科学. 2003, 2。

78. 杨德泉. 土家医方剂理论整理研究. 中国民族医药杂志. 1999, 5。

79. 杨永建, 祁银德. 固族聚居区药用植物资源. 中药材. 2002, 25。

80. 尹祖棠编，种子植物实验及实习（修订版），北京：北京师范大学出版社，1993。

81. 于凤琴，鲁景奎. 朝鲜族中医用药特色撷英. 中药通报. 1985, 10。

82. 于凤琴. 朝鲜族医对独活、苦参的独特用法. 中国医药学报. 1988, 3。

83. 于凤琴. 具有朝医药特色的几种抗衰老药简介. 中国民族医药杂志. 1989, 4。

84. 余强，余放争. 彝族医药的发展沿革和应用研究. 中国民族民间医药杂志. 2001, 48。

85. 余志俊. 羌族民间疗法. 中国民族民间医药杂志 2001, 53。

86. 月亮，吴双玉，孟和宝鲁. 论蒙药的起源与发展. 时珍国医国药. 2003, 14。

87. 扎木苏，太乎. 对蒙医中专发展前景的哲学思考. 内蒙古中医药. 1994, 4。

88. 张保全，吴建华，陈梅英. 哈医药的现状与发展方向. 新疆中医药. 2001, 19。

89. 张兵锋，杜江. 苗医药治疗肺结核秘验方拾遗. 中国民族民间医药杂志. 2005, 74。

90. 张洪辉. 彝族单验方就是灵验神奇. 中国民族民间医药杂志. 1994, 6。

91. 赵晖. 土家族苗族医药治验举隅. 中国民族医药杂志. 1999, 5。

92. 赵天敏，赵昕. 略论纳西族东巴医药的特点. 中国民族医药杂志. 1999, 5。

93. 郑汉臣等，药用植物学与生药学（第四版），北京：人民卫生出版社，2003。

94. 郑曙光，危莉，崔和敏，陈德媛. 布依族医药杂病简介. 中国民族医药杂志. 2001, 7。

95. 中国民族医药学会. 发挥民族医药的专科优势. 中国民族医药杂志. 2002, 3。

96. 周凯林，杨立勇，潘炉台. 苗医经验方拾遗. 中国民族民间医药杂志. 2002, 58。

97. 周云龙主编，植物生物学，北京：高等教育出版社，1999。

98. 诸国本. 民族医药发展战略. 医药世界. 2004, 9。